U0228538

过敏是一种流行病

名誉主编　钟南山
主　　编　陶爱林
副 主 编　晏　杰　刘雪婷　王　珊
　　　　　邹泽红　张俊艳

科学出版社

北京

内 容 简 介

本书共18章,由从事过敏原临床应用与基础研究数十年的专家团队编写,介绍过敏性疾病在群体层面的流行病特点及应对措施。主张诊断和治疗从"组分过敏原"演进到"主要代表性过敏原";"回避过敏原"只是控制症状并为脱敏治疗服务,并不是预防措施;预防要从生命早期即开始接触各类"抗原平衡刺激"并持续"免疫续航",最终向"免疫超人"迈进。

本书内容涵盖此领域最新国际前沿,通俗易懂,既适合临床专业医护、科研人员及医学生阅读,又是推进群众健康的科普读物。期待整个社会在"药到病除"的医疗模式中有所顿悟,从而开辟穷追病因与"治未病"的新时代。

图书在版编目 (CIP) 数据

过敏是一种流行病/陶爱林主编.—北京:科学出版社,2023.11
ISBN 978-7-03-075566-7

Ⅰ.①过… Ⅱ.①陶… Ⅲ.①变态反应病—普及读物 Ⅳ.① R593.1-49

中国国家版本馆 CIP 数据核字(2023)第 087198 号

责任编辑:程晓红/责任校对:张 娟
责任印制:赵 博/封面设计:吴朝洪

科 学 出 版 社出版
北京东黄城根北街 16 号
邮政编码:100717
http://www.sciencep.com

三河市春园印刷有限公司 印刷
科学出版社发行 各地新华书店经销

*

2023 年 11 月第 一 版 开本:787×1092 1/16
2023 年 11 月第一次印刷 印张:13 3/4
字数:326 000

定价:110.00 元
(如有印装质量问题,我社负责调换)

编著者名单

名誉主编 钟南山

主　　编 陶爱林

副 主 编 晏　杰　刘雪婷　王　珊　邹泽红　张俊艳

编　　者（按姓氏笔画排序）

王　珊　王　晶　刘雪婷　孙卫民　孙宝清　李　文

李　靖　李广蒙　李林梅　李凯萍　何　颖　何安东

何芳平　何慧如　邹泽红　宋仕杰　张俊艳　张雪雁

张清玲　陈虹吕　陈惠芳　胡锦涛　晏　杰　郭予和

陶爱林　黄于艺　黄家豪　曾　军　温玉环　谢焕城

赖　荷

随着社会现代化程度的快速提升，过敏性疾病逐渐成为影响面最广的临床免疫性疾病，被世界卫生组织（WHO）列为21世纪四大非感染性疾病（心脑血管疾病、肿瘤、肥胖、过敏）之一。过敏性疾病发病率不断升高，广泛而深刻地威胁人们的健康，反复迁延演变成大病的趋势愈加明显，大大加重了全社会的医疗负担。因此，过敏性疾病越来越得到全世界各个国家的重视。随着国内外临床研究的深入，对于过敏性疾病的防诊治理念也在不断创新，"防胜于治"已经成为呼之欲出的共同认识，但回避过敏原往往是不可能的，也不是过敏性疾病防治的真正内涵。而洞悉过敏性疾病的源头发病机制、确定过敏性疾病的易感人群、发掘提前干预手段以从源头防治过敏性疾病等才是最重要的。陶爱林教授及其团队在过敏机制及临床应用领域持续探索40余年，结合团队的科研成果，撰写了《过敏是一种流行病》一书。该书深入浅出地对过敏性疾病的防诊治理论与方法进行了系统性更新。

该书专业性与科普性兼备，涵盖了某些颠覆传统认识的内容。首先论述过敏性疾病是一种流行病，主张直接针对危害因素，通过一级预防提前接触过敏原来进行"源头预防"和"病因预防"，而回避过敏原的简单处理方案只能缓解症状却不是治疗措施。在治疗上，特别介绍了金属等小分子接触性过敏原进行脱敏治疗的可能性；而对于微生物产生的超敏反应，提出针对过敏原性进行改造，只有将微生物的增殖性能与低过敏原性进行完美结合才能阻断过敏性疾病的流行。过敏性疾病的诊断最关键，该书从发病机制提出"过敏原的多靶向性"概念，为过敏性疾病的准确诊断和精准治疗奠定了理论基础；单一物种中不同成分过敏原的组合能提高IgE的诊断效率，但由于不同物种过敏原之间存在交叉反应性，加之非IgE介导的过敏机制更大比例地存在，成分过敏原对于基于物种诊断的解析能力没有实质性提高，因此，该书提出"主要代表性过敏原/抗原"概念应用于诊断治疗，以减少过敏原制剂的工作量的重复及提高诊断的准确性。对于婴幼儿提早接触过敏原能更好地诱导免疫耐受，提出"抗原平衡刺激假说"，即在免疫系统建成的关键时期甚至是胎儿期，摄取或接触来自母体和外界的各种类型的过敏原/抗原，对于建立完善的免疫系统非常关键；如果在这个时期缺乏某一类或几类抗原的刺激，则在成长过程中会对这些抗原发生过敏甚至超敏反应。人体免疫在从母胎到成人及老年人这一自然发展过程中先升高后降低，这与主客观上回避过敏原的加剧密切相关，特别是人们饮食习惯的固化和家居环境的固定，使得接触到的抗原物质逐渐单调，免疫系统的训练弱化。因此，过敏及免疫相关性疾病患病率逐年上升，特别是中老年人抵御感染性疾病的能力在持续下降。在该理论的支持下，借助"主要代表性抗原"落实生命全程免疫的疫苗计划，对成人特别是中老年人进行"持续免疫续航"，以延缓免疫衰老，是落实"健康中国2030"计划的切实方案。

感谢编著团队的辛勤劳动，将国际前沿最新研究与团队具有创新理念的研究相结合，使读者不仅能系统性地了解过敏性疾病发病机制和防诊治最新研究动态，也能从中获得对生命与免疫关系的重要认识，让广大民众从最朴素的生活理念中获取提高机体免疫的方法和策略，从而提高全民整体免疫水平，让每个人在"健康中国2030"计划中做好自己健康的第一责任人。

中国工程院院士 钟南山

2023年7月

前　言

变态反应，俗称过敏反应，是机体对外界环境抗原或者炎症环境条件下人体自身抗原所产生的一种过激的免疫反应。这些免疫反应能引起不同组织、不同器官的病变，并迁延演变成各种重大疾病。全球超过30%的人口罹患不同的过敏性疾病，并且这一比例在逐年增长，个别疾病（如鼻炎、哮喘等）患病率甚至每10年翻1倍。如此高的发病率，是否具有流行病的特征？如何从流行病的角度进行有针对性的防治？单一抗原是否只启动单一类型的炎症？过敏原回避与提早接触到底哪一种措施更有效？这些是我们必须正面回答的问题。然而，如果1岁之前仍然坚持"洁净"喂养而不主动接触各类过敏原，如果IgE继续被认为是过敏原与炎症细胞之间的唯一联系并作为变态反应疾病的主要诊断指标，如果干预炎症通路得以控制症状的各种药物被作为"治疗"的全部，那么，过敏性疾病将会进一步持续增多。本书将从流行病学、病原生物学、诊断学、分子免疫学、预防医学等角度引导读者对过敏性疾病进行全面认识，并从中找到健康生活的方式，从而为实现"健康中国2030"计划贡献每个人和每个家庭的力量。

本书是钟南山院士团队中专职从事过敏原临床应用研究40余年、深度分子免疫学和变态反应学研究20余年的过敏与免疫专家团队的最新力作。编写人员都是变态反应领域的专家、学者，绝大多数是从国外学成归国，并在医疗体系经过锻炼的一线临床科研教学人员，对变态反应领域的前沿热点问题有较深的把握。他们在总结自己及他人前沿研究成果的同时，对变态反应涉及生活方方面面的诸多热点问题提出了自己的见解和可靠的解决方案，对既往的认识和理论多有颠覆。因此，本书既适合从事医学免疫学和变态反应学临床诊疗、科研、教学的专业人员阅读，又适合普通大众进行前沿科普阅读。

本书包括18章，包含诸多理论与实践创新，提出了多个新的理论假说与新概念，颠覆了常规认识。本书从过敏性疾病流行病特征和免疫学基础出发，厘清几个关键概念，对变态反应重新进行准确定义，首次从群体层面提出过敏性疾病具有流行病特点，但其防治手段却与通常意义上的流行病具有明显区别——在生命早期即应开始接触各类过敏原的刺激，而回避过敏原自始至终不能减少过敏性疾病发生，因此，回避不能作为防治的终极目标；回避过敏原的唯一效应是减轻当下既有的症状，其目的只是为脱敏治疗创造条件，脱敏治疗是唯一针对病因并改变疾病进程的方法。

诸多新学术概念、新技术贯穿于本书。脱敏治疗应用于吸入过敏原引起的过敏，这一点已经被本专业领域的专家接受。但是，脱敏治疗还可应用于食物过敏、微生物过敏甚至接触金属饰物等过敏原引起的过敏，国内在这方面的应用极少。本书详细列示该部分内容，有利于该技术的推广。脱敏治疗所用的制剂由过敏原粗提液进化到经过蛋白定氮定量后的标准溶液，这类制剂中，既包含了诱发过敏的各种不同种类的过敏原，也包含并不引起过敏的普通蛋白，会干扰过敏原的脱敏效能。随着分子生物学技术的不断进展，众多单一过敏原得到解析，它们在进化上的亲缘关系不断明确，有利于准确理解不同种类过敏原之间的交叉反应，至此，"组分过敏原"的概念便应运而生。然而，物种层面本来存在交叉反应性，而蛋白层面的交叉反应比例更高，组分过敏原的普遍使用，必然使得过敏原检测变得更加复杂不可控。本书针对这一问题，进一步根据最新研究，推出了"主要代表性过敏原"用于诊断与治疗，剔除了生物信息学层面上的交叉反应性过敏原对制剂的干扰，减少了过敏原制剂工作量，从而为脱敏治疗的大面积推广应用提出了切实可行的方案。

在总结上述诸多研究结果的基础上，作者提出了"抗原平衡刺激假说"（balanced stimulation by whole antigens），即在免疫系统建成的关键时期甚至是胎儿期，摄取或者接触来自母体或者外界的各种类型的抗原，这对于健康完善的免疫系统非常关键，如果在这个时期缺乏某一类或者几类抗原的刺激，则在成长过程中会对这些抗原发生过敏。作者还提出：即使建立了免疫耐受和适应，如果中断或者不断减少相应抗原的刺激，机体也会逐渐丧失原来的免疫耐受和适应，导致疾病不断增多。因此，从母胎到成人乃至中老年，都需要持续免疫续航，以让机体的免疫力得到维持。如果我们的计划免疫能覆盖环境微生物的各种抗原，并进行持续免疫续航，那么，"免疫超人"的创建便成为可能。

由于写作时间紧，任务重，编写水平有限，不足之处，敬请读者诸君不吝赐教。

广东省过敏反应与免疫重点实验室主任
广州医科大学附属第二医院变态反应（过敏）中心主任
陶爱林
2023年6月

目　录

第 1 章　过敏性疾病流行特征概述

当一种疾病在广阔地域有很多人发病，即可称为流行病（epidemic）；而流行病超过一定的地理范围就是大流行（pandemic），这是流行病的群体特征。群体特征一般用"流行性"来描述。流行性作为流行病的主要特点，是指疾病的流行强度和广度，具体区分为散发、流行、大流行、暴发。流行病还具有社会学特征，即人群健康与环境有密切关系，因此，考察流行病时要将地区环境和人群发病情况进行关联分析。预防为主是流行病的重要处理方案。对待流行病，必须坚持预防为主的方针，单纯靠治疗无法解决流行病的问题。预防包括一级预防、二级预防、三级预防。一级预防也称初级预防，是指在问题尚未发生时就采取措施，减少病因或致病因素，防止或减少疾病的发生，即"源头预防""病因预防"，是直接针对危害因素的预防。二级预防是指对人做预防性职业健康监护，提早发现发病趋势并采取措施，即"发病预防"。三级预防则是对患者进行康复治疗，预防病情加重。

过敏反应（anaphylaxis）也称超敏反应（hypersensitivity），是指机体受环境中过敏原（如花粉、尘螨、食物等）刺激后产生的一系列免疫反应，可引起组织损伤或生理功能紊乱。过敏性疾病主要包括呼吸道疾病（如过敏性鼻炎和哮喘）、消化道疾病（如食物不耐受和食物过敏）和接触敏感性疾病（如过敏性结膜炎和特应性皮炎等）。过敏性疾病已成为21世纪的流行病，在全球范围内发病率持续上升，据保守估计，过敏性疾病约使1/3的人口受累，而且发病率逐年增长，并成为一些重大疾病的重要成因。在发达国家，过敏性疾病患病率高达25%～40%。随着我国现代化建设的推进，过敏性疾病的发病率也在不断升高，给人们的身体健康和生活质量造成了一定的威胁。世界卫生组织（WHO）也将过敏性疾病列为21世纪最严重的公共卫生问题之一。

显然，过敏性疾病具有流行病的群体特征、社会学特征，因此，预防为主应放在治疗过敏性疾病的前面。如何从源头控制过敏性疾病成为众多研究的焦点。本章阐述了过敏性疾病作为流行病的三大特征，强调要在问题尚未发生时采取措施，即提早接触过敏原，防止或减少疾病的发生，即"源头预防""病因预防"，直接针对危害因素，而不是回避接触过敏原的简单方案。

第一节　流行性分类

按照过敏原进入人体途径的不同，临床上将过敏性疾病分为气传性过敏性疾病、接触性过敏性疾病、食物过敏、微生物过敏等。下面分别介绍前三大类型过敏性疾病的流行病概况及一些特殊类型过敏性疾病。微生物过敏将在第8章和第9章单独介绍。

一、气传性过敏性疾病

吸入性过敏原如尘螨、花粉等引起的过敏性疾病主要有过敏性鼻炎、哮喘等气道过敏性疾病，也可引起过敏性结膜炎等。

（一）过敏性鼻炎

过敏性鼻炎是一种常见疾病，目前，全球范围内发病率为15%～20%。年轻人症状明显，老年人为低敏感人群。花粉是导致季节性过敏性鼻炎的主要原因，屋尘螨和动物皮毛是长期过敏性鼻炎的主要原因。过敏性鼻炎引起的主要症状包括鼻塞、鼻痒、流鼻涕、打喷嚏，也可能合并过敏性结膜炎，表现为流眼泪、眼睛痒等。

（二）哮喘

"哮喘"一词源于希腊语，意思是喘气或呼吸困难。20世纪初，哮喘被认为是一种独特的疾病，其特征是支气管的痉挛性发作。随着更多、更先进的肺功能测量技术的发展，哮喘的特征逐渐明朗。现今，哮喘被认为是一种气道慢性炎症性疾病，表现为气道慢性炎症、气道反应性增高及可逆性气流受阻。患者会出现反复发作的喘息、呼吸困难、胸闷和咳嗽等症状。全球约有1亿人患有哮喘，其中5%～10%为严重哮喘，约50%为未控制哮喘。罹患哮喘的人数呈逐年上升趋势，其中50%的成人及至少80%的儿童均由过敏因素（如花粉）引起。过敏性鼻炎如不经治疗，25%～38%将发展为哮喘。世界卫生组织的数据显示，每年全球有超过18万人死于哮喘。

（三）动物皮毛过敏

对动物皮毛过敏的患者不在少数，特别是对犬毛。在欧洲有9%～34.8%的养犬人对犬毛过敏，美国36.5%的养犬家庭对犬毛过敏。动物皮毛过敏常诱发过敏性鼻炎或哮喘。我国过敏性鼻炎或哮喘患者中有14.0%的人犬毛皮肤点刺试验（skin prick test，SPT）结果呈阳性。

（四）过敏性结膜炎

过敏性结膜炎是最常见的眼部过敏症状。发达国家约有40%的人曾患有过敏性结膜炎。在美国，过敏性结膜炎占所有眼部过敏的90%以上，约50%的美国人一生中至少发生过一次过敏反应，其中约1/3的人患有眼部过敏。过敏性结膜炎是由结膜暴露于过敏原引起的一系列过敏反应，主要症状为结膜充血、流眼泪、眼睛痒、眼睛酸胀或刺痛等。根据病理机制和临床症状，过敏性结膜炎可分为季节性过敏性结膜炎（seasonal allergic conjunctivitis，SAC）、常年性过敏性结膜炎（perennial allergic conjunctivitis，PAC）、春季卡他性结膜炎（vernal keratoconjunctivitis，VKC）、巨乳头性结膜炎（giant papillary conjunctivitis，GPC），以及特应性角膜结膜炎（atopic keratoconjunctivitis，AKC）等。近年来，过敏性结膜炎的发病率呈上升趋势，尤其是在发展中国家，原因包括日益严重的环境污染、宠物数量增加、佩戴角膜接触镜、使用眼部化妆品等。在我国，关于过敏性结膜炎的流行病学资料并不多。通过对6179例中/重度过敏性结膜炎患者的调查发现，我国中部地区过敏性结膜炎患病率最高（45.1%），其他地区包括华北、华南、西南等地，患病率分别为8.0%、18.1%、1.06%。SAC、PAC和VKC是我国最常见的过敏性结膜炎，其中SAC和PAC的发病率占74.4%。SAC在儿童期的发病率为22.3%，明显高于成人（8.3%），而PAC和GPC在儿童中的患病率低于10%。

二、接触性过敏性疾病

（一）蜂毒过敏

关于蜂毒过敏的报道每年都有，西方国家蜂毒过敏是成人过敏性休克最常见的诱因。在儿童过敏性休克因素中蜂毒过敏排在食物过敏后，位居第二。蜂毒引起的严重局部反应发生率为2.4%～26.4%，在儿童和养蜂人中发生率更高。患者自我报告的全身过敏反应为0.3%～7.5%，养蜂人中可能达到43%。但儿童全身过敏反应的发生率为0.15%～0.3%，而且症状较轻。短时间内再次被蜇的蜜蜂蜂毒过敏患者更容易发生全身过敏反应。

（二）乳胶过敏

从发病史上看，天然乳胶过敏是一种起源于欧洲的疾病。普通人群乳胶过敏比例为0%～2.3%。在天然乳胶的蛋白质或多肽中，目前发现有15种（Hev b 1～15）过敏原。而对乳胶过敏的个体也可能由于交叉反应，对很多新鲜水果、蔬菜、坚果过敏。目前，由于无粉末、低乳胶手套的引入，降低了高危人群如医务人员乳胶过敏的发生率。

（三）化妆品过敏

随着生活水平的提高，化妆品的使用量不断增加，导致化妆品过敏性接触性皮炎（allergic contact dermatitis，ACD）发病率不断增加。常见化妆品有洗发水、护发素、洗面奶、卸妆剂、睫毛膏、指甲油、丙烯酸指甲、化妆海绵等。面部是接触化妆品最多的部位，因此，面部皮炎是化妆品接触性皮炎的典型表现。Taru等在一项回顾性研究中发现，化妆品中最常见过敏原是西曲溴铵（20.7%）和硫柳汞（15.5%），其次是对苯二胺（6.9%）和香料混合物（5.2%）过敏。化妆品引起的过敏反应的发生率约为2.12%。

三、食物过敏

如今食物过敏的发病率越来越高，在西方发达国家已达到了人口的10%左右。虽然报道中多种食物可以引起IgE介导的过敏性疾病，但90%以上儿童食物过敏与以下9种食物有关：牛奶、鸡蛋、花生、坚果、鱼、贝壳类海鲜、小麦、大豆和芝麻。

（一）牛奶过敏

牛奶是最主要的食物过敏原，牛奶过敏多发生在出生后6个月内。在摄取牛奶后1周内出现过敏症状，1岁后才开始过敏的情况并不常见。西方国家有2%～3%的儿童对牛奶过敏。牛奶过敏症状一般会随年龄增长而好转，尤其是非IgE介导的过敏。牛奶过敏主要表现在胃肠道和皮肤。患者在摄取牛奶后几分钟内出现荨麻疹等皮肤症状或血管性水肿并伴有呕吐，然后是胃肠道症状，也有可能影响到呼吸和心血管系统。值得注意的是，牛奶过敏可能诱发过敏性休克，占过敏人数的1%～2%。

（二）鸡蛋过敏

除牛奶外，鸡蛋也是非常重要的食物过敏原。在一些国家（如西班牙、法国、日本）对鸡蛋过敏的患者比对牛奶过敏的患者多。鸡蛋过敏常见于儿童，占儿童总数的1.8%～2.0%。通常2岁内发病，3岁时约52%的患儿会缓解。鸡蛋引起IgE介导的过敏症状，如红斑、荨麻疹、湿疹、腹痛、腹泻、呕吐等，但鸡蛋引起的过敏性休克并不常见。

（三）花生过敏

花生过敏影响全球至少700万以上的人口，特别是儿童和青少年。与牛奶、鸡蛋导致的过敏不同，花生过敏一般表现为终身过敏，不会随年龄增长而好转。原因可能与花生中的线性表位有关，花生过敏的症状包括从口腔过敏综合征到严重的呼吸困难、休克甚至死亡。

（四）坚果过敏

坚果是引起急性过敏反应的最常见食物之一，几乎所有的坚果都与致命的过敏反应有关。坚果过敏的发病率因年龄、地区和食物过敏的定义不同而存在差异，其发病率在世界范围内可高达3%。一项系统性综述指出：经激发确认的IgE介导的坚果过敏患病率低于2%，真实数据为0.05%～4.9%。常见症状包括荨麻疹、血管水肿等。

（五）鱼类和贝类过敏

世界各地的鱼类和贝类消费不断增加，对鱼类和贝类过敏反应的报道越来越多。Harriet等通过系统分析指出：鱼类过敏的患病率为0%～7%，贝类过敏的患病率为0%～10.3%。在使用食物激发的情况下，鱼类过敏的患病率为0%～0.3%，贝类过敏的患病率为0%～0.9%。

（六）小麦过敏

小麦过敏发病率在普通人群中不足0.5%，远低于鸡蛋、牛奶、海鲜等食物。小麦过敏症状主要是IgE介导的胃肠道不适（呕吐、腹部绞痛、腹泻）、皮肤疾病（荨麻疹、皮炎）、呼吸道疾病（鼻炎、哮喘）或过敏性休克。小麦过敏常见于儿童，一部分患者在青少年期过后会好转。

（七）大豆过敏

在豆类中，大豆是最常见和最具特性的致敏食品。对豆类的致敏和过敏可能受到不同因素的影响，如地理环境、食品加工及暴露方式等。Yitzhak等针对40项大豆过敏相关研究报道进行了系统性回顾，以确定IgE介导的大豆过敏在19岁以下个体中的患病率，并对6个月以下婴儿的大豆过敏患病率进行二次分析，结果表明：口服食物刺激

（oral food challenge，OFC）大豆蛋白过敏在普通人群、参考人群和特应性儿童中的加权患病率分别为0.27%（0.1% ~ 0.44%），1.9%（1.1% ~ 2.7%）和2.7%（1.8% ~ 3.3%）。没有足够的证据表明6个月以下的婴儿大豆过敏的患病风险更高。

（八）芝麻过敏

芝麻因其独特的香气和高质量的蛋白质而深受消费者的喜爱，但同时，芝麻也是常见的食物过敏原之一。近年来，随着芝麻及其加工制品销量的增多，芝麻过敏的患者也逐渐增多。到目前为止，被鉴定出来的芝麻过敏原有7种，Ses i 1 ~ 7，其中Ses i 1、Ses i 2、Ses i 3为芝麻的主要过敏原。流行病学调查显示，在法国芝麻过敏的发病率为3%，澳大利亚为0.8%，美国为0.49%；我国虽然还没有准确的关于芝麻过敏的流行病学调查报告，但在一项关于8种常见食物过敏原的调查报告中显示，芝麻过敏的发病率仅次于小麦和鸡蛋。研究显示，少量的芝麻过敏原即可诱发过敏反应，如荨麻疹、皮肤瘙痒、腹泻等，甚至可能诱发过敏性休克等严重过敏反应。鉴于芝麻过敏的发病率、临床严重程度和潜在的危害，世界卫生组织于2022年将芝麻列入新"8大类"食物过敏原之中。

实际上，食物过敏容易被误诊，因为它们可能与食物不耐受或非免疫不良食物反应（如乳糖不耐受、食物中毒、咖啡因不耐受）混淆。主要原因是IgE对食物过敏的诊断阳性率不足30%。因此，食物过敏需要通过体内或体外激发试验进行诊断。

四、一些特殊类型的过敏性疾病

（一）食物依赖运动诱发性过敏

食物依赖运动诱发性过敏（food dependent exercise-induced anaphylaxis，FDEIA）是一种特殊的食物过敏形式，单纯食物摄入并不会引起任何症状。然而，当接触触发因素，如运动或阿司匹林摄入后，会引起过敏症状。在西方国家，引起食物依赖运动诱发性过敏的过敏原是小麦，而在亚洲则主要是贝类。Tetsuharu等在日本横滨的初中生中发现FDEIA患病率为0.018%，而在170 146名儿童中仅有8人被诊断为FDEIA，明显低于初中生中的发生比例（0.0047% vs 0.018%，$P = 0.0009$），这可能与初中生运动量多于小学生有关。因此，加强安全锻炼的教育，在出现症状时立即停止锻炼，适当使用肾上腺素，以及对FDEIA患者，在运动前至少4小时避免食用引发过敏的食物非常重要。

（二）金属过敏

金属在周围环境中普遍存在，是一种重要物质，可以作为过敏原。耳环、项链、拉链等消费品，以及用于牙科、骨科、心血管内科的人体植入物等都是由金属制成的。从各种金属中洗脱的金属阳离子是常见的敏化剂。在欧洲，镍、铬和钴分别引起20%、4%和7%的皮肤过敏反应，而在美国则分别为14%、4%和9%。金属过敏可通过脱敏治疗来脱敏，这部分内容将在第7章详细介绍。

（三）小分子（半抗原）过敏

半抗原是一种小分子刺激物，当半抗原与蛋白质共价结合，形成完全抗原后，就会发生免疫激活。机体对半抗原的不平衡免疫反应可导致多种疾病，包括皮肤致敏剂致敏的过敏性接触性皮炎和药物过敏。常见引发过敏的半抗原包括药物（抗生素如青霉素）、乙醇、甲苯二异氰酸酯（TDI）等。Farzad等通过对28项荟萃分析研究得出：一般人群接触性过敏患病率为20.1%，由对苯二胺引发的占1.5%（95%CI: 1.0% ～ 2.1%）。约1/5的文身患者的皮肤并发症由文身中的色素半抗原过敏而引起。由此可见，由小分子（半抗原）诱发的过敏反应在生活中也是非常常见的。

（四）自身汗液过敏

汗液是一种透明的低渗体液，由汗腺分泌而成。汗液中所含的各种成分广泛参与了皮肤内稳态，包括温度调节、皮肤水分和免疫功能。人体汗液中的抗菌肽在皮肤抵抗微生物时起到重要作用，但是汗液也有可能引起或加重特应性皮炎（atopic dermatitis，AD）或胆碱能性荨麻疹（cholinergic urticaria，ChoIU）。实际上，汗液过敏只是某些患者如AD或ChoIU患者的特殊现象，人群发病率并不高。这些患者并不是对汗液过敏，而是其皮肤上的真菌球形马拉色菌（*Malassezia globosa*）产生的蛋白MGL-1304引起的过敏反应。汗液中的MGL-1304蛋白含量为0.6 ～ 8.0ng/ml，它的存在加重了AD或ChoIU现象。研究指出，超过85%的AD患者和65%的ChoIU患者对其自身汗液皮内试验呈阳性反应；75%的AD患者和66%的ChoIU患者的嗜碱性粒细胞组胺释放试验呈阳性反应。Sakae等研究发现，汗液会加重AD患者症状的严重程度，规范的汗液管理（减少过多的出汗以及做好出汗后的清洁护理）将有助于减轻AD患者的症状。

（五）紫外线、光照敏感

人体内存在一类特殊物质——光敏剂（photosensitizer）。光敏剂可吸收特定波长的光量子，引起皮肤出现光刺激性（狭义定义为光毒性）或光遗传毒性损害。光敏剂吸收光量子并转移到其他分子引起化学反应，合成光过敏原（photoallergen）。光过敏症一般在紫外线暴露后几周才发作，临床常表现为湿疹样瘙痒斑块。

在过去20年里，由于环境危险因素的变化，婴儿过敏性疾病整体情况发生了很大变化，哮喘和过敏性鼻炎患病率仍然不断升高，而湿疹和食物过敏发病率增长更显著，被认为是过敏流行的"第二冲击波"。因此，对影响早期免疫系统发育因素的研究迫在眉睫。"维生素D假说"被用来解释儿童过敏性疾病风险随着纬度的增高而增加。群体及机制方面的研究显示，维生素D不足会引起早期过敏。然而，婴儿期补充维生素D预防过敏的干预研究非常匮乏。2019年的一项随机对照试验（RCT）结果显示：半岁之前的婴儿早期多进行紫外线直接照射可以使婴儿湿疹和促炎免疫标志物减少；而且，在婴儿早期生活中，紫外线照射比补充维生素D更有益，但需要掌握好照射的强度与时长，不能因为有少数紫外线过敏的情形就盲目避免紫外线的照射。

第二节　流行病学特征

世界变态反应组织（World Allergy Organization，WAO）于2005年7月8日（即首个世界过敏性疾病日）公布的对30个国家历时20年所进行过敏性疾病流行病学调查的结果显示：在这些国家参与调查的 12 亿人口中，22% 患有 IgE 介导的过敏性疾病，且发病率在持续上升。1990 ～ 2017 年统计数据显示，慢性呼吸系统疾病所致的死亡占全因死亡总数的 7.0%，仅次于心血管疾病（31.8%）和肿瘤（17.1%）。在近 30 年间，过敏性疾病的发病率增加了 3 倍以上。据世界卫生组织（WHO）统计，全球哮喘患病人数超过 3.5 亿，其中有 50% 的成人和超过 80% 的儿童的哮喘发作是由过敏因素引起的。WHO 根据现有的统计数据预计，2030 年后，工业化国家或地区 50% 的人口将患上过敏性疾病，这是一个非常触目惊心的数字。WAO 指出，过敏性疾病已经成为仅次于心脑血管疾病、肿瘤和肥胖的全球第四大疾病。过敏性疾病早已不仅是一种常见病，更是一种流行病。

一、过敏性疾病作为流行病的群体特征

随着全球工业化的不断发展及过敏性疾病诊断能力的提高，除上述过敏性疾病发病率不断升高外，其他过敏性疾病发病率也逐年上升。

全球食物过敏的发病率不断上升。在美国，儿童食物过敏患病率为 8.0%［95% 可信区间（CI）：7.6% ～ 8.3%］，其中，38.7% 有严重过敏反应史，30.4% 有多重食物过敏史。据估计，西方儿童食物过敏的患病率为 6% ～ 8%。根据 EuroPrevall 项目调查，欧洲各地成年人自报食物过敏（FA）的患病率为 2% ～ 37%。我国的食物过敏患病率目前尚缺乏大规模的统计数据。一项流行病学调查研究表明，儿童食物 IgE 检出率在香港地区、广州和韶关分别是 16.6%、7.0% 和 16.8%，而皮肤点刺试验的阳性率分别为 3.04%、3.19% 和 8.58%；经特定食物激发后，确诊的食物过敏患儿百分比为 1.50%、0.21% 和 0.69%。另外一项研究显示，在重庆、珠海及杭州调研的 0 ～ 1 岁儿童中，经食物激发试验确诊的食物过敏检出率分别为 3.8%、5.8% 和 6.4%。

过敏性鼻炎患病率近年在世界各地急剧上升。各地区间亦存在显著性差异，其患病率可能因民族和国家而异，不同的遗传和环境因素对过敏性鼻炎的发生有影响。研究指出，过敏性鼻炎在欧洲的发病率高达 23%，在美国的发病率约为 15.3%，在非洲尼日利亚约为 22.8%。Zhang 等指出：过敏性鼻炎是我国严重的公共卫生、医疗问题。在北京，过敏性鼻炎的患病率为 8.7%，成都、重庆、乌鲁木齐等城市过敏性鼻炎患者超过了 30%。显然，过敏性疾病在中国乃至全世界群体流行特征都非常明显。

2019 年 6 月，国际权威医学期刊《柳叶刀》发表研究结果，公布中国成人哮喘流行状况，20 岁及以上人群患病率为 4.2%，患者总人数达 4570 万。WAO 发布的数据显示，全球目前约有 3.5 亿例哮喘患者，其中儿童哮喘中 90% 以上为过敏性哮喘，成人哮喘中约 2/3 为过敏性哮喘。在全世界范围内，如此高的发病率足以说明过敏性疾病已经成为一种全球性流行性疾病。而由此类疾病导致的人类健康风险与医疗负担理应引起人们更多的关注。

二、过敏性疾病作为流行病的社会学特征

人群的健康与环境有密切关系，过敏性疾病的发生同时受人体内环境、自然环境和社会环境的影响和制约。

（一）环境因素

人类活动给环境带来的负面作用会反馈到人体健康。随着经济的快速发展，过敏性疾病的发病率呈上升趋势。发达国家和经济发达地区的过敏性疾病发病率远高于发展中国家和地区。同理，城市化进程较快地区的过敏性疾病患病率高于城市化进程缓慢的地区。已有报道，农村人群过敏性疾病发病率保持较低水平，城乡之间患病率存在显著性差异。哮喘发病机制复杂，由多因素综合起作用，其中最重要的是遗传因素和环境因素。遗传因素不容易改变，而环境因素则可能在哮喘的发生发展中起决定性作用。

人类生活环境中其他生物多样性的减少，隔绝了外界环境刺激物对免疫系统的训练，特别是居住环境越来越干净，微生物越来越少，过敏性疾病随之快速增加。Strachan在1989年提出卫生学假说，实质是中国俗语"不干不净，吃了没病"的翻版。卫生学假说认为，频繁洗浴及护理产品中的杀菌剂可能改变体表微生物群落，从而影响免疫系统，导致过敏。简单地说，越干净越容易过敏。皮肤是人体重要的保护屏障，可以防止外环境中过敏原等有害物质进入体内，但频繁洗浴、洗手和大量使用肥皂等洗涤剂加重了皮肤上皮屏障的损伤。过量的保湿剂也使皮肤的通透性增加，从而对外源物质变得更加敏感。

环境的改变可能引起人体固有免疫应答发生变化。Toll样受体被认为是免疫应答调节的关键，其通路在参与调节过敏性疾病的发生过程中也起着重要作用。有研究显示，生命早期暴露于农场环境，其CD4/TLR2的表达水平上调；母亲产前接触富含微生物的农村环境，其后代脐带血中TLR5和TLR9水平明显上调，这些情况都有利于减少过敏性疾病的发生。有研究通过观察中国人移民到澳大利亚后其固有免疫应答的改变，研究入组新移民（＜6个月）和老移民（＞5年）各22人，两组一般资料无统计学差异。但老移民体重和血压比新移民显著偏高；老移民中花粉过敏原皮肤点刺阳性和特异性IgE水平显著高于新移民，而且湿疹和鼻炎症状也更加严重。

冬季气候寒冷、空气干燥，很多人容易出现鼻痒、打喷嚏、咳嗽、皮肤干燥瘙痒、气喘不止等症状。研究指出，冷空气和温度变化是诱发鼻炎的重要危险因素。冷空气的长时间暴露可引起或加重呼吸道症状，冷空气刺激呼吸道上皮细胞产生促炎症物质，引起上皮损伤，限制周围神经的活性，同时出现气道高反应性，导致易感人群发生哮喘等疾病。

（二）遗传因素

遗传因素是仅次于环境因素的另一种引起过敏性疾病的关键因子。为什么有些人过敏，而有的人不会呢？除外环境因素，就是遗传因素。我国过敏性疾病的发病率比10年前增加了1倍，其中婴幼儿的过敏情况尤其令人担忧。据统计，中国有20%的婴幼儿正在遭受各种过敏性疾病的困扰。如此之高的患病率与遗传因素密不可分。研究数据表明，父母一方曾患过敏性疾病，儿童患过敏性疾病的风险大大增加。

父亲或母亲患有哮喘、特应性皮炎或其他过敏性疾病的儿童更容易罹患该疾病。父母双方均患过敏性疾病，儿童患特应性皮炎的风险将增加1倍。儿童患有哮喘或其他过敏性疾病也更容易患特应性皮炎。

此外，肥胖也是患哮喘的重要危险因素。一方面，肥胖者更容易患哮喘；另一方面，肥胖型哮喘患者的确诊更困难，症状更多、更严重，发病更频繁，住院次数更多，住院时间更长，而且容易导致哮喘药物（吸入激素）的有效性降低，降低患者生活质量。美国近60%的严重哮喘患者都是肥胖者，偏瘦的成年人罹患哮喘的概率为7.1%，但肥胖者患哮喘的概率为11.1%。肥胖对女性的影响更甚，偏瘦的女性患哮喘的概率为7.9%，而肥胖女性则为14.6%。

皮肤屏障功能障碍使得过敏原可以通过皮肤致敏，这与食物过敏有直接联系，特别是特应性皮炎患者。有研究发现很多花生过敏患者并没有食用花生史，而是暴露在空气中的花生过敏原通过皮肤引起过敏。有证据表明，丝聚蛋白（filaggrin）变异使得患特应性皮炎的风险增加2～3倍，而丝聚蛋白功能异常，皮肤更容易失水，过敏原更容易穿透，金黄色葡萄球菌更容易定植，致使总IgE增加，诱发对多种过敏原过敏，患中重度特应性皮炎和哮喘。

肠道微生物在食物过敏形成中起到重要作用。研究指出，牛奶过敏婴儿肠道微生物分布和正常儿童显著不同；与正常人相比，花生和坚果过敏的患者肠道微生物丰富度减少，但类杆菌属微生物增加。肠道微生物可以分泌组胺，影响黏膜炎症。小鼠模型研究发现服用双歧杆菌或梭菌属微生物可以引起黏膜中Treg增殖，抑制食物过敏。

（三）社会经济因素

研究指出，患者的社会经济地位（socioeconomic status，SES）与哮喘的发生有关。美国黑种人从出生到17岁因哮喘急诊就医的次数是非西班牙裔白种人的4.1倍，死亡率为7.3倍。同年龄段的拉丁美洲儿童哮喘急诊就医次数是非西班牙裔白种人的1.8倍，死亡率为1.2倍。美国黑种人因哮喘死亡率比白种人高3倍。低SES人群哮喘发病更多，症状更严重，但其中的机制尚未清楚。

（四）日常行为

过敏性疾病不仅与环境和遗传有关，还可能与行为有关，比如睡眠、社交活动、运动、压力等因素。过敏性疾病在一天内表现出周期性改变，白天和晚上不仅症状不同，生物学参数也不同。比如过敏性鼻炎、哮喘、特应性皮炎患者的症状通常在夜晚或凌晨更为严重。这是因为免疫系统也受生物钟的影响。过敏症状影响睡眠，如过敏性鼻炎患者呼吸不畅，过敏性皮炎患者皮肤瘙痒，睡眠质量下降导致患者的生物钟紊乱，引起昼夜节律改变。昼夜节律的改变反过来又影响过敏性疾病的严重程度和过敏性疾病的易感性。

三、预防为主的特征

过敏性疾病的预防可分为一级预防、二级预防、三级预防。一级预防也称为初级预防，是在问题尚未发生时就采取措施，减少病因或致病因素，防止或减少疾病的发生。由过敏原蛋白乃至金属过敏引起过敏性疾病的一级预防是提早接触，避免之后的超敏反应，也是"源头预防""病因预防"，直接针对危害因素。由过敏原蛋白乃至金属过敏引起过敏性疾病的二级预防是指对人做好预防性职业健康监护，提早发现发病趋势并采取措施，即所谓"发病预防"。三级预防则是对患者进行康复治疗，预防病情加重，采取的措施有避免接触、辅助用药减轻症状，之后再进行脱敏治疗。

按照三级预防措施，过敏性疾病的处理方案概括如下。

（一）早期接触过敏原

2000年之前，避免接触过敏原被当成预防过敏性疾病的方法之一。随着研究的深入，这一措施已经被美国食品药品监督管理局（FDA）等权威机构叫停。原因如下：很多过敏原如气传过敏原不仅难以做到有效规避，即使规避过敏原成功，也不能有效预防过敏性疾病的发生。正向研究表明，儿童早期（特别是1岁之前）接触花生、牛奶等含有过敏原的食物，有利于预防这些食物过敏的发生。有临床研究和荟萃分析指出，婴幼儿提早摄入鸡蛋能有效降低鸡蛋过敏的风险。因此，从免疫系统发育及建成的角度审视过敏性疾病的发生发展时，早期接触过敏原是诱导免疫耐受、预防过敏性疾病发生的有效途径。然而，有些育儿指南不遵从最新研究进展，依然提出1岁前的婴幼儿应该避免接触含有过敏原的食物，比如花生、海鲜等。这些错误观念在一定程度上会推高过敏性疾病在我国的发生率。

（二）过敏原特异性免疫治疗

过敏原特异性免疫治疗（allergen specific immunotherapy，ASIT）又称脱敏治疗或过敏原免疫治疗，是目前唯一针对过敏性疾病的病因并改变疾病进程、具有长期疗效的方法。经典的操作方法：确定患者的过敏原之后，在症状得到一定控制的情况下，将该过敏原制剂（或者过敏原疫苗）按照一定的浓度梯度，经皮下或舌下途径给予患者，按阶段性递进增加过敏原剂量，逐渐诱导机体产生免疫耐受，使得患者以后接触到该类过敏原后不再过敏，从而达到减轻症状或痊愈的目的。脱敏治疗的作用机制包括上调调节性T/B细胞（Treg、Breg）的数量，诱导机体T_H2/T_H17免疫应答转变为T_H1应答，减少IgE抗体的分泌，增加保护性抗体如IgG1、IgG4的水平，减少嗜碱性、嗜酸性粒细胞等的活化。传统的脱敏治疗依赖于过敏原的准确诊断，且所需疗程长，存在过敏风险，患者依从性差；随着分子医学和精准医疗技术的发展，在过敏原制剂类型和给药途径方面有了长足的进步，为ASIT的发展提供了行之有效的方法和途径。而市面上已经有新型过敏性疾病防治产品，将刷牙等日常生活与过敏性疾病防治相结合，同时引入广谱性等特点，一支软膏可以应对不同过敏原引起的过敏性疾病，从而成为变态反应防治领域的新动向。

目前，ASIT使用的过敏原疫苗均基于提取物，但提取物有其自身的不足，不同批次过敏原提取物质量差异较大，且可能含有不相关的蛋白质或引起交叉反应的过敏原，增加了不良反应发生的风险；特异性过敏原含量难以质控，降低了脱敏治疗的疗效。新型过敏原疫苗包括重组过敏原疫苗、抗原表位肽疫苗、过敏原DNA/RNA疫苗和修饰过敏原疫苗等。

重组过敏原疫苗是将过敏原基因构建到细菌、酵母或者昆虫细胞等表达载体上，再转化至相应的宿主细胞中，在一定的诱导条件下表达出大量过敏原蛋白。经过一定的纯化工艺获得大量纯度极高、稳定性好的重组过敏原蛋白。目前用于临床试验的主要有两类重组过敏原疫苗：一类是与天然过敏原具有同样结构的重组过敏原，如重组桦树花粉和重组草花粉过敏原疫苗，该类疫苗临床试验结果显示，仍不能减少所需治疗次数，且存在促进IgE产生的不良反应，提示可能不适合临床接种；另一类是通过基因突变、嵌合等分子改造手段获得低过敏原性过敏原衍生物，患者可接受更大剂量的接种，从而有效缩短疗程。

常用的ASIT给药途径包括皮下注射疗法（subcutaneous immunotherapy，SCIT）和舌下含服疗法（sublingual immunotherapy，SLIT），虽然疗效在长期临床实践中得到了认可，但是因其周期长、存在产生全身不良反应的风险、依从性差而限制了临床推广和发展。近年来，人们致力于不断研究和改良ASIT的新技术，兴起的新型给药途径包括淋巴免疫治疗（intralymphatic immunotherapy，ILIT）、口服免疫治疗（oral immunotherapy，OIT）、透皮免疫治疗（epicutaneous immunotherapy，EPIT）、皮内免疫治疗（intradermal immunotherapy，IPIT）、局部鼻腔免疫治疗（local nasal immunotherapy，LNIT）和口腔黏膜免疫治疗（oral mucosal immunotherapy，OMIT）等。

四、药物治疗

一般对症治疗是采用各种药物进行症状控制。但请注意：对于过敏性疾病而言，药物只是单纯控制症状，并不能称为治疗。控制症状的目的是为脱敏治疗创造条件。目前，对于过敏性疾病全世界使用的药物屈指可数，都是干预炎症通路上的关键分子或直接的炎症分子，都涉及人体这一单方面的反应性，并不涉及造成疾病病因的外在环境抗原。

（一）抗组胺药物

目前，针对过敏性疾病最常用的药物是抗组胺药。第一代抗组胺药出现在20世纪30年代，主要有苯海拉明、溴苯比丙胺、美克洛嗪等，因为其高亲脂性，药物容易透过血脑屏障，引起中枢神经不良反应，如嗜睡。目前使用的抗组胺药大多为第二代或第三代，也称非镇静抗组胺药，主要有西替利嗪、氯雷他定、非索非那定等，因其疏脂性，大大改善了嗜睡的副作用，而且半衰期延长，服用次数减少。但如果使用剂量大，新型抗组胺药也可以引起嗜睡或心搏加速等不良反应。

（二）糖皮质激素类药物

自20世纪70年代吸入性糖皮质激素（inhaled corticosteroids，ICS）上市以来，ICS就成为哮喘患者最重要的药物，包括莫米松、氟替卡松、环索奈德、氯地米松、布地奈德等。这类药物通过抑制气道炎症、减轻哮喘症状、提高肺功能、减少支气管高反应性等，大大降低了哮喘患者的死亡率。同时，ICS也给一些患者带来了副作用，严重者甚至限制了ICS的使用。有研究显示，即使小剂量、短时间使用口服激素（oral corticosteroids，OCS）都可以使骨折的风险增加2倍，血栓的风险增加3倍，脓毒症的风险增加5倍。哮喘患者，不管是成人还是儿童，接受激素治疗都有潜在的副作用，特别是严重哮喘患者需要长期大剂量使用，此类患者最好联合用药。如果症状改善，要尽快按哮喘治疗方案降低激素的使用量。

（三）长效β₂受体激动剂

全球哮喘防治创议（Global Initiative for Asthma，GINA）指南指出，吸入ICS和长效β₂受体激动剂（long acting β₂ agonist，LABA）是治疗哮喘特别是中重度哮喘最有效的方法。临床应用的LABA包括沙美特罗和氟莫特罗。前者起效缓慢，作用时间不受剂量的影响，后者具有长效和速效的特点。研究指出，不明原因的哮喘恶化和死亡与使用LABA有关，特别是在未联合使用ICS时。因此，减少或避免单独使用LABA具有重要的意义。

但是，需要注意的是，激素只是对T2型炎症反应具有效用，对于T17型等炎症类型则无效甚至是负面效应。由于存在幸存者偏差效应（survivorship bias），ICS疗效好的患者依从性好，医患间沟通顺畅。这会让医师们坚信ICS可以包打天下。但是，对于T17型等炎症类型患者，一般很少有意愿在不产生改善效应的情况下继续坚持原来的治疗方案，他们最有可能成为失访患者，而这部分患者可能占有一定的比例，直接影响药物的整体有效性。

哮喘的良好控制成为处理该疾病的最高境界。但是，大数据显示，哮喘得到良好控制的患者仅占29%左右。接近2/3的哮喘患者没有得到良好控制。研究认为，哮喘是慢性阻塞性肺疾病（chronic obstructive pulmonary disease，COPD）的成因，然而，有73%的COPD患者没有得到正确诊断，而且，COPD患者往往是ICS无效的患者。很凑巧的是，有60%～90%或以上的过敏性疾病未能通过IgE阳性来诊断过敏。一种不可被排除的推断是：COPD是ICS无效后遗漏或者一开始就没有干预的哮喘患者。因此，有理由通过改进过敏诊断方法提高诊断效率，从婴幼儿期开始干预过敏，避免过敏发展成哮喘或COPD。

（四）白三烯受体拮抗剂

白三烯是介导过敏的重要介质之一，白三烯受体拮抗剂可竞争性结合Ⅰ型半胱氨酰白三烯受体，阻断白三烯的生物学效应，发挥抗过敏作用。白三烯受体调节剂主要应用于轻度哮喘及合并过敏性鼻炎患者的长期控制治疗，对于中、重度哮喘患者可以在吸入激素的同时联合用药，其作用互补，效果叠加，可以减少吸入激素的剂量。

（五）长效毒蕈碱受体拮抗剂

使用LABA/ICS维持治疗可以缓解哮喘症状和减少发作频率，但对于不能控制的患者来说，该治疗方案疗效有限。有报道指出，与向LABA中加入ICS相比，向LABA中加入长效毒蕈碱受体拮抗剂（long acting muscarinic antagonists，LAMA）可显著降低COPD患者病情急性加重的概率。有研究指出，在12岁及以上未控制的持续性哮喘患者中，LAMA与安慰剂作为ICS的附加物降低了恶化风险。另有荟萃分析指出，LAMA与安慰剂相比，作为ICS的辅助治疗，哮喘恶化的风险较低；然而，LAMA在哮喘患者中的受益可能并不比LABA更大。因此，ICS联合使用LABA或LAMA的作用仍需衡量。

（六）抗IgE治疗（奥马珠单抗）

奥马珠单抗（omalizumab）可结合游离IgE，从而阻止IgE与效应细胞结合，减少过敏介质的释放。奥马珠单抗先后被批准用于重度过敏性哮喘和慢性特发性荨麻疹的对症治疗。除此之外，奥马珠单抗还可用于对症治疗其他多种过敏性疾病，包括过敏性鼻炎、食物过敏、过敏性皮炎、嗜酸性胃肠道疾病、过敏性休克、肥大细胞活化综合征等。

但是，如果承认IgE在所处疾病中的作用，放弃上游的抗原不管不顾显然并不利于对因治疗和患者的真正康复。在抗IgE单抗能有效控制症状的情况下，采用更安全、更有效的脱敏治疗措施显得尤为重要。

小结

本章从流行病学特征入手，描述了各类过敏性疾病的具体流行病学概况，介绍了过敏性疾病作为流行病的三个特点，即群体特征、社会学特征和预防为主的特征。特别强调一级预防在于提早接触过敏原，避免之后的超敏反应，"源头预防""病因预防"，直接针对危害因素才能应对不断增长的过敏性疾病风险。特别讨论了哮喘等重大疾病有效控制手段的不足与空白，需从过敏诊断及婴幼儿过敏着手进行改进。

参 考 文 献

Alinaghi F，Bennike NH，Egeberg A，et al，2019．Prevalence of contact allergy in the general population：A systematic review and meta-analysis ［J］．Contact Dermatitis，80（2）：77-85.

Bird JA，Parrish C，Patel K，et al，2019．Prevention of food allergy：Beyond peanut ［J］．J Allergy Clin Immunol，143（2）：545-547.

Dupuis P，Prokopich CL，Hynes A，et al，2020．A contemporary look at allergic conjunctivitis ［J］．Allergy Asthma Clin Immunol，16：5.

Huang K，Yang T，Xu J，et al，2019．Prevalence，risk factors，and management of asthma in China：a national cross-sectional study ［J］．Lancet，394（10196）：407-418.

Hussain M，Bonilla-Rosso G，Kwong Chung CKC，et al，2019．High dietary fat intake induces a microbiota signature that promotes food allergy ［J］．J Allergy Clin Immunol，144（1）：157-170，e158.

McWilliam VL，Perrett KP，Dang T，et al，2020．Prevalence and natural history of tree nut allergy ［J］．Ann Allergy Asthma Immunol，124（5）：466-472.

Rueter K，Jones AP，Siafarikas A，et al，2019．Direct infant UV light exposure is associated with eczema and immune development ［J］．J Allergy Clin Immunol，143（3）：1012-1020，e1012.

Thorsteinsdottir S，Stokholm J，Thyssen JP，et al，2019．Genetic，clinical，and environmental factors associated with persistent atopic dermatitis in childhood ［J］．JAMA Dermatol，155（1）：50-57.

Tscheppe A，Palmberger D，van Rijt L，et al，2020．Development of a novel Ara h 2 hypoallergen with no IgE binding or anaphylactogenic activity ［J］．J Allergy Clin Immunol，145（1）：229-238.

Zhang Y，Zhang L，2019．Increasing prevalence of allergic rhinitis in China ［J］．Allergy Asthma Immunol Res，11（2）：156-169.

第 2 章

人体免疫学基础

本章全面介绍人体免疫系统的结构，包括免疫器官和组织、免疫细胞和免疫分子；免疫功能，包括免疫防御、免疫监视、免疫自稳。进一步分类介绍了免疫应答，包括固有免疫应答和适应性免疫应答。本章还从分子生物学角度深入阐述了过敏性疾病与细胞程序性死亡的相关性，并且具体分析了不同组织细胞死亡调控参与过敏反应的分子机制和重要意义。

第一节 免疫学概述

一、免疫

我们每天都会接触各种微生物，许多病原微生物会引起疾病，但我们很少生病，那么我们的身体是如何保护自己的呢？当病原体入侵时，人体如何清除这些病原体？为什么我们对许多曾经遇到过的传染病有持久的免疫力？这都是因为人体的免疫系统发挥了免疫功能。免疫系统包括免疫器官和组织、免疫细胞和免疫分子。免疫功能是机体识别和排除异物、维持自身生理平衡和稳定的功能。

二、免疫系统的功能

免疫功能是机体识别和清除外来入侵抗原及体内突变或衰老细胞并维持机体内环境稳定功能的总称，包括以下三大功能。

1. 免疫防御 防止病原体入侵，清除细菌、病毒、寄生虫等病原体的防御能力。防御功能过低会发生严重感染、免疫缺陷病等；应答过强则可导致机体组织损伤或功能异常，如发生超敏反应等（图 2-1）。

2. 免疫监视 发现和清除体内出现的"非己"成分，如衰老和死亡细胞、因基因突变而产生的恶变细胞等。免疫监视功能低下可导致肿瘤的发生（图 2-2）。

3. 免疫自稳 通过自身免疫耐受和免疫调节两种机制来达到人体内环境稳定。免疫耐受被打破，免疫调节功能紊乱，则导致自身免疫病和过敏性疾病的发生。

三、免疫应答的类型

免疫应答是指免疫系统识别和清除"非己"物质的整个过程，可分为固有免疫应答

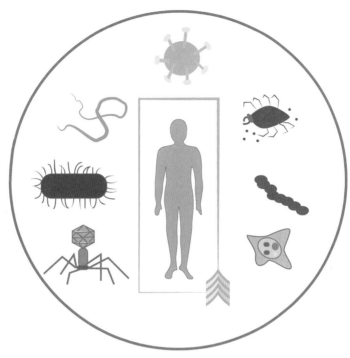

图2-1 免疫防御

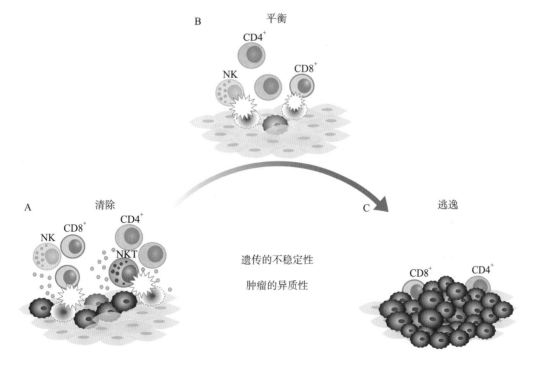

图2-2 免疫监视

和适应性免疫应答两大类。固有免疫又称先天免疫或非特异性免疫，适应性免疫又称获得性免疫或特异性免疫。

固有免疫应答是人体在长期进化中逐渐产生和形成的，是人体抵御病原微生物入侵的第一道防线。参与固有免疫的细胞有单核/巨噬细胞、NK细胞、树突状细胞、粒细胞等，这些细胞通过细胞表面的模式识别受体（pattern recognition receptor，PRR）识别病原微生物表面的病原体相关模式分子（pathogen associated molecular pattern，PAMP）的结构。如革兰氏阴性细菌表面的脂多糖（LPS）可被单核/巨噬细胞表面的Toll样受体4（TLR-4）识别，从而诱导固有免疫应答。

适应性免疫应答是指体内T细胞、B细胞接受外来抗原物质刺激后，通过自身活化、增殖、分化为效应细胞，进而产生一系列免疫效应的过程。适应性免疫包括体液免疫和细胞免疫两大类。体液免疫由B细胞产生的抗体介导，主要针对胞外病原体和毒素；细胞免疫由T细胞介导，主要针对胞内病原体（如病毒和胞内寄生菌等）。适应性免疫有3个主要特点：特异性、耐受性、记忆性。

第二节　免疫系统组成

免疫系统由免疫器官和组织、免疫细胞、免疫分子组成，其主要作用是执行免疫功能（表2-1）。

表2-1　免疫系统组成

分级	分类	组成
免疫器官和组织	中枢性	胸腺、骨髓
	外周性	脾、淋巴结、黏膜相关淋巴组织
免疫细胞	固有免疫细胞	经典固有免疫细胞：单核/巨噬细胞、树突状细胞、粒细胞（中性粒细胞、嗜酸性粒细胞、嗜碱性粒细胞）和肥大细胞等
		固有淋巴细胞：NKT细胞、γδT细胞、B1细胞
		固有淋巴样细胞：ILC1、ILC2、ILC3、NK细胞
	适应性免疫细胞	T细胞
		B细胞
免疫分子	膜型分子	人白细胞分化抗原，黏附分子，MHC分子，T、B细胞抗原识别受体，细胞因子受体
	分泌型分子	免疫球蛋白、细胞因子、补体

一、免疫器官

（一）中枢免疫器官

人体的中枢免疫器官是免疫细胞发生、分化、发育和成熟的场所，包括骨髓和胸腺。

1.骨髓　是各类血细胞和免疫细胞发生的场所，也是B细胞发育成熟的场所。骨髓位于骨髓腔内，包括红骨髓和黄骨髓，其中红骨髓具有活跃的造血功能。骨髓中的造血干细胞是具有自我更新及多能分化潜能的造血前体细胞。造血干细胞在骨髓中发生，在骨髓造血微环境中定向诱导分化，该过程称为造血，人体内各类血细胞和免疫细胞由此而来。

骨髓的主要功能：①人体血细胞和免疫细胞发生的场所；②B细胞和NK细胞分化成熟的场所；③体液免疫应答发生的场所，是发生再次体液免疫应答后产生抗体的主要部位。

2.胸腺　是T细胞分化、发育、成熟的场所，由胸腺细胞和胸腺基质细胞组成，胸腺细胞是处于不同分化阶段的T细胞。骨髓多能造血干细胞在骨髓中分化为淋巴样祖细胞，经血液循环进入胸腺，在胸腺微环境中完成T细胞的发育，成为成熟T细胞。

胸腺的主要功能：①胸腺是T细胞发育成熟的主要场所；②免疫调节作用，胸腺产生的多种细胞因子和胸腺肽类分子可发挥调节作用；③自身免疫耐受的建立与维持。

（二）外周免疫器官

人体外周免疫器官是成熟淋巴细胞定居的场所，也是淋巴细胞针对外来抗原产生免疫反应的主要场所，包括淋巴结、脾和黏膜相关淋巴组织。

1.淋巴结　是卵形有包膜的结构，成簇分布在机体的特定部位，多为血管交汇处，人体浅表部位淋巴结多分布于凹陷隐蔽处，如腋窝、腹股沟和颈部；内脏淋巴结多成簇分布于器官门附近，如小肠系膜、肺门等。

淋巴结的主要功能：①淋巴结是成熟的T、B细胞定居的场所，其中T细胞占75%，B细胞占25%；②淋巴结是对由引流淋巴液而来的抗原产生免疫应答的主要场所；③淋巴结通过窦内巨噬细胞的吞噬作用对淋巴液进行过滤和净化；④参与淋巴细胞再循环过程。

2.脾　是体内最大的淋巴器官，约含体内25%的淋巴细胞。脾外层为结缔组织被膜。脾实质可分为白髓和红髓，白髓为密集的淋巴组织，红髓由脾索和脾血窦组成。被膜向脾内伸展形成网状结构，对脾内的白髓和红髓起支持作用。

脾的主要功能：①脾是成熟T、B细胞定居的主要场所，其中T细胞约占40%，B细胞约占60%；②脾是淋巴细胞接受血源性抗原刺激并发生免疫应答的主要场所，脾也是体内产生抗体的主要器官；③脾可发挥重要的过滤作用，人体90%的血液流经脾，脾内树突状细胞（dendritic cell，DC）和巨噬细胞通过吞噬作用，可清除血液中的病原体、免疫复合物等异物；④脾可合成分泌一些重要的生物活性物质，如细胞因子和补体等。

3.黏膜相关淋巴组织　人体黏膜表面积约为400m^2，机体约50%的淋巴组织分布于黏膜系统，这些淋巴组织称为黏膜相关淋巴组织，广泛分布于胃肠道、呼吸道、泌尿生殖道的黏膜固有层及上皮细胞下层，也包括扁桃体、阑尾等带有生发中心的淋巴组织。可分为肠相关淋巴组织、鼻相关淋巴组织、支气管相关淋巴组织等。

其主要功能：①在肠道、呼吸道及泌尿生殖道黏膜构成免疫屏障，是行使局部免疫应答的主要场所，在黏膜局部抗感染防御中发挥重要作用；②产生分泌型IgA，经黏膜上皮细胞分泌至黏膜表面，成为局部黏膜免疫的主要效应分子。

二、免疫细胞

根据参与的免疫应答过程，免疫细胞可分为固有免疫细胞和适应性免疫细胞。

（一）固有免疫细胞

固有免疫细胞存在于血液和组织中，包括来自髓样干细胞的经典固有免疫细胞，如单核/巨噬细胞、树突状细胞、中性粒细胞、嗜酸性粒细胞、嗜碱性粒细胞、肥大细胞等，也包括来源于淋巴样干细胞的NKT细胞、γδT细胞，B1细胞和固有淋巴样细胞等。

1. 单核/巨噬细胞系统　由两种细胞组成，即血液中的单核细胞和组织器官中的巨噬细胞，单核细胞来源于骨髓中的前体细胞，在血液中停留12～24小时后，趋化迁移到全身组织器官，分化发育形成巨噬细胞。巨噬细胞由定居和游走两类细胞组成，定居在不同组织中的巨噬细胞有其特定的命名，游走巨噬细胞则广泛分布于结缔组织中，具有吞噬清除、抗原提呈等多种功能。

主要功能：①吞噬、杀伤、清除各种入侵的病原体；②活化的巨噬细胞可杀伤胞内寄生细菌和肿瘤等靶细胞；③产生多种炎症因子参与炎症反应；④产生多种细胞因子发挥免疫调节作用；⑤作为专职抗原提呈细胞启动特异性免疫应答。

2. 树突状细胞（DC）　包括来源于髓样前体的经典DC（cDC）、来源于淋巴样前体的浆细胞样DC（pDC）、来源于间充质祖细胞的滤泡DC（FDC）。cDC包括未成熟DC和成熟DC，能有效提呈抗原激活初始T细胞启动适应性免疫应答。pDC可通过对病毒单链RNA（ssRNA）或细菌/病毒CpG DNA的识别结合而被激活，在机体抗病毒免疫应答中发挥重要作用。FDC可通过负载抗原肽刺激生发中心B细胞产生体细胞超突变。

3. 粒细胞　来源于骨髓中粒细胞/巨噬细胞前体，包括中性粒细胞、嗜酸性粒细胞、嗜碱性粒细胞，是参与过敏性反应的重要细胞。其中，中性粒细胞是血液中数量最多的白细胞，占外周血白细胞总数的60%～70%。细胞核呈深染的弯曲杆状或分叶状，胞质中含有大量酶类，能消化吞噬细菌和异物。表面具有趋化性受体、模式识别受体，具有很强的趋化作用和吞噬功能，其吞噬对象以化脓性细菌为主，在吞噬处理大量细菌后，自身也死亡成为脓细胞。

4. 嗜酸性粒细胞　占外周血白细胞的0.5%～5%，细胞表面具有多种与趋化及活化相关的受体。当寄生虫感染或过敏性疾病发生时，炎症局灶的黏膜上皮细胞、血管内皮细胞和Ⅱ型固有淋巴样细胞（ILC2）产生CCL11等趋化因子、局部血小板活化因子和IL-5等，血液和周围结缔组织中的嗜酸性粒细胞可被趋化招募至上述感染或过敏性炎症局灶并活化，产生如下作用：①脱颗粒释放主要碱性蛋白、阳离子蛋白和过氧化物酶毒杀寄生虫；②合成分泌白三烯（LT）、血小板活化因子（PAF）及趋化因子CXCL8（IL-8）和IL-3、IL-5、粒细胞巨噬细胞集落刺激因子（GM-CSF）等细胞因子，参与和促进局部炎症或过敏性炎症反应。支气管哮喘、嗜酸性肉芽肿性血管炎等患者体内嗜酸性粒细胞明显升高。

5. 嗜碱性粒细胞　占外周血白细胞的0%～2%。细胞内含有嗜碱性颗粒，大小不等，分布不均。细胞膜表面表达高亲和力的IgE Fc段受体Ⅰ（FcεRI），能与变应原特异性IgE结合而被致敏，相同变应原再次进入，与致敏嗜碱性粒细胞表面IgE"桥联"结合，可使其活化脱颗粒，释放组胺及酶类物质，并合成分泌前列腺素D_2（PGD_2）、LT、PAF等脂类介质和IL-4、IL-3等细胞因子，参与和促进局部过敏性炎症反应。

6.肥大细胞　来源于外周血中的肥大细胞前体，分布于所有结缔组织，常位于血管和淋巴管附近，或分布于呼吸道、胃肠道及皮肤下。其表面具有趋化性受体、过敏毒素受体、Toll样受体和高亲和力的IgE Fc段受体（FcεR Ⅰ）。当病原体感染或过敏原接触部位的细胞产生趋化因子及过敏毒素等时，肥大细胞被招募及活化，介导以下作用：①通过合成分泌趋化因子CCL3、PAF、TNF-α等介质参与和促进局部炎症反应；②肥大细胞被招募至过敏原接触部位，通过膜表面FcεR Ⅰ与变应原特异性IgE结合而处于致敏状态。致敏肥大细胞通过表面IgE与再次进入的过敏原"桥联"结合被活化后，通过脱颗粒释放酶类物质和组胺等血管活性胺类物质，同时合成分泌LT、PGD_2、PAF等脂类介质和TNF-α、IL-5、IL-13、GM-CSF等细胞因子引发过敏性炎症反应。

7.固有淋巴样细胞（ILC）　包括ILC1、ILC2、ILC3和NK细胞，这类细胞不表达特异性抗原受体，其活化不依赖于对抗原的识别。该类淋巴细胞表达一些与活化或抑制相关的受体，可被感染部位组织细胞产生的细胞因子、病毒感染或肿瘤细胞表面相关配体激活，并通过分泌不同类型细胞因子参与抗感染免疫和过敏性炎症反应，或通过释放细胞毒性介质使靶细胞裂解破坏。ILC是由来源于骨髓共同淋巴样前体的转录因子$ID2^+$固有淋巴样前体发育分化而成。

8.固有淋巴细胞（ILL）　包括NKT细胞、γδT细胞和B1细胞，其表面抗原识别受体（TCR或BCR）由胚系基因直接编码产生，是有限的多样性抗原识别受体。ILL可通过对某些病原微生物感染、肿瘤细胞表面特定表位分子、某些病原体等抗原性异物的识别、结合而被激活，并通过释放一系列细胞毒性介质使上述靶细胞裂解破坏，或产生以IgM为主的抗菌抗体，在机体早期抗感染免疫过程中发挥作用。

（二）适应性免疫细胞

1.T细胞分化及分类　骨髓多能造血干细胞（HSC）在骨髓中分化成淋巴样祖细胞，经血液循环进入胸腺，在胸腺中经过TCR基因重排和阴阳性选择，发育为成熟T细胞。再随血液循环进入外周免疫器官，定居于外周免疫器官的胸腺依赖区。此时尚未接触抗原的成熟T细胞称初始T细胞，初始T细胞在外周免疫器官中与抗原接触后最终分化为具有不同功能的效应T细胞（CTL、T_H1、T_H2、T_H17等）、调节性T细胞和记忆T细胞，分别发挥不同的免疫效应。T细胞不但介导特异性细胞免疫应答，在TD抗原诱导的体液免疫应答中亦发挥重要的辅助作用，所以T细胞在特异性免疫应答中占核心地位。

2.B细胞分化及分类　淋巴样祖细胞在骨髓中分化及发育，在骨髓微环境的定向诱导下，经历了祖B细胞、前B细胞、未成熟B细胞和成熟B细胞几个阶段，发育为成熟B细胞。成熟B细胞主要定居于外周淋巴器官的淋巴滤泡内，约占外周淋巴细胞总数的20%。根据所处的活化阶段可分为初始B细胞、记忆B细胞（Bm）、效应B细胞（浆细胞）。B细胞能通过产生抗体发挥特异性体液免疫功能，记忆B细胞也是一类专职性抗原提呈细胞，并参与免疫调节。

3.专职性抗原提呈细胞种类及功能   专职性抗原提呈细胞（APC）包括树突状细胞、单核/巨噬细胞和记忆B细胞，它们组成性表达MHC Ⅱ类分子、共刺激分子和黏附分子，具有直接摄取、加工和提呈抗原的功能。树突状细胞能有效提呈抗原激活初始T细胞启动适应性免疫应答。巨噬细胞具有强大的吞噬功能，可将摄入的外源性抗原加工提呈给抗原特异性CD4$^+$ T$_H$细胞识别，引发适应性免疫应答。记忆B细胞数量多，主要以BCR识别、浓集和内化抗原，亦可通过胞饮作用摄取抗原，因此在抗原浓度极低时记忆B细胞仍能够提呈抗原。

三、免疫分子

（一）分泌型分子

1.抗体   是介导体液免疫的重要效应分子，是免疫系统在抗原刺激下，由B细胞或记忆B细胞增殖分化形成的浆细胞所分泌产生的，可与相应抗原发生特异性结合的免疫球蛋白分子（Ig），主要分布在血清中，也分布于组织液和外分泌液中。抗体的基本结构是两条完全相同的重链和两条完全相同的轻链通过二硫键连接的Y形单体。抗体的功能与其结构密切相关，V区负责识别并特异性结合抗原，而C区则通过激活补体、结合Fε受体〔调理作用、抗体依赖细胞介导的细胞毒作用（ADCC）和参与Ⅰ型超敏反应等〕和穿过胎盘发挥作用。

抗体包括IgG、IgM、IgA、IgD、IgE五大类。各类抗体发挥不同的作用和生理功能。①IgG：是血清和胞外液中含量最高的Ig，占血清总Ig的75%～80%。IgG是再次免疫应答产生的主要抗体，亲和力高，分布广泛，是机体抗感染的"主力军团"。②IgM：占血清总Ig的5%～10%，是人体发育过程中最早合成的抗体，也是初次体液免疫反应中最早出现的抗体，是机体特异性抗感染的"先锋部队"。③IgA：合成和分泌部位在肠道、呼吸道、乳腺、唾液腺和泪腺，主要存在于胃肠道和支气管分泌液、初乳、唾液和泪液中，主要参与黏膜局部免疫，是机体抗感染的"边防部队"。④IgD：血清型IgD的生物学功能尚不清楚；膜结合型IgD是B细胞分化发育成熟的标志。⑤IgE：是正常人血清中含量最少的Ig，血清浓度极低，主要由黏膜下淋巴组织中的浆细胞分泌。IgE是一类亲细胞型抗体，可与肥大细胞、嗜碱性粒细胞表面高亲和力受体FcεRI结合形成致敏状态。相同抗原再次进入机体，可直接结合到上述细胞表面的IgE，导致细胞表面受体交联，从而引起细胞活化而导致Ⅰ型超敏反应。此外，IgE与抗寄生虫免疫有关。

2.补体系统   是参与固有免疫应答的重要效应分子，包括30多种组分，广泛存在于血清、组织液和细胞膜表面，是一个具有精密调控机制的蛋白质反应系统。血浆中多数补体成分仅在被激活后才具有生物学功能。多种微生物成分、抗原抗体复合物及其他外源性或内源性物质可循3条既独立又交叉的途径，通过启动一系列丝氨酸蛋白酶的级联酶解反应而激活补体，所形成的活化产物具有调理吞噬、溶解细胞、介导炎症、调节免疫应答和清除免疫复合物等生物学功能。

3.细胞因子   是由免疫细胞及组织细胞分泌的在细胞间发挥相互调控作用的一类小分子可溶性蛋白质，通过结合相应受体调节细胞生长分化和效应。淋巴细胞、单核/巨噬细胞、树突状细胞、粒细胞、成纤维细胞、内皮细胞等均可产生细胞因子。目前已发现200多种细胞因子，根据结构和功能可将其分为以下六大类：白细胞介素、集落刺激因子、干扰素、肿瘤坏死因子、生长因子、趋化因子。细胞因子在免疫细胞的分化发育、免疫应答和免疫调节中发挥重要作用。

（二）膜型分子

1.主要组织相容性复合体（MHC）　是一组与免疫应答密切相关、决定移植组织是否相容的基因群，人的MHC称为人类白细胞抗原（HLA）基因复合体，包括HLA Ⅰ类、Ⅱ类和Ⅲ类基因区，分别编码产生经典HLA Ⅰ类、HLA Ⅱ类分子和一些免疫相关分子。HLA Ⅰ类分子分布于所有有核细胞表面，而HLA Ⅱ类分子表达于专职性抗原提呈细胞表面、胸腺上皮细胞和活化T细胞等。HLA分子作为重要的抗原提呈分子，显示极为丰富的多态性，直接参与T细胞的激活和分化，参与调控适应性免疫应答。

2.人白细胞分化抗原　主要指造血干细胞在分化为不同谱系、各个细胞谱系分化不同阶段及成熟细胞活化过程中，细胞表面表达的标记分子。国际专门命名机构以单克隆抗体鉴定为主要方法，将来自不同实验室的单克隆抗体所识别的同一种分化抗原归为同一个分化群（CD）。经第九届国际人类白细胞分化抗原专题讨论会命名，目前人CD的编号已命名为CD1至CD363。

3.黏附分子　是介导细胞之间、细胞与细胞外基质之间相互作用的分子，以受体和配体结合的方式发挥作用，使细胞与细胞之间、细胞与基质之间发生黏附，参与细胞的附着和移动，细胞的发育和分化，细胞的识别、活化和信号转导，是免疫应答、炎症发生、凝血、肿瘤转移、创伤愈合等重要生理及病理过程的分子基础。根据结构特点，黏附分子分为免疫球蛋白超家族、整合素家族、选择素家族、钙黏蛋白家族等。

第三节　免 疫 应 答

免疫系统将入侵的各种病原体，人体内突变细胞、衰老或死亡细胞识别为"异物"，并进行清除的过程称为免疫应答，可分为固有免疫应答和适应性免疫应答。

一、固有免疫应答

固有免疫应答是人体抵御病原体入侵的第一道防线，是指机体固有免疫细胞和分子在识别病原体及其产物或体内凋亡、恶变细胞等"异物"后，迅速活化并有效吞噬、杀伤、清除病原体或体内"异物"，产生非特异性免疫防御、监视等保护作用的生理过程，又称非特异性免疫应答。固有免疫应答具有以下主要特点：①固有免疫细胞主要通过模式识别受体或有限多样性抗原识别受体，直接识别病原体及其产物、病毒感染或肿瘤靶细胞、损伤或凋亡细胞表面某些特定模式分子或表位分子而被迅速激活并产生应答效应；②固有免疫细胞可通过趋化募集的方式迅速发挥免疫效应；③固有免疫细胞参与适应性免疫应答的过程，可产生不同种类的细胞因子影响适应性免疫应答的效应；④固有免疫细胞寿命较短，不能产生免疫记忆细胞，免疫应答维持时间较短，也不会发生再次应答。固有免疫应答可分为3个时相：即刻固有免疫应答（0～4小时）、早期诱导固有免疫应答（4～96小时）和适应性免疫应答启动阶段。

二、适应性免疫应答

适应性免疫应答是指T、B细胞接受"非己"物质刺激后，自身活化、增殖、分化为效应细胞，产生一系列免疫效应的全过程，包括T细胞介导的细胞免疫应答和B细胞介导的体液免疫应答。

（一）T细胞介导的细胞免疫应答

胸腺中发育成熟的初始T细胞迁出胸腺后进入血液循环，归巢定居于外周淋巴器官，并在体内再循环。抗原进入机体被APC摄取加工处理，初始T细胞通过其表面TCR与APC表面提呈的抗原肽-MHC分子复合物（pMHC）特异性结合，在共刺激信号及细胞因子的共同作用下活化、增殖，进而分化为效应T细胞，完成对抗原的清除和对免疫应答的调节。

细胞免疫过程可分为3个阶段：T细胞特异性识别抗原阶段；T细胞活化、增殖和分化阶段；效应T细胞的产生及发挥效应阶段。在抗原识别阶段，TCR在特异性识别APC提呈抗原的同时，也须识别pMHC汇总的自身HLA分子，即$CD4^+$ T细胞识别HLA II类分子，$CD8^+$ T细胞识别HLA I类分子，由此产生两种不同的免疫效应。

1. $CD8^+$ T细胞介导的免疫效应　病毒或胞内菌感染细胞、肿瘤细胞等细胞表达内源性抗原，通过MHC I类分子以抗原肽-MHC I分子复合物形式提呈至细胞表面，被$CD8^+$ T细胞所识别，$CD8^+$ T细胞通过T_H细胞依赖性或T_H细胞非依赖性方式被激活，增殖并分化为CTL。CTL通过穿孔素/颗粒酶途径或Fas/FasL途径杀伤靶细胞。因此，CTL可高效、特异性杀伤感染胞内寄生病原体的细胞、肿瘤细胞等靶细胞，而不损伤正常细胞。

2. $CD4^+$ T细胞介导的免疫效应　外源性抗原进入机体，被APC通过吞噬、胞饮、内吞或内化等方式所摄取，处理加工，以抗原肽-MHC II分子复合物形式提呈至APC表面，被初始$CD4^+$ T细胞（T_H0）所识别，经活化后发生增殖和分化。T_H0受不同细胞因子的调控向不同方向分化，介导不同的免疫应答类型。

（1）T_H1分化及效应：IL-12和IFN-γ等可诱导T_H0向T_H1分化。T_H1主要介导细胞免疫应答。一方面，T_H1可通过直接接触诱导CTL分化；另一方面，T_H1也可通过释放的细胞因子募集和活化单核/巨噬细胞和淋巴细胞，诱导细胞免疫反应。

（2）T_H2分化及效应：IL-4等可诱导T_H0向T_H2分化。T_H2主要介导体液免疫应答：一是T_H2通过直接接触辅助B细胞活化，还可以通过产生IL-4、IL-5和IL-13等细胞因子，辅助B细胞增殖活化为浆细胞；二是T_H2分泌IL-5、IL-3等细胞因子激活肥大细胞、嗜酸性粒细胞、嗜碱性粒细胞，参与超敏反应的发生和抗寄生虫感染。

（3）T_H17分化及效应：TGF-β和IL-6诱导小鼠T_H0向T_H17分化，而IL-13、IL-23和IL-6则在诱导人T_H0向T_H17分化过程中发挥关键作用。T_H17可分泌IL-17A、IL-17F、IL-21、IL-22等细胞因子，通过诱导中性粒细胞趋化和募集为主的炎症反应，吞噬和杀伤细菌和真菌等病原体，维持上皮免疫屏障的完整，也是参与炎症与自身免疫病的重要成分。

（4）Treg的分化与效应：IL-2和TGF-β可诱导T_H0向Treg分化。Treg主要通过分泌

IL-35、IL-10、TGF-β 等负性免疫分子发挥免疫抑制作用，也可通过细胞接触等方式发挥负性免疫调节作用，在维持自身免疫耐受中发挥重要作用。

（二）B 细胞介导的体液免疫应答

病原体浆细胞及其抗原成分进入机体，可诱导抗原特异性 B 细胞活化增殖并分化为浆细胞，分泌特异性抗体，通过抗体的中和作用、调理作用、活化补体等完成抗感染作用。根据抗原种类不同，可分为对胸腺依赖性抗原（TD-Ag）和对非胸腺依赖性抗原（TI-Ag）的体液免疫应答。

1. TD 抗原诱导的体液免疫应答　TD 抗原诱导的免疫应答需要 T_H 细胞的辅助，B 细胞通过对 BCR 识别及结合 TD 抗原，产生第一信号，T_H 细胞与 B 细胞之间共刺激分子的相互作用及分泌的细胞因子向 B 细胞提供第二信号。经抗原刺激的 B 细胞迁移入淋巴小结，形成生发中心，在生发中心经过体细胞高频突变、抗体亲和力成熟和类别转换，最后分化为浆细胞或记忆 B 细胞。浆细胞分泌产生大量特异性抗体发挥免疫效应。同一抗原再次进入机体，直接激活记忆 B 细胞，迅速活化产生大量抗原特异性抗体，再次应答潜伏期短，抗体滴度高，亲和力强，维持时间更长。

2. TI 抗原诱导的体液免疫应答　TI 抗原可直接激活初始 B 细胞，无须 T_H 的辅助，包括 TI-1 抗原和 TI-2 抗原。TI-1 抗原为细菌多糖或多聚蛋白，具有多个重复表位及丝裂原表位，可直接引起 B 细胞增殖和活化。TI-2 抗原多为细菌胞壁和荚膜多糖，具有多个重复表位，可引起 B1 细胞的 BCR 广泛交联而激活 B1 细胞。TI 抗原激活的是 B1 细胞，只诱导产生 IgM 型抗体，且没有免疫记忆。

第四节　过敏与细胞程序性死亡

过敏性疾病的发病过程与其他类型的炎症反应类似：起始和维持阶段在过敏部位招募炎症细胞，而在过敏反应的缓解阶段，大量炎症细胞通过细胞死亡途径清除。炎症细胞数量的变化主要是由于细胞生成/募集和细胞死亡速率的变化导致。在过敏性疾病的病理状态下，炎症细胞在过敏组织中的存活时间延长，细胞死亡被抑制，导致机体和组织局部的持续病理性免疫反应，其中起关键作用的炎症细胞亚群包括树突状细胞、T 细胞、肥大细胞和粒细胞等。细胞死亡在过敏反应的调节中起重要作用。细胞程序性死亡是生物体一种保守进化的过程，在正常生理发育和组织内环境平衡中起着许多重要作用，同时也是抵抗各种疾病的防御机制，细胞异常死亡也会导致很多不利后果。因此，调节细胞程序性死亡对包括过敏在内的诸多炎症相关性疾病的干预治疗具有巨大的应用潜力。

细胞程序性死亡是多细胞生物中的特定细胞按照预定的蛋白级联反应严格调控的细胞行为，根据其特定的细胞形态变化和调控的分子机制不同，细胞程序性死亡主要分为凋亡和细胞程序性坏死。细胞程序性死亡调控依赖细胞内多种调控蛋白的表达，以及细胞外微环境和多种炎症因子共同作用。以下对不同类型的细胞死亡与过敏性疾病的相关性分别进行阐述。

一、上皮细胞死亡

上皮是一个不断更新的组织结构。作为第一个直接接触外源性过敏原的组织，上皮可作为物理屏障对环境诱导的损伤做出反应，而且上皮细胞死亡也是过敏性炎症中的常见现象，因上皮细胞死亡导致的上皮屏障功能障碍也是炎症介导组织损伤和后续炎症持续放大的重要致病因素。

以过敏性哮喘为例，其病理特征是T_H2相关细胞因子过度表达和气道中嗜酸性粒细胞浸润，导致可逆性呼气气流限制或支气管高反应性的临床症状，伴随支气管上皮中重要结构细胞的损伤缺失。过度凋亡可能是气道上皮组织损伤的主要原因。在临床哮喘患者的支气管活检标本中发现了支气管上皮细胞的脱落，其特征是正常支气管假复层上皮细胞的丢失。上皮细胞的脱落进一步增加了肺组织暴露于吸入过敏原或其他病原体毒素的概率，从而导致过敏反应进一步加剧。哮喘患者的上皮细胞凋亡可由活化T细胞和嗜酸性粒细胞分泌的TNF-α和IFN-γ调节。此外，重组嗜酸性粒细胞阳离子蛋白可以在体外诱导上皮细胞坏死。与此同时，哮喘患者的上皮细胞在哮喘的炎症病理状态下表达更高水平的胸腺基质淋巴细胞生成素（TSLP），气道中TSLP水平与疾病严重程度呈正相关。上述研究报告进一步揭示了固有免疫和适应性免疫调节之间的关联性。

角质形成细胞（KC）是皮肤最外层表皮中的主要上皮细胞类型，占皮肤总细胞的90%，其主要功能是形成屏障，防止环境损害，如病原体、热量、紫外线辐射和水分损失。在特应性皮炎病灶部位的KC，其MHC Ⅱ类抗原和ICAM-1（CD54）的表达水平失调，表明KC是活化T细胞在表皮部位的重要靶细胞；这反过来表明，KC损伤和死亡对特应性皮炎的病理学起着至关重要的作用。

此外，包括KC在内的各种上皮细胞组成性表达FasR。FasR是外源性凋亡信号通路中的重要表面分子，通常在KC中表达水平很低；在炎症状态下，KC易接受IFN-γ刺激从而诱导FasR表达上调。当FasR水平达到阈值时，能够促进Caspase依赖性细胞凋亡。阻断IFN-γ可完全抑制受刺激T细胞诱导的KC凋亡，明确表明IFN-γ参与特应性皮炎患者KC的凋亡过程，从而破坏皮肤屏障功能以促进皮炎的病理进程。

二、炎症细胞死亡

（一）嗜酸性粒细胞

正常情况下，外周血中嗜酸性粒细胞的半衰期约为18小时，而外周组织中IL-5水平升高，能够延长体内嗜酸性粒细胞的半衰期。在组织局部，重要的促炎因子如TNF-α和IFN-γ能够直接作用于嗜酸性粒细胞，当NF-κB的活性被抑制时，TNF-α能够诱导嗜酸性粒细胞凋亡；体外研究表明，IFN-α和IFN-γ能够增加人脐带血体外培养时嗜酸性粒细胞的凋亡百分比。膜表面分子CD40也参与了细胞因子调控嗜酸性粒细胞死亡的调控机制。嗜酸性粒细胞表达膜受体CD40，而CD40与其配体GM-CSF相互作用，可促进嗜酸性粒细胞存活增强。CD40还可以通过诱导凋亡抑制蛋白（Bcl-2、Bcl-xL）的表达从而提高嗜酸性粒细胞存活率。

Bcl-2和Bcl-xL都是胞内蛋白，隶属于Bcl-2（B细胞淋巴瘤/白血病-2）蛋白超家族中抗凋亡成员，它们在不同刺激作用下能够延迟Bid蛋白切割、抑制Bax向线粒体的转位从而阻断Caspase活性，进而发挥抑制细胞凋亡的蛋白功能。IL-5能够诱导嗜酸性粒细胞中Bcl-xL的过度表达起到抗凋亡作用。据报道，哮喘患者支气管活检标本中Bcl-2阳性细胞的数量明显高于健康个体，并与哮喘严重程度相关；Bcl-2还可以延长哮喘患者气道嗜酸性粒细胞的存活时间并减少其凋亡。

因此，可以通过消除嗜酸性粒细胞存活因子和增强细胞死亡信号来促进嗜酸性粒细胞凋亡，从而达到控制过敏反应中过量嗜酸性粒细胞累积的病理功能。

（二）中性粒细胞

正常情况下，小鼠循环血液中的中性粒细胞半衰期约为1.5小时，在人体中约为8小时。但是，中性粒细胞在炎症部位的寿命增加了几倍，导致它们在病灶局部持续存在。Siglec-9主要由单核细胞和中性粒细胞表达。细胞因子GM-CSF、IFN-α和IFN-γ可以通过作用于Siglec-9介导中性粒细胞的凋亡非依赖性细胞死亡途径。此外，Siglec-9能够促进活性氧（ROS）的产生，进一步激活中性粒细胞中的凋亡途径和非凋亡途径。Siglec-9介导的中性粒细胞非凋亡性死亡的特征是空泡化、线粒体肿胀、核浓缩，但是细胞质膜能够保持相对完整性（以区别于以脂膜破坏为主要特征的细胞程序性坏死）。

总之，中性粒细胞的过度激活和延迟死亡与许多过敏性疾病有关，但中性粒细胞死亡调控的具体分子机制仍需要进一步探索。

（三）嗜碱性粒细胞

嗜碱性粒细胞能够通过释放组胺和其他炎症介质（如IL-4）在过敏性炎症中发挥独特作用。据报道，用抗Fas单克隆抗体能够显著降低人嗜碱性粒细胞的存活率，且该治疗效果呈现时间和剂量依赖性。目前的研究对过敏性疾病中嗜碱性粒细胞的凋亡调控机制知之甚少。对来源于季节性过敏性鼻炎患者外周血的单核细胞进行体外过敏原提取物激发试验时，嗜碱性粒细胞中IL-17RB的表达明显增加。IL-17RB能够结合其配体IL-25，从而发挥抑制细胞凋亡的作用。然而，过敏性条件下嗜碱性粒细胞凋亡的潜在机制仍不清楚。

（四）单核细胞

单核细胞在特应性皮炎慢性病变形成中起主要作用，疾病的慢性进程与循环和浸润单核细胞的激活有关。研究表明，炎症组织中单核细胞存活水平的提高有助于特应性皮炎炎症反应的建立，其特征是患者单核细胞的凋亡率明显低于健康个体。5-羟色胺（5-HT）是活化血小板产生的重要介质之一，参与各种生理和病理调节。在特应性皮炎中，血浆5-HT水平升高，上调单核细胞中Bcl-2和Mcl-1水平，抑制Caspase-3激活从而降低单核细胞凋亡率。简而言之，在特应性皮炎中，5-HT能够激活单核细胞并降低单核细胞凋亡率，延长单核细胞在炎症反应中的寿命，并持续发挥促炎症作用。

（五）T细胞

T细胞特别是T_H2细胞，在过敏性炎症反应中发挥重要作用。这种T_H2反应是过敏原特异性T细胞克隆性扩增的结果，涉及促进细胞增殖和抑制细胞凋亡。

抗原介导的T细胞刺激导致细胞生存状态的改变。IL-2和相关细胞因子能够维持T细胞内Bcl-2和Bcl-xL蛋白水平，从而促进细胞存活，IL-2作用缺失可以激活Bim，从而诱导细胞死亡。TCR的反复激活使T细胞对凋亡信号敏感，这一过程称为激活诱导细胞死亡。激活后，T_H1细胞最初对Fas配体诱导的细胞死亡具有抵抗力，但几天后它们重新获得敏感性。过敏性疾病中T_H2占优势可能主要是由于T_H1细胞凋亡增加所致。

在炎症反应的缓解阶段，大多数活化的T细胞被杀死。T细胞凋亡可能通过两种机制发生：①通过抗原结合MHC Ⅱ类分子重复刺激TCR；②由于炎症减少导致细胞因子水平降低。第一种机制需要T_H1细胞中的Fas，缺乏Fas的患者会发展成淋巴增生性疾病；在抗Fas的T_H2细胞中，颗粒酶B对于激活诱导细胞死亡至关重要。第二种机制需要Bim蛋白的参与，并且可以被高水平的Bcl-2蛋白阻断。另外，过敏性疾病中的T_H2细胞凋亡也可通过药物治疗来实现。例如，钙调神经磷酸酶抑制剂已被证实为诱导特应性湿疹中T细胞凋亡的有效制剂。

（六）树突状细胞

近年来，树突状细胞在驱动Ⅱ型过敏反应中的作用受到了广泛关注，已被证明在过敏性疾病的发病机制中起到至关重要的作用。

成熟树突状细胞的寿命约为3天，这一短暂时间可能限制了T细胞抗原的可用性。诱导树突状细胞凋亡可用于调节免疫应答。树突状细胞的寿命由抗原介导和T细胞信号决定。例如，Toll样受体（TLR）、CD40配体或肿瘤坏死因子相关激活诱导细胞因子（TRANCE）的配体通过NF-κB途径促进树突状细胞存活。NF-κB靶基因之一是Bcl-xL，由TLR配体和T细胞信号诱导。此外，TLR配体（而非T细胞信号）减少Bcl-2水平并诱导Bim蛋白表达，从而限制树突状细胞的寿命。因此，未成熟的树突状细胞在进入淋巴结之前接受第一个TLR配体的程度决定了树突状细胞的寿命；T细胞的又一个重要功能可能是延长树突状细胞的存活时间，并导致树突状细胞在病灶局部富集。

目前已经证明，延长体内成熟树突状细胞的寿命是加强炎症反应的重要因素。因此，树突状细胞存活率的增加也可能在过敏性炎症反应中起作用。事实上，最近有报道表明，在实验小鼠模型中抑制树突状细胞凋亡能够促进2型炎症反应，提高IgE水平。上述证据都证明，树突状细胞的寿命可能是过敏性疾病发生和维持的关键因素，而促进树突状细胞凋亡可以作为一个新的治疗过敏相关疾病的有效方法。

总之，基于多种过敏性疾病的分子基础研究，揭示了机体功能性细胞的死亡调节机制与过敏反应发生发展以及过敏性疾病的致病机制密切相关。以细胞死亡调控为靶点的干预手段和策略应用于抗过敏治疗具有很好的前景。

在过敏性疾病中，炎症细胞的募集和清除通常是不平衡的，与正常情况相比，它们的存活时间延长，这导致持续和过度的过敏反应。诱导病理细胞死亡的策略尚不明确。因此，探索过敏性疾病中的细胞死亡调节将提高我们的认识，并可能为这些疾病的治疗提供新的靶点。

参 考 文 献

Duangmee K，Boonmuang P，Santimaleeworagun W，et al，2022．Urticaria，angioedema，and type I hypersensitivity reactions associated with fibrinolytic agents［J］．Asian Pac J Allergy Immunol，40（4）：379-385．

Isabwe GAC，Garcia Neuer M，de Las Vecillas Sanchez L，et al，2018．Hypersensitivity reactions to therapeutic monoclonal antibodies：Phenotypes and endotypes［J］．J Allergy Clin Immunol，142（1）：159-170，e2．

Laguna JJ，Archilla J，Dona I，et al，2018．Practical guidelines for perioperative hypersensitivity reactions［J］．J Investig Allergol Clin Immunol，28（4）：216-232．

Murphy K，Weaver C，2017．Janeway's immunobiology［M］．9th ed．Garland Science．

Prasitdumrong H，Duangmee K，Boonmuang P，et al，2020．Incidence of urticaria，angioedema，and type I hypersensitivity reactions associated with fibrinolytic agents in Thailand using the database of the health product vigilance center［J］．Asian Pac J Allergy Immunol，41（1）：67-72．

Robert RR，Thomas AF，William TS，et al，2019．Clinical immunology principles and practice［M］．5th ed．Elsevier．

Roncati L，Ligabue G，Fabbiani L，et al，2020．Type 3 hypersensitivity in COVID-19 vasculitis［J］．Clin Immunol，217：108487．

第3章	过敏原的多靶向性

过敏性疾病是人类重大疾病之一，其发病率目前占全世界人口的10%～30%，而且正以每年＞1%的速度增加，且以儿童患者的发病率上升最为明显。世界变态反应组织（WAO）对30个国家过敏性疾病的流行病学调查显示：这些国家的总人口中，22%的人患有过敏性疾病，如哮喘、过敏性鼻炎、结膜炎、食物过敏、皮肤湿疹、药物过敏和全身性严重过敏反应等。世界卫生组织（WHO）已经把过敏性疾病列为21世纪重点研究和防治的四大非感染性疾病之一。

过敏性疾病的发病机制复杂，涉及机体的多个系统、多种细胞、多种细胞因子和趋化因子等。引发过敏性疾病的物质有很多，不同物质诱发的机制有所不同。单一过敏原以不同的抗原表位或以多种方式激活机体不同细胞，产生多种效应细胞并分泌多种类型的细胞因子，从而介导多种多样的病理效应，这体现了过敏原的多靶向性。本章从呼吸道过敏疾病、皮肤过敏疾病的角度，分别阐述其分子免疫学机制，介绍不同过敏原在不同系统中表现出来的多靶向性。

第一节　呼吸道过敏反应中的多条免疫学通路

呼吸道过敏反应是最常见的过敏性疾病，常见的有支气管哮喘、过敏性慢性咳嗽、过敏性鼻炎和鼻窦炎等，本节以哮喘为例阐述呼吸道过敏反应的分子免疫学机制，并探讨多种过敏原诱发哮喘所表现出来的多靶向性。

在《支气管哮喘防治指南（2020年版）》中，哮喘的定义是：哮喘是由多种细胞及细胞组分参与的慢性气道炎症性疾病，临床表现为反复发作的喘息、气急，伴或不伴胸闷或咳嗽等症状，同时伴有气道高反应性和可变的气流受限，随着病程的延长可导致气道结构改变，即气道重塑。可见，哮喘是一种多因素、多细胞、多组分参与的复杂综合征。因此，在临床上哮喘患者表现出明显的异质性，不同的患者具有不同的临床表型。

根据2015年全球疾病负担研究（GBD）数据显示，全球哮喘患者达3.58亿人，患病率较1990年增加了12.6%。亚洲的成人哮喘患病率为0.7%～11.9%。我国2010～2011年的一项涉及164 215名14岁以上人群的调查结果显示哮喘患病率为1.24%。另一项2012～2015年涉及57 779名20岁以上人群的调查显示患病率为4.2%。而且，近年来我国哮喘的发病率仍呈缓慢升高的趋势。若未及时采取正确的诊断和治疗

28

方法缓解哮喘，在未来10年内因哮喘而死亡的患者将持续增多。

哮喘的发病机制错综复杂，至今尚未完全阐明。影响哮喘发病的因素主要包括外源性因素和内源性因素。遗传因素、免疫途径、炎症途径和神经源性途径，均已被证实与哮喘气道炎症有关，这些属于影响哮喘起病的内源性因素。而环境中的各种过敏原、刺激性或有害气体、职业因素、居住条件、微生物感染、药物、食物等，亦可能是导致原有哮喘加重或急性发作的诱发因素，则称为外源性因素。以上各种因素相互作用，促使哮喘的发生发展。哮喘的临床表现是上述外源性因素和内源性因素相互作用表现出来的复杂综合征，患者在病情严重程度、病程进展、治疗反应等方面表现出明显的异质性，这种异质性也反映了其潜在复杂机制的多样性。

尽管哮喘根据临床表现分为急性发作期、慢性持续期和临床控制期，或根据治疗级别分为轻度哮喘、中度哮喘、重度哮喘，但临床医师逐渐认识到哮喘仅按临床形式分类是一种过于简单化的分类方法。学者们提出"哮喘表型"的概念，表型是指通过哮喘的"可观察特征"识别出不同的哮喘亚型，是基因型和环境因素相互作用的结果。最早在20世纪40年代，就有学者提出哮喘的分型：外源性（过敏性）哮喘和内源性（非过敏性）哮喘。后来又分别根据炎症表型、临床或生理学表型或触发因素表型等进行分型，其中炎症表型对于哮喘个体化治疗有一定的指导意义。其分类方法是根据痰液粒细胞分为嗜酸性粒细胞型和非嗜酸性粒细胞型；或细分为嗜酸性粒细胞型、中性粒细胞型、混合粒细胞型或寡粒细胞型。这些哮喘表型的提出为哮喘的个体化治疗指明了方向，然而，表型代表的是"可观察特征"，往往是一种复杂综合征的表面现象，不能真正反映哮喘发病机制和复杂的异质性，所以目前尚无被广泛接受和认可的哮喘表型。

有学者通过高通量的检测方法，并以分子指标对哮喘进行"分子表型"刻画。2008年澳大利亚学者Anderson首次提出通过分子机制或治疗反应，从功能学和病理学来定义疾病亚型，并提出哮喘内在表型的概念，简称内在型。2011年，Lotvall等进一步对内在型的概念提出修订，并归纳出一些常见的哮喘内在型（endotype），包括过敏性哮喘、阿司匹林哮喘、重症晚发性高嗜酸性粒细胞型哮喘等。2014年，Agache提出，根据哮喘发生机制是否以T_H2细胞为主导作用，将哮喘分为T_H2高型和T_H2低型，T_H2高型又可细分为IgE驱动型、IL-4/IL-1驱动型、IL-5/嗜酸性粒细胞驱动型等亚型。T_H2低型分为中性粒细胞型、寡粒细胞型、固有免疫驱动型等。随后2015年John提出，哮喘的重要分子机制是2型炎症反应的参与，而不仅是T_H2细胞的作用，并提出了新的分型方法：①T2型哮喘，以T_H2、ILC2等释放2型细胞因子诱导以嗜酸性粒细胞升高型气道炎症为特征；②T2低型或非T2型哮喘，以T_H17、T_H1、ILC3等其他类型细胞升高、伴或不伴中性粒细胞气道炎症、对类固醇皮质激素低反应性为特征。这种内在型的分类方法，把参与哮喘发生的多个细胞及组分考虑进去，更能反映哮喘发生发展中的多靶向性机制，以下将按照这种分型方法展开阐述。

一、T2型哮喘

Ⅰ型和Ⅱ型免疫反应描述了由$CD4^+$T细胞亚群（T_H1和T_H2细胞）调节的不同免疫反应。T_H1细胞分泌IL-2、IFN-γ刺激Ⅰ型免疫应答，其特点是增强了吞噬细胞作用。

T_H2细胞主要分泌细胞因子IL-4、IL-5和IL-13刺激产生Ⅱ型免疫应答,以IgE型抗体滴度升高和嗜酸性粒细胞增多为主要特征。在许多哮喘患者中,其慢性气道炎症主要是由产生IL-4、IL-5和IL-13的T_H2或ILC2细胞所驱动,这些T_H2型细胞因子促进了哮喘的一系列特征性表现,如嗜酸性粒细胞增多、黏液分泌增多、气道高反应性、IgE滴度升高等。这种具备典型的T_H2型细胞因子特征的哮喘称为"T2型哮喘",哮喘人群中约50%表现为T2型哮喘。

(一)引起T2型哮喘的常见因素

T2型哮喘主要由T_H2细胞、Ⅱ型固有淋巴样细胞ILC2、IgE型浆细胞所介导,由嗜酸性粒细胞、肥大细胞、嗜碱性粒细胞共同参与疾病的发生发展,根据过敏原的类型不同,参与的细胞类型也有差异,可分为由过敏原激活T_H2细胞为主导的过敏性哮喘和由ILC2介导的非过敏性哮喘。

其中,T_H2介导的过敏性哮喘被认为是最常见的哮喘类型,通常由环境过敏原致敏引起。这些环境过敏原包括尘螨、蟑螂、杂草和树木花粉、真菌孢子、动物皮屑等。致敏后,过敏性哮喘的症状通常是由于相同过敏原再次进入机体激发而引起的。Ⅱ型免疫反应的启动,往往始于过敏原特异性T_H2细胞的激活,并由过敏原所触发,下面详细介绍该过程(图3-1)。

1. T_H2介导的T2型哮喘　T_H2细胞介导的T2型哮喘主要由IgE所介导,由嗜酸性粒细胞、肥大细胞、嗜碱性粒细胞共同参与。

2. IgE型哮喘的发生过程　过敏原初次进入机体,诱导过敏原特异性的B细胞产生IgE。IgE以Fc段与肥大细胞或嗜碱性粒细胞表面的FcεRI结合,形成致敏肥大细胞或嗜碱性粒细胞,使机体处于致敏状态。

3. 细胞膜表面的IgE受体交联启动细胞活化　处于致敏状态的机体再次接触相同过敏原,过敏原直接与致敏的肥大细胞或嗜碱性粒细胞表面IgE特异性结合,使多个FcεRI交联形成复合物启动活化信号,导致细胞脱颗粒并释放多种生物活性介质。

(二)生物活性介质诱发多种生物学效应

活化的肥大细胞、嗜碱性粒细胞或嗜酸性粒细胞释放的生物活性介质诱发多种生物学效应。

1. 组胺　是一种小分子量的血管活性胺,通过结合受体发挥其效应。$H_1 \sim H_4$等4种组胺受体分布于不同细胞分别介导不同的效应:H_1介导支气管平滑肌的收缩、杯状细胞黏液分泌增多;H_2介导血管扩张和通透性增强,刺激外分泌腺的分泌。H_3可减少肥大细胞组胺释放,发挥负反馈作用;H_4可以介导肥大细胞的趋化。

2. 细胞因子　IL-4和IL-13促进B细胞活化及通过类别转化成IgE型浆细胞,分泌IgE;IL-5、GM-CSF促进嗜酸性粒细胞分化与活化;TNF-α参与全身过敏反应性炎症。嗜酸性粒细胞、嗜碱性粒细胞和T_H2细胞表达CCR3,与嗜酸性粒细胞趋化因子结合,趋化和活化嗜酸性粒细胞。

3. 脂类介质　前列腺素D_2(PGD$_2$)和白三烯C4、D4、E4(LTC4、LTD4、LTE4)与平滑肌细胞和白细胞上的受体结合,促使平滑肌收缩;白三烯使支气管平滑肌强烈而持久地收缩，也可使毛细血管扩张、通透性增加和黏膜腺体分泌增加。

4.其他 蛋白酶切割纤维蛋白原，活化胶原酶引起组织损伤，糜蛋白酶引起血管收缩，组织蛋白酶G参与结缔组织基质的重塑，嗜酸性粒细胞过氧化物酶可刺激组胺释放，主要碱性蛋白有刺激肥大细胞和嗜碱性粒细胞脱颗粒的作用。

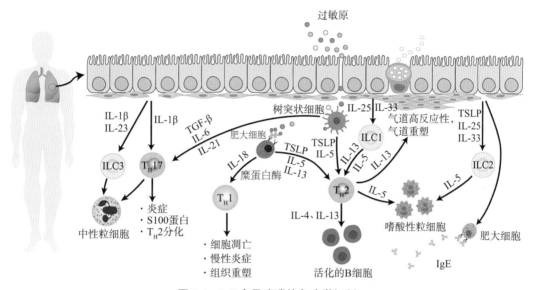

图3-1 IgE介导哮喘的免疫学机制

过敏原性哮喘的发生机制（过敏原被DC摄取提呈给T$_H$0细胞，活化为T$_H$2细胞，分泌产生IL-4、IL-5、IL-13等细胞因子。IL-4、IL-13帮助B细胞活化为浆细胞并分泌产生IgE，IL-5激活嗜酸性粒细胞，IL-13作用于气道上皮细胞和内皮细胞引起气道高反应性、气道重塑、黏液分泌增多）

Ⅰ型固有淋巴样细胞（group 1 innate lymphoid cell，ILC1），产生IFN-γ、IL-2、TNF-α、TGF-β等T$_H$1类型的细胞因子；Ⅱ型固有淋巴样细胞（group 2 innate lymphoid cell，ILC2），产生IL-4、IL-5、IL-13、IL-9等T$_H$2类型的细胞因子；Ⅲ型固有淋巴样细胞（group 3 innate lymphoid cell，ILC3），产生IL-17、IL-22等T$_H$17类型的细胞因子

（三）参与IgE型哮喘的细胞

参与IgE型哮喘的细胞种类很多，体现了过敏原诱发哮喘时可靶向多种细胞。

1.气道树突状细胞 气道树突状细胞（DC）在哮喘中发挥重要的"桥梁"作用，其激活可以通过与外来过敏原的直接作用而触发。肺部上皮细胞接触到抗原或上皮损伤时，会释放DC趋化因子如CCL20，使DC趋化到该部位，同时上皮细胞触发DC模式识别受体高表达，增强其识别摄取外源性抗原的能力，并在细胞因子CCL2、TSLP（胸腺基质淋巴细胞生成素）、IL-25等的作用下被激活。在激活过程中，DC表面的CCR7表达上调，受趋化信号的影响逐渐向周围淋巴结转移。DC到达淋巴结后，在TSLP/TSLPR、OX40/OX40L信号作用下，开始高表达MHCⅡ类分子、共刺激分子和黏附分子，提呈抗原能力增强，成为成熟的DC。成熟的DC通过免疫突触与T细胞连接，主要通过两个刺激信号：第一个是DC通过将抗原肽-MHC复合物与T细胞表面的TCR-CD3复合物结合，提供第一信号；第二个是通过共刺激分子与初始T细胞表面的受体结合，如CD80/86与CD28结合，提供第二信号。通过以上两种刺激信号，DC刺激初始T

细胞使之增殖分化形成效应 T_H 细胞，进而介导后续的免疫反应。

在小鼠中，所有树突状细胞（DC）都表达整合素 CD11c，DC 亚群是根据髓系标记 CD11b 的表达和它们在肺中的解剖位置（如传导气道、肺实质、肺泡室或胸膜）来进一步定义分群。气管和大气道具有发达的网状结构，上皮内 DC 即使是在稳态条件下也大量存在。这类细胞类似皮肤朗格汉斯细胞，已证明表达朗格蛋白和 CD103，但不表达 CD11b，称为 cDC1，主要功能是在病毒感染时，参与将病毒抗原运送给纵隔淋巴结 DC，并参与 $CD8^+$ T 细胞的交叉提呈作用。在气道黏膜下层可存在着另外一类 cDC，表型为 $CD103^-CD11b^+CD11c^+$ 髓系 DC，称为 cDC2。这类细胞在启动 $CD4^+$ T 细胞中发挥主要作用。当肺部炎症出现时，表达 Ly6C 的炎性 $CD11b^+$ DC 也会被招募到气道，这是从单核细胞前体发育而来的 DC，称为 moDC。此外，还有一类浆细胞样 DC（pDC），是表达 Siglec-H 和骨髓基质抗原-1 的 $CD11b^-CD11c^{mid}$ 细胞。虽然 pDC 存在于不同的气道腔室，但大部分 pDC 位于中枢免疫器官，对含 CpG 的 DNA 基序激活或对病毒感染做出反应，产生 IFN-α。

2. T_H2 细胞 T_H2 细胞是 T2 型哮喘的"重要元凶"。T_H0 细胞在 DC 的帮助下，获得第一信号和第二信号，其关键的核转录因子 GATA3 上调和 STAT5 激活，促使 T_H0 向 T_H2 细胞分化，并分泌 IL-4、IL-5、IL-13 等重要的 2 型细胞因子，介导多种炎症反应，包括嗜酸性粒细胞增多、气道高反应性、气道炎症、气道重塑狭窄等。

其中，IL-5 在嗜酸性粒细胞介导的炎症反应中发挥重要作用。嗜酸性粒细胞高表达 IL-5 受体，IL-5 与受体结合后，可以激活嗜酸性粒细胞，延长嗜酸性粒细胞的存活时间，以及促进骨髓前体细胞向嗜酸性粒细胞分化。

IL-4 是诱导 T_H0 向 T_H2 细胞分化重要的细胞因子，且与 IL-13 一起刺激 B 细胞分泌 IgE。IL-4 和 IL-13 都通过一个共同的受体 IL-4Rα 发挥作用，导致 STAT6 的激活。IL-4 还可以促进嗜酸性粒细胞炎症，并刺激黏液分泌过多、气道纤维化和重塑。IL-13 除参与诱导 IgE 型浆细胞活化外，还促使内皮细胞的增殖，以及引起上皮损伤，在气道重塑中发挥重要作用。

此外，趋化因子也发挥重要作用。趋化因子受体如 CCR4、CCR8、CXCR4 和 CCR3 在 T_H2 细胞上表达。CCR4 调节 T_H2 细胞及其配体 CCL17 和 CCL22 的趋化性，在过敏性哮喘患者中升高。CCR8 可诱导嗜酸性粒细胞增多和气道高反应性（AHR），并可能导致过敏性哮喘患者肺和气道 T_H2 细胞升高。CXCR4 参与 T_H2 细胞向肺部迁移。

3. T_H9 细胞与 IL-9   受到 TSLP 刺激的过敏性哮喘患者 cDC 产生 IL-9，导致 T_H0 分化为 T_H9 细胞，活化的 T_H9 分泌产生 IL-9。IL-9 是哮喘中最神秘的 2 型细胞因子，主要由 T_H9 细胞分泌产生，但高度分化的 T_H2 和嗜酸性粒细胞也能产生。有研究表明，哮喘患者的支气管肺泡灌洗液中 IL-9 表达增加，过敏性嗜酸性粒细胞哮喘患者的外周血单个核细胞（PBMC）中 IL-9 表达增加。然而，IL-9 在 2 型哮喘中的作用尚不清楚。

在小鼠中，IL-9 的作用已经得到了更有效的研究。在 2 型高哮喘的小鼠模型中，IL-9 似乎在过敏性气道炎症中发挥了关键作用，因为气道中使用 IL-9 抗体或使用 IL-9 缺陷小鼠降低了哮喘的所有特征，包括 AHR。相反，给小鼠注射 T_H9 细胞可诱导哮喘症状。小鼠实验表明，IL-9 在驱动哮喘的几个病理特征中具有明确的作用。但关于它在 2 型哮喘患者中的作用还需要更多的研究去证实。

4. IgE型浆细胞 过敏原诱导特异性IgE产生是哮喘产生的先决条件，主要在发病的早期产生。IgE主要由鼻咽、扁桃体、气管黏膜下固有层淋巴组织中的B细胞活化后产生。过敏原激活特异性T_H2可产生IL-4、IL-13等细胞因子，诱导特异性B细胞发生IgE类别转换并增殖、分化成IgE型浆细胞，并分泌产生IgE。IgE的高亲和力受体FcεRI在肥大细胞、嗜碱性粒细胞、树突状细胞、气道平滑肌细胞、上皮细胞、内皮细胞和嗜碱性粒细胞上表达。IgE为亲细胞抗体，可在不结合抗原的情况下，通过其Fc段与肥大细胞或嗜碱性粒细胞表面的高亲和力IgE受体FcεRI结合，而使机体处于致敏状态。

5. 肥大细胞和嗜碱性粒细胞 肥大细胞和嗜碱性粒细胞在形态学上非常类似，均来源于骨髓髓样前体细胞。肥大细胞主要分布于呼吸道、胃肠道和泌尿生殖道的黏膜上皮及皮肤下的结缔组织内靠近血管处。嗜碱性粒细胞主要分布于外周血中，数量较少，但也可被招募到超敏反应部位发挥作用。两种细胞均高表达FcεRI，胞质中含有嗜碱颗粒，颗粒中储存已合成的组胺、肝素、类蛋白酶、糜蛋白酶、组织蛋白酶G和TNF-α等生物活性介质。细胞活化时释放这些预先储存的介质，还产生细胞因子（IL-13、IL-5、GM-CSF、TNF-α等）、趋化因子CCL3和脂类介质等。两种细胞表达的膜受体和分泌的细胞因子不尽相同，如肥大细胞表达组胺H_4受体，分泌IL-5等细胞因子，嗜碱性粒细胞表达组胺H_2受体及C3aR和C5aR，分泌IL-4等细胞因子，因此在气道炎症中发挥不同的作用。肥大细胞在哮喘的发生中起着至关重要的作用，可能对平滑肌、黏液分泌过多和组织重塑产生重大影响，特别是在气道中，通过释放胰蛋白酶和生长因子等蛋白酶发挥损伤作用。

6. 嗜酸性粒细胞 血液和组织嗜酸性粒细胞增多是过敏性炎症和哮喘的重要特征，嗜酸性粒细胞通常聚集在过敏性炎症部位，有助于支气管哮喘的发展。嗜酸性粒细胞（EOS）来源于骨髓造血干细胞，由IL-5等因子诱导其分化和释放。在哮喘发生发展过程中，嗜酸性粒细胞释放许多细胞毒性颗粒蛋白，包括主要碱性蛋白（MBP）、EOS过氧化物酶（EPO）、EOS阳离子蛋白（ECP）、EOS蛋白X（xEPX）、EOS衍生神经毒素（EDN）等，这些物质可导致哮喘的某些病理生理变化，如支气管高反应性、气道黏液阻塞、上皮破坏、肺损伤等。此外，在炎症条件下，EOS还能形成由DNA纤维和细胞毒性颗粒蛋白组成的嗜酸性粒细胞细胞外捕获网（EET），有研究证实，EET可直接损伤上皮细胞并诱导IL-33、TSLP等警报素的产生，警报素可进一步激活ILC2，产生IL-4、IL-5、IL-13等T_H2型细胞因子，以增强T2型炎症免疫反应，并导致哮喘的气道炎症。

（四）ILC2介导的T2型哮喘

上述IgE相关的T_H2介导的过敏性哮喘是最常见的哮喘表型，发病早，对过敏原敏感。与过敏性哮喘相比，非过敏性2型哮喘患者通常发病较晚，在女性和肥胖患者中更常见，治疗也更困难。通常由Ⅱ型固有淋巴样细胞（ILC2）和T_H2细胞同时介导，且ILC2在早期发挥重要的启动作用。ILC2增殖和活化主要响应上皮细胞来源的细胞因子IL-33、IL-25和TSLP，这些细胞因子称为"警报素"，与气道上皮细胞的损伤、上皮细胞物理屏障破坏有关。

1. 气道上皮细胞屏障的破坏 气管由内而外分为黏膜层、黏膜下层、外膜层。黏膜层中的细胞包括纤毛细胞、杯状细胞、刷细胞、小颗粒细胞和基底干细胞，其中杯状细胞分泌的黏蛋白与黏膜下层中的混合腺分泌物形成黏性屏障。外膜层主要组织为软骨环和平滑肌束，调节气管管径的大小。同时，黏膜层还存在着DC、吞噬细胞及ILC，形成呼吸道中对抗吸入病原体、有毒颗粒和过敏原的第一道屏障，在肺部各种疾病，尤其哮喘发病中扮演着非常重要的角色。

2.上皮细胞（EC）　近些年，上皮细胞在哮喘中的作用不断明晰。如今，上皮细胞不仅被认为是身体与外界之间的物理屏障，而且被认为是一种免疫活性细胞，是气道局部免疫反应的核心，在肺部固有免疫调节和适应性免疫调节中起到重要作用，同时也是气道组织重塑的关键。肺上皮细胞表达大量的模式识别受体，如Toll样受体（TLR）、NOD样受体（NLR）、C型凝集素受体（CLR）、RIG-1样受体（RLR）、蛋白酶激活受体和嘌呤能受体。这些受体帮助上皮细胞应对各种各样的外部信号后活化，并产生趋化因子和细胞因子。

哮喘发病中上皮细胞接触到一些过敏原后，上皮细胞屏障因紧密连接蛋白的丢失而改变，从而导致通透性增加。如屋尘螨或蟑螂蛋白等具有酶活性，能够切断细胞间连接，导致细胞-细胞接触的丧失。或一些空气污染物、毒性小分子等，直接损伤上皮细胞，上皮细胞损伤实际上是所有哮喘表型的一个特征，并与疾病严重程度相关。受损的气道上皮细胞通过分泌不同的细胞因子，特别是IL-33、TSLP和IL-25，这三种细胞因子在激活ILC2及后续T_H2型哮喘中发挥重要作用，也被称为"警报素"。

3.上皮细胞与IL-33　IL-33是IL-1家族的细胞因子，主要由与外界接触部位的上皮细胞和成纤维细胞表达，如肠道、气管、肺部的上皮细胞。在炎症或受到外界过敏原刺激后，气道上皮受损，此时上皮细胞会大量表达IL-33，可作为细胞损伤或组织损伤时释放的警报信号，介导机体内免疫细胞反应。ST2作为IL-33受体，在很多免疫细胞上表达，如肥大细胞、嗜酸性粒细胞、嗜碱性粒细胞，NKT细胞上也有ST2的表达。形成的IL-33/ST2/IL1RAcP复合物通过MyD88、IRAK1和IRAK4激酶和TRAF6诱导信号，导致MAP激酶和NF-κB转录因子的激活，介导后续细胞产生效应。其中，IL-33对ILC2的激活募集尤为重要，IL-33可以诱导ILC2从骨髓迁移到肺部，增加肺部ILC2数量。

4.上皮细胞与TSLP　胸腺基质淋巴细胞生成素（TSLP）主要通过由IL-7受体链（IL-7Rα）和特定亚基TSLPR组成更高亲和力的异二聚体来介导各类细胞的反应。有学者通过原位杂交和免疫组化的方法，发现哮喘患者的气道上皮细胞大量表达TSLP。也有研究表明，中性粒细胞、巨噬细胞和肥大细胞也是TSLP和其他趋化因子的重要来源。例如，Magdalena等利用哮喘患者的上皮细胞和巨噬细胞共培养，该实验组与其他实验组相比，TSLP的表达增加，表明上皮细胞和巨噬细胞存在相互作用，可引起TSLP增多，并且与疾病严重程度相关。

5.上皮细胞与IL-25　IL-25又称IL-17E，是IL-17细胞因子家族的成员，但在生物活性上与IL-17家族的其他成员有很大的不同。IL-17家族的大多数成员导致中性粒细胞的浸润，诱导T_H1、T_H17型免疫，促进TNF-α和IL-1β的产生；而IL-25导致嗜酸性粒细胞增多，诱导ILC2活化，并诱导IL-4、IL-5和IL-13的过度产生。关于IL-25的来源有很多，早期有研究者发现过敏原诱导的哮喘患者中，支气管上皮细胞的IL-25及其受体大量增加。不仅如此，肥大细胞、嗜酸性粒细胞、巨噬细胞等也可以表达IL-25，并且在

GM-CSF与IgE或IL-3的联合刺激下进一步增强。有学者报道，长期暴露在IL-25的环境下，小鼠的气道上皮细胞的胶原蛋白沉积增加，成纤维细胞和平滑肌纤维分化增多，导致促成纤维化介质的上调和MMP/TIMP的失衡，使得气管纤维化，表明IL-25是导致气管重塑的重要原因。

6. ILC2：上皮衍生因子的"重点激活对象" 固有淋巴样细胞（ILC）来源于共同淋巴祖细胞（CLP），在骨髓中依赖Id2、TCF-1和IL-7R等信号发育为ILC的前体，在不同转录因子的调控下分化为不同ILC亚型。已经鉴定出具有独特表型和不同功能的3个亚群，包括ILC1、ILC2、ILC3。ILC主要存在于胃肠道、生殖道和呼吸道等黏膜组织中，在这些组织中有助于免疫平衡、免疫监测、免疫调节和组织修复。在接触到微生物、蠕虫和过敏原等后，ILC能迅速活化并趋化到炎症局部病灶发挥作用。ILC的表型接近淋巴细胞，但缺乏TCR、BCR和任何髓系标记的表达。

ILC2与T_H2细胞相似，因为它们也表达典型的T_H2相关转录因子GATA-3，并产生IL-5、IL-9和IL-13，被认为是T_H2细胞的"内影像"，在哮喘的发生中具有重要作用，但其激活机制不同。由于ILC2不表达特异性抗原受体，因此其激活不依赖抗原的刺激，而是通过某些细胞因子或细胞表面相关配体激活。研究人员发现，诱导ILC2激活至少需要两个信号途径：一个是上皮来源的警报素如IL-25、IL-33和TSLP的激活，另一个是T细胞与ILC2之间，通过细胞与细胞的接触提供活化信号。激活后的ILC2分泌IL-5、IL-13等Ⅱ型细胞因子，对嗜酸性粒细胞的增殖及T_H2细胞的增殖分化至关重要。不仅如此，它还参与了DC激活记忆T细胞的反应，并且有可能作为抗原提呈细胞向$CD4^+$ T细胞提供MHC Ⅱ和OX40配体。

小鼠模型已经证实，ILC2和IL-33-ST2受体通路在过敏性疾病和哮喘的发生发展中发挥重要作用。在缺乏T细胞和B细胞的小鼠模型中，激活的ILC2可以诱导嗜酸性粒细胞增多和AHR。因此，ILC2在过敏性气道的启动、增强类固醇抵抗中起着关键作用。

在人类中，ILC2也被发现在哮喘中起重要作用。哮喘患者血液和支气管肺泡灌洗液中ILC2的数量增加。在人类哮喘患者中，过敏原刺激也导致TL1A的表达，TL1A是由ILC2表达的DR3的已知配体。因此，过敏原诱导的TL1A可能有助于人ILC2的扩展和激活。将ILC2与人支气管上皮细胞体外共培养，表明ILC2来源的IL-13可干扰肺上皮细胞的屏障功能。ILC2似乎在女性和CRSwNP患者中更活跃，这可能解释了非过敏性2型哮喘患者的性别偏倚。

二、T2低型或非T2型哮喘

一般而言，约50%的哮喘属于T2型哮喘，而T2低型哮喘包括所有没有2型炎症反应的哮喘，更多地与肥胖、中性粒细胞升高、激素抵抗有关。T2低型哮喘发病机制更复杂，临床表现多样，参与细胞种类更多，且目前还没有较确定的生物标志物。T2低型哮喘的机制一般被认为是由不规则的先天免疫反应引起的，包括中性粒细胞异常、IL-17介导途径的激活等。中性粒细胞性哮喘通常不是由过敏原引起的，但可以由感染、烟草烟雾和空气污染等多种原因引起。

（一）引起T2低型哮喘的常见因素

在生活中，也出现了越来越多的T2低型哮喘患者，这些患者哮喘的原因可能与烟草烟雾、大气污染物、职业性暴露、清洁剂或其他刺激物等化学品、病毒感染、剧烈运动、冷空气或干燥空气、异常焦虑或压力等极端情绪等多种因素有关。此类哮喘无法用IgE介导的过敏性哮喘进行解释，且有以下几种特点：①传统的过敏原下降，而哮喘的发病率却呈现出成长性增长；②越是发达的国家，哮喘的发病率越明显增高；③城镇的哮喘发病率高于乡村。人们开始对环境因素中的非过敏原物质进行研究，包括大气污染颗粒、烟草烟雾、病毒感染、肥胖、职业性致敏物等，随着工业不断发展，非过敏性哮喘的比例会越来越高，尤其是职业性哮喘的发病率会不断增高。文献报道9%～15%的成人哮喘患者与职业有关，职业暴露会使此类哮喘比一般哮喘更难控制。2020年GINA也指出，13%的全球儿童哮喘发病可能归因于交通相关的空气污染。

1.空气污染物 近40年来，过敏症和哮喘患者的数量在世界范围内快速增长，而同时世界各地过敏原的种类和数量都没有发生明显变化。非过敏原性空气污染物的大量增加被认为是原因之一，但是一直没有得到令人信服的分子机制解释。甲醛是一种典型非过敏原性空气污染物，广泛存在于装修后的室内环境。流行病学研究资料显示，吸入性甲醛暴露与过敏性哮喘的发生之间存在明显的因果联系，甲醛诱导型哮喘是一种常见的呼吸道疾病。杨旭等提出"过敏体质激发原"和"获得性过敏体质"来解释非过敏原性空气污染物诱发哮喘的理论假说。

2.小分子化合物的广泛应用 职业暴露或各种小分子化合物的广泛应用也是引起T2低型哮喘的因素。如邻苯二甲酸酯（PAE），主要作为增塑剂使用，添加到高分子聚合物中以增强材料柔韧性和拉伸性，已被广泛用于软质聚氯乙烯薄膜、玩具、食品包装、乙烯地板、壁纸、清洁剂、指甲油、喷雾剂、洗发水、沐浴液等数百种产品中。PAE并不与其基质材料紧密结合，而是通过氢键和范德瓦耳斯力与材料融合在一起，当环境温度升高或接触油脂等有机溶剂时，PAE可通过挥发、溶解等方式释放到环境中，进而造成环境污染。邻苯二甲酸二乙基己酯（DEHP）和邻苯二甲酸二异壬酯（DINP）是目前使用量最大的两类，具有生殖发育毒性和一定的免疫毒性。流行病学表明，PAE与哮喘的发病密切相关。PAE在某些哮喘的发生发展中可能起到重要作用。

3.肥胖 肥胖可能也是T2低型哮喘的因素之一。肥胖人群体内处于慢性炎症状态，体质指数升高，10年以上肥胖者NLRP3、IL-1β及IL-17水平显著高表达。高脂饮食诱导的肥胖小鼠，脂肪组织发生NLRP3小体激活，即使在无过敏原刺激的情况下，肺部ILC也会被激活、IL-17反应性增加，导致中性粒细胞集聚，AHR加剧。

（二）介导T2低型哮喘的细胞

T2低型哮喘的发生机制非常复杂，参与细胞的种类繁多，目前有报道的细胞包括T_H17、T_H1、ILC3等。

1. T_H17细胞介导的非T2型哮喘 气道中性粒细胞增多被公认为是慢性严重哮喘的一个特征，通常与高剂量糖皮质激素治疗、烟草烟雾暴露、微生物感染等因素有关。此外，与嗜酸性粒细胞型哮喘患者不同，中性粒细胞型哮喘患者对哮喘的主要治疗药物皮质醇不敏感。而中性粒细胞增多与体内 T_H17 细胞的活化密切相关。

气道上皮细胞和肺泡巨噬细胞可被微生物或污染物等多种因素激活，产生 IL-1β、IL-6、IL-8 等促炎因子。在这些细胞因子的影响下，T_H17 细胞被诱导活化，在气道内分泌 IL-17A。IL-17A 是一种促炎因子，能够进一步促进 IL-8、IL-6、TNF-α 等细胞因子分泌，并能直接促进中性粒细胞的趋化和聚集。上述这些细胞因子直接促进中性粒细胞和肺泡巨噬细胞趋化募集到气道内，释放自由基及炎症因子，从而引起肺血管内皮和肺泡上皮的损伤，使血管通透性增加，炎症反应加重，引起气道高反应。此外，中性粒细胞的嗜天青颗粒中存在中性粒细胞弹性蛋白酶（NE），具有强大的促炎症介质分泌作用，中性粒细胞可通过释放 NE 导致哮喘的炎症。此外，髓过氧化物酶（MPO）、基质金属蛋白酶（MMP）也参与了中性粒细胞型哮喘的发生发展。中性粒细胞还可通过形成 NET 直接引起气道上皮损伤。多项实验表明，在抑制中性粒细胞及其产生的物质的情况下，可以有效减轻气道炎症及哮喘的症状。多项研究报道了哮喘患者支气管肺泡灌洗液中 IL-17A 水平高于健康人。在重度哮喘患者中，IL-17A、IL-17F 和 IL-22 水平在支气管肺泡灌洗液中升高，并与疾病严重程度相关。

2. T_H1 介导的非 T2 型哮喘　除了 T_H17 细胞外，T_H1 细胞可能也在中性粒细胞性升高的重症哮喘中发挥重要作用。活化的 T_H1 细胞和分泌产生的 I 型细胞因子如 IFN-γ 和 TNF-α 可能介导了哮喘的发生。小鼠实验表明，气道中高水平的 IFN-γ 可诱导中性粒细胞性炎症、肺气肿和 AHR，主要由巨噬细胞和肥大细胞产生，能促进中性粒细胞趋化。多篇文献报道，重症哮喘患者支气管肺泡灌洗液中 IFN-γ 升高，有文献指出 IFN-γ 而不是 IL-17 可以驱动哮喘特征的 AHR。

3. ILC3 介导的非 T2 型哮喘　作为 T_H17 细胞的"内影像"，Ⅲ型固有淋巴样细胞（ILC3）可能在中性粒细胞性哮喘中具有潜在的重要作用。吸烟、空气污染、病原体感染、职业暴露等因素可引起气道上皮细胞损害，产生 IL-1β、IL-23 活化 ILC3，ILC3 被激活后产生 IL-17A，募集趋化中性粒细胞，介导后续的慢性气道炎症。

第二节　过敏性皮炎中的多条免疫学通路

过敏性皮炎是由各种过敏原引起的皮肤病，主要是指人体接触到某些过敏原而引起皮肤红肿、发痒、风团、脱皮等皮肤病症，可分为过敏性接触性皮炎、特应性皮炎，刺激性接触性皮炎、荨麻疹等。

一、过敏性接触性皮炎

过敏性接触性皮炎（allergic contact dermatitis，ACD）是由半抗原-特应性T细胞介导，于过敏原接触皮肤后激发产生的迟发型超敏反应（Ⅳ型超敏反应），抗原刺激后局部皮肤出现一系列的皮肤炎症细胞浸润、炎症介质释放是其主要特征。ACD发病率逐年上升，是职业性皮肤病的最大难题之一，常见于产业工人，也可见于医护人员、银行职员等。ACD作为典型的迟发性超敏反应，免疫机制复杂，涉及许多不同的通路和免疫作用，包括大量的细胞类型、细胞因子、趋化因子和受体，很好地体现了过敏原的多靶向性。

（一）诱发ACD的过敏原类型及分子特征

通常引起ACD的都是半抗原，半抗原是一种小分子量（相对分子质量＜1000）的化合物，几乎所有的半抗原都是亲电子分子，其体积小且具有亲脂性的特点，可渗入到皮肤并与皮肤蛋白的亲核残基共价结合。半抗原的共同特点为自身不具有免疫原性，但通过与蛋白质结合从而获得免疫原性。另外，半抗原还具有促炎症功能，可活化皮肤的固有免疫反应，调节朗格汉斯细胞（LC）和真皮内树突状细胞（dDC）的募集、迁移和成熟。

常见引起ACD的过敏原种类有以下类型。

1. 外界环境中的过敏原　如屋尘螨、花粉等。

2. 金属种类　主要包括镍、汞、铬、锌、铜、金、钴等。

3. 药物　抗生素、皮质类固醇、抗组胺药、抗真菌药和抗癫痫药等。

4. 植物　漆树科、菊科、豆科等。

5. 光过敏原　防晒剂、光敏性药物、外用抗生素、香料等。

6. 常用于动物ACD模型的半抗原　二硝基氟苯（DNFB）、噁唑酮、异硫氰酸荧光素（FITC）和硝基氯代苯（TNCB）等。

（二）ACD发生过程

ACD发生过程包括致敏阶段和激发阶段。

1. 致敏阶段　在致敏阶段，一方面半抗原可以损伤皮肤引起炎症；另一方面，半抗原可与皮肤中的内源性蛋白组成具有免疫性的抗原蛋白复合体，被皮肤APC捕获后，随APC从表皮迁移至淋巴结。随后，抗原蛋白复合体活化初始T细胞。活化的T细胞在淋巴结中增殖、分化成为抗原特异性效应T细胞并迁移至循环中（图3-2）。

半抗原引起皮肤炎症：包括直接的细胞接触和间接的活化TLR和NLR。半抗原与细胞接触引起损伤，致使ROS生成，ROS降解细胞外基质，产生的低分子量透明质酸刺激周围细胞，如DC、KC和肥大细胞，上调TLR2和TLR4，最终引起NF-κB和MAPK活化，引起多种促炎症细胞因子和趋化因子释放。此外，半抗原同时引起细胞ATP的释放，ATP刺激嘌呤能受体P2X7，此受体触发NOD样受体热蛋白结构域相关蛋白3（NOD-like receptor pyrin domain containing 3，NLRP3）的激活，进而释放IL-1β、IL-18，参与介导皮肤炎症。另外，半抗原也能引起肥大细胞释放组胺，增加血管通透性。综上所述，半抗原引起上述的固有免疫细胞活化，启动了炎症细胞浸润，进而引起效应T细胞在皮肤募集。

T细胞的活化至少依赖以下3种信号。①T细胞活化的第一信号是TCR和肽-MHC复合物相互作用。半抗原的物理特点造成APC对它的处理和提呈通路不同。一种是半抗原和胞外的细胞表面蛋白结合并内化至胞内，然后被内含体/溶酶体处理为肽段并提呈给CD4$^+$T细胞，活化CD4$^+$T细胞，半抗原结合的胞外细胞表面蛋白也会交叉提呈给CD8$^+$T细胞。另一种是大多数半抗原具有脂溶性，可以通过被动扩散进入细胞，然后与胞内蛋白结合，通过内生途径的处理，与Ⅰ型MHC分子结合并提呈给CD8$^+$T细胞。②APC提供的共刺激分子CD80和CD86，是T细胞表面CD28分子的配体，其中CD86

更重要，因为在朗格汉斯细胞（LC）上表达量更高。③第三种信号是促使T细胞分化为不同亚型效应T细胞的关键。$CD4^+T_H0$分化为效应T细胞取决于APC分泌的细胞因子。如IL-12和IFN-γ等可诱导T_H0向T_H1分化，释放IL-2和IFN-γ；IL-4诱导向T_H2分化，分泌IL-4、IL-5和IL-13；IL-6等诱导向T_H17分化，T_H17可分泌IL-17A、IL-22等。$CD8^+$T细胞分化为Tc1和Tc2需要的细胞因子与$CD4^+$T相同，并产生相同类型的细胞因子：Tc1分泌IL-2和IFN-γ；Tc2分泌IL-4、IL-5和IL-13。

T细胞活化后，通过淋巴输出管迁移出淋巴结，进入循环，生成两种亚型的记忆T细胞。一是效应记忆T细胞（Tem），不表达趋化因子受体CCR7，可以快速进入炎症器官发挥作用；二是储存记忆T细胞（Tcm），表达CCR7，具有从血液再循环到淋巴结的能力，当再次接触半抗原时可以迅速增殖。

2.激发阶段 在激发的起始阶段，固有免疫细胞要进一步活化，在致敏阶段半抗原引起的皮肤炎症进一步放大，并启动中性粒细胞浸润，进一步引起效应T细胞浸润至皮肤，与携带抗原的DC形成稳定的相互作用并释放细胞因子。致敏阶段已活化的记忆T细胞，包括T_H1、T_H2、T_H17及Tc1、Tc2快速增殖，趋化至皮肤，分泌产生细胞因子发挥免疫效应。此外，B细胞，NK细胞，Treg、Breg等细胞也会参与到ACD的调节中。

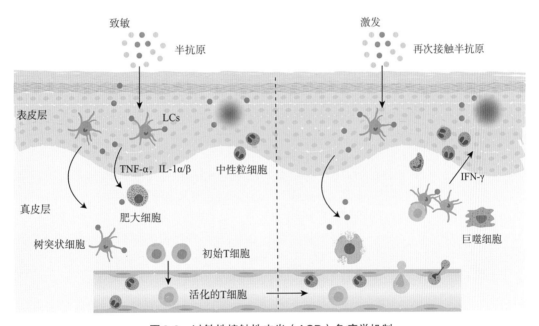

图3-2 过敏性接触性皮炎（ACD）免疫学机制

（三）参与ACD的固有免疫细胞

1.皮肤的初级免疫应答 皮肤作为接触抗原的第一道防线，初级免疫应答的场所，对后续适应性免疫应答起关键的作用。主要包括角质形成细胞、中性粒细胞、肥大细胞、NK细胞以及多种细胞因子、趋化因子和黏附因子。

（1）角质形成细胞：在DNFB诱导的小鼠ACD模型中，可观察到角质形成细胞被激活后表达TLR，并对抗原起反应，可分泌细胞因子IL-1β、IL-6、IL-10、IL-18和

TNF。其中，TNF与IL-1β、IL-18协同作用，是半抗原诱导DC从皮肤到引流淋巴结（dLN）成熟和迁移所必需的。

（2）中性粒细胞：中性粒细胞在皮肤局部的募集在致敏过程中发挥重要的促炎作用，ACD患者皮肤炎症处可发现大量中性粒细胞浸润。DNFB小鼠模型中，致敏数小时后在皮肤中可检测到中性粒细胞浸润，约24小时达到峰值。中性粒细胞参与致敏阶段和激发阶段，证明它们在各个阶段起重要作用。

（3）肥大细胞：肥大细胞长期存在于皮肤中，表达高亲和力IgE受体（FcεRI），表达TLR1 ～ TLR4、TLR6、TLR7和TLR9等天然免疫受体，并对各种微生物产物起反应。在IgE介导的反应中，立即释放含有组胺、蛋白酶、蛋白多糖和TNF等预先合成的颗粒，且分泌晚期促炎症介质，如IL-3、IL-4、IL-5、IL-6、IL-8、IL-9、IL-11、IL-13、TNF以及趋化因子CCL2、CCL3和CCL4等。

（4）NK细胞：在许多炎症性皮肤病中，如ACD、银屑病等，可发现NK细胞的聚集。在ACD中，NK细胞只占淋巴细胞的10%，并且是由T_H1和T_H17分泌的细胞因子触发的。

2. ACD中的APC　表皮和真皮中的DC参与识别入侵的病原体，这些细胞是专职性抗原提呈细胞（APC），在接触半抗原后启动固有免疫和适应性应答中起着关键作用。存在于正常人皮肤中的以下APC群体：①表皮朗格汉斯细胞（LC）。LC是表皮中数量最多的DC，也是起关键作用的APC。LC能诱导T_H1型细胞和Tc1型细胞产生。②皮肤（或间质）树突状细胞（dDC）。可能在致敏阶段发挥重要作用。③角质形成细胞（KC）也具有一定的提呈功能。④肥大细胞。肥大细胞与DC可相互活化，在致敏阶段发挥一定作用。⑤巨噬细胞也有一定的提呈功能。

（四）参与ACD的T淋巴细胞

1. CD8$^+$ T细胞　活化的CTL可通过杀伤靶细胞或产生细胞因子介导皮肤的炎症。CTL杀伤通过穿孔素/颗粒酶途径，或通过Fas-L/Fas途径诱导靶细胞凋亡。活化的Tc1分泌IL-2和IFN-γ，而Tc2分泌IL-4、IL-5和IL-13引起皮肤炎症。

2. CD4$^+$ T细胞　CD4$^+$ T细胞中的T_H细胞在ACD中具有致炎和调节作用。T_H1释放的IL-2和IFN可介导组织损伤和炎症；T_H17分泌的IL-17A引起中性粒细胞浸润，从而介导皮肤损伤。但关于T_H2的作用存在着一些相互矛盾的结果，一些表示抑制，一些表示增强或没有效果。

二、特应性皮炎

特应性皮炎（atopic dermatitis，AD）是一种慢性、复发性、炎症性皮肤病。患者常合并哮喘、过敏性鼻炎等其他特应性疾病，故被认为是一种系统性疾病。AD患者通常会有剧烈瘙痒，严重影响生活质量。过去30年，全球AD患病率逐渐上升，发达国家儿童AD患病率达10% ～ 20%，我国患者近10年增长迅速。

AD发病与遗传和环境等因素关系密切。父母等家族成员有过敏性疾病史是本病最强的风险因素。遗传因素主要影响皮肤屏障功能与免疫平衡。AD患者往往有多重免疫学异常，其中T_H2的活化是主要特征，还有皮肤屏障功能减弱或破坏。环境因素包括感染原和过敏原的刺激、气候变化、环境污染、被动吸烟等多种因素。

尽管AD的确切发病机制尚不清楚，但目前研究认为，免疫异常、皮肤屏障功能障碍、微生物的超抗原等因素是其发病的重要环节，其中免疫异常是一个主要致病因素。T_H2型炎症是AD的基本特征，IL-4和IL-13是介导AD发病的重要细胞因子，主要由T_H2、嗜酸性粒细胞和ILC2等产生。在AD的慢性期，皮损还可见T_H1、T_H17和T_H22的混合炎症浸润。

第三节　过敏原的多靶向性

一、单一抗原可以启动不同类型的炎症通路

越来越多的研究发现，单一过敏原可以启动不同类型的炎症反应。例如，尘螨（HDM）过敏原可以通过IgE途径使树突状细胞极化，促进T_H2型炎症反应。HDM还可以激活气道上皮细胞TLR2和TLR4，通过转录因子NF-κB，促进促炎症细胞因子及警报素（如IL-33、TLSP、IL-25和IL-1α等）的释放，进一步募集免疫细胞，促进T_H细胞向T_H2极化，释放更多T_H2细胞因子，进而增强T_H2型炎症反应。此外，HDM还能够激活NLRP3型炎症小体，促进角质形成细胞产生成熟的IL-1β。HDM还可以在特应性皮炎中促进T_H17型炎症反应。用HDM刺激人巨噬细胞，发现IL-6、IL-1β、TNF-α和IL12p70、CXCL9/10、IL-8的分泌增加。

在治疗斑秃药物（方正酸二丁酯）诱发的小鼠特应性接触性皮炎模型的研究中发现，T_H2型细胞因子IL-4、ILC2相关细胞因子IL-33、T_H17相关细胞因子IL-23、炎症小体相关细胞因子IL-1β及炎症相关细胞因子TNF-α在皮肤表达均显著上调。

在油漆或染料中的甲苯二异氰酸酯（TDI）诱导的小鼠哮喘模型研究中发现，T_H1、T_H2、T_H17型炎症反应及NLRP3炎症小体相关的炎症反应都被同时启动。

同一过敏原或其核心短肽甚至是半抗原，不但能启动T_H2炎症反应，产生IL-4、IL-5、IL-13等典型的炎症因子，而且能启动T_H2、T_H22/T_H17、T_H9炎症反应甚至炎症小体相关的炎症反应。

此外，单一抗原在不同佐剂的条件下，可以启动不同类型的炎症反应。例如，在HDM诱导的小鼠哮喘模型中，用氢氧化铝作为佐剂，可诱导嗜酸性粒细胞介导的T_H2型炎症反应；用脂多糖（LPS）作为佐剂，可诱导中性粒细胞介导的T_H17型炎症反应；而用完全弗氏佐剂，可诱导嗜酸/中性粒细胞混合性哮喘，即T_H2/T_H17混合型炎症反应。在过敏性疾病的病理进程中，不同的微环境，如细菌、真菌等微生物感染，其外毒素［如金黄色葡萄球菌肠毒素（SEs）等］、毒力因子［如酚溶性调制物（PSMs）等］、表面的多糖（如LPS）等，会发挥类似佐剂的作用，产生T_H1、T_H2、T_H17、炎症小体、细胞的各种程序化死亡方式而引起的炎症等不同类型的炎症反应。

二、多种炎症通路同时参与同一种过敏性疾病

越来越多的研究发现，多种炎症通路同时参与同一种过敏性疾病的病理进程。

在过敏性哮喘中，过敏原除了通过经典过敏反应模式识别肥大细胞上的特异性IgE

外，还能刺激上皮细胞产生IL-33、TSLP（胸腺基质淋巴细胞生成素）和IL-25介导ILC2及IL-5参与哮喘的发生，以及蟑螂过敏原激活AhR-ROS-NLRP3通路从而促进黏蛋白分泌及哮喘加重。过敏原或抗原是引起哮喘的始动环节，而激活这些通路显然无须多种抗原的同时作用。由此说明：在哮喘中，过敏原具有多靶向性的特征。

过敏性鼻炎（AR）是超敏反应引起的鼻黏膜组织炎症和生理功能紊乱。研究表明，嗜酸性粒细胞型慢性鼻窦炎伴鼻息肉患者以T_H2细胞为主，而非嗜酸性粒细胞型慢性鼻窦炎伴鼻息肉主要以T_H1/T_H17为主，特别是慢性鼻窦炎伴鼻息肉患者鼻腔中恒定的T细胞主要产生IL-17A。AR患者在经历鼻腔过敏原激发后，鼻腔分泌物中CCL2、CCL4、CCL11、CCL17、CCL26、CXCL8、IL-1β、IL-5、IL-13、CCL13、TNF-α等水平均显著增加。而且，患者血清IL-17水平与AR的临床严重程度相关。Kim等的研究结果显示：TNF-α、IL-17、IL-22等在AR患者中表达较对照组高。综上所述，多种炎症信号通路调控并参与了AR的进程。

特应性皮炎（AD）是一种常见过敏性皮肤疾病，其特征是反复出现湿疹和剧烈瘙痒，一般认为涉及遗传、表皮功能障碍和T细胞驱动的炎症等机制。急性AD主要由IL-22触发，IL-22下调黏附素和组织蛋白酶D等的表达，从而破坏皮肤屏障，允许过敏原和病原体进入皮肤，IL-17、IFN-γ、IL-4/IL-13和IL-31等T_H2细胞因子均有参与。慢性AD中T_H2和T_H22细胞因子的表达进一步增加，T_H1和T_H17反应的激活程度更高，并伴随表皮增生。IL-22属于IL-20家族，该家族其他成员如IL-19、IL-20、IL-24、IL-26等在急性和慢性AD病变中却表现出相似程度的显著升高。其中，IL-26还可以促进T_H17和T_H2免疫应答，并可能在之间起桥梁作用，从而导致AD的发展。如上所述，AD是由多条炎症通路介导的，并且随着病程从急性到慢性的转变，不同炎症反应的主导地位也随之改变。

炎性肠病（IBD）是一种慢性炎症性疾病，其中主要包括克罗恩病（CD）和溃疡性结肠炎（UC）。T_H1、T_H2和T_H17细胞比例失衡而导致免疫功能紊乱是炎性肠病发病的关键环节。早期有研究发现CD和UC的发病与T_H1细胞因子如IL-12、TNF-α、IFN-γ及T_H2细胞因子IL-4、IL-5、IL-13等相关。T_H17细胞分泌的IL-17A/IL-17F，这些细胞因子在宿主防御细胞外病原体过程中发挥重要作用。因此，T_H17细胞的丰度与IBD疾病活动相关。此外，在肠炎期间，T_H17细胞还分泌IL-6、IL-1β、TNF-α、IL-12、IL-21、IL-22、IL-23和IL-26等促炎细胞因子。因此，IBD也是一个复杂的多炎症通路病理进程。

综上所述，AR、哮喘、过敏性皮肤病、IBD等复杂疾病的病因诊断要对各种炎症通路进行全面监测，并采用对应的措施对不同炎症通路进行阻断或控制；而多种炎症通路同时启动后，采用单一干预手段无法真正缓解症状，脱敏治疗成为治疗过敏性疾病的最终手段，过敏性哮喘也不例外。脱敏治疗效果要采用监测多个炎症因子水平来实现。这些理念不断延伸的意义在于将改变IgE和"激素＋支气管扩张剂"包打天下的局面，大幅度提高过敏性疾病的预防、诊治水平。

小结

无论是呼吸过敏反应，还是过敏性皮炎，甚至肠炎，均涉及T_H1、T_H2、T_H17等多条免疫学通路和多种细胞因子，均有固有免疫细胞、不同类型的固有淋巴细胞和不同类型的T细胞等多种细胞的参与，从而汇聚成复杂的炎症网络。单一抗原均能在不同器官组织激活这些通路和细胞，产生多种类型的炎症。不同抗原之间的激活特征存在差异，引起器官组织病理及炎症的差异。但是，目前还不存在单一抗原只是由IgE介导炎症的情况，因此，单纯依赖IgE检测进行过敏诊断存在明显缺陷。这是过敏原的多靶向性支配的规律。

参 考 文 献

Agache I, 2019. Severe asthma phenotypes and endotypes [J]. Semin Immunol, 46: 101301.

Chen S, Yao L, Huang P, et al, 2019. Blockade of the NLRP3/Caspase-1 axis ameliorates airway neutrophilic inflammation in a toluene diisocyanate-induced murine asthma model [J]. Toxicol Sci, 170 (2): 462-475.

Hammad H, Lambrecht BN, 2021. The basic immunology of asthma [J]. Cell, 184 (9): 2521-2522.

Jacquet A, Robinson C, 2020. Proteolytic, lipidergic and polysaccharide molecular recognition shape innate responses to house dust mite allergens [J]. Allergy, 75 (1): 33-53.

Lambrecht BN, Hammad H, Fahy JV, 2019. The cytokines of asthma [J]. Immunity, 50 (4): 975-991.

Lee JY, Hall JA, Kroehling L, et al, 2020. Serum amyloid A proteins induce pathogenic Th17 cells and promote inflammatory disease [J]. Cell, 180 (1): 79-91, e16.

Liu XT, Wang D, Wen YH, et al, 2020. Spinal GRPR and NPRA contribute to chronic itch in a murine model of allergic contact dermatitis [J]. J Invest Dermatol, 140 (9): 1856-1866, e7.

Rha MS, Yoon YH, Koh JY, et al, 2022. IL-17A-producing sinonasal MAIT cells in patients with chronic rhinosinusitis with nasal polyps [J]. J Allergy Clin Immunol, 149 (2): 599-609, e7.

Ständer S, 2021. Atopic dermatitis [J]. N Engl J Med, 384 (12): 1136-1143.

Tsoi LC, Rodriguez E, Stolzl D, et al, 2020. Progression of acute-to-chronic atopic dermatitis is associated with quantitative rather than qualitative changes in cytokine responses [J]. J Allergy Clin Immunol, 145 (5): 1406-1415.

第4章	几个容易混淆的概念

变态反应学是一门新兴学科，一些名词还在逐步规范过程中，在专业领域和普通民众中传递的变态反应相关的知识还存在概念上的差异，需要统一规范，才能进行有效交流。就拿"变态反应"一词而言，民众往往联想到精神类的疾病，而"过敏"在大众语言中几乎等同于"过激"，显得太过于泛化，不能完全反映人体对外界环境所产生的过激的免疫反应。本章详细介绍了几组容易混用、混淆的概念，尤其分类解释了食物中发物与食物过敏、食物过敏与食物不耐受，以及小分子诱发的接触性皮炎和过敏性哮喘，期待能对于这些概念形成共识。

第一节　变态反应、超敏反应及过敏反应的概念

广义上，超敏反应（hypersensitivity）与变态反应（allergic reaction 或 allergy）可以通用，都是指免疫系统对外界抗原的过度或不适当免疫反应，从而导致组织损伤，从反应机制上可将超敏反应分为 I、II、III、IV型。而狭义的理解，变态反应是指 I 型超敏反应，即机体与抗原性物质在一定条件下相互作用，产生致敏淋巴细胞和特异性IgE抗体，如机体再次接触到该抗原，则由IgE介导启动肥大细胞、嗜碱性粒细胞等免疫细胞释放各种炎症介质，导致机体生理功能紊乱和组织损害等免疫病理反应。过敏反应也是指免疫系统对外界抗原的过度或不适当免疫反应，与变态反应同义。当"变态"被大众理解为精神方面有问题的时候，"过敏反应"取代"变态反应"一词逐渐得到专业人士和大众的认同。

20世纪初，奥地利儿科医师Clemens von Pirquet观察到，注射破伤风抗毒素血清可使很多外伤患者避免发生破伤风，但同时又会使不少人在再次注射这种血清时出现强烈的反应，严重者甚至死亡，von Pirquet将这种反应称为变态反应。这种现象表明，变态反应不仅不能像免疫接种一样对机体提供保护，还会出现对机体造成损伤的病理生理反应，这是变态反应学发展的第一个里程碑，von Pirquet也因此被视为变态反应学的鼻祖。他于1906年首次在 *Allergie* 一书中提出"allergy"（变态反应）一词，因此，1906年也被视为变态反应学发展的元年，人们现将这门学科称作"allergology"（变态反应学）。

1902年，法国生理学家Charles Richet在印度洋旅行时接触到了一种海葵后发生了全身荨麻疹。此后，Richet提取这种海葵体内的物质注入犬体内，这只犬在首次注射后

并未出现任何不良反应，但连续注射20天后再次注射0.1ml上述提取物数秒后，犬便出现喘息、烦躁不安、不能站立行走、腹泻、吐血，继而昏迷，25分钟后死亡。Richet认为这种现象是一种"失保护"状态，并把这一现象命名为"anaphylaxis"（严重过敏反应），这是首次成功创建过敏性休克实验动物模型。自从他在法国科学院报道了这一发现后，各国学者用多种动物（包括犬、兔、豚鼠和大鼠等）及不同的抗原物质（包括蛋清、牛奶和菌苗等）进行类似实验，均得到了相似结果，Richet因这项发现获得1913年的诺贝尔生理学或医学奖。从此，"anaphylaxis"一词被广泛用于形容动物过敏性休克。目前，此术语已被用于描述人和各种动物发生的速发型严重过敏反应，而很多时候中国学者称其为超敏反应，这是对"超敏反应"一词的狭义描述。

1906年，Schofield采用生鸡蛋做的药丸开始对鸡蛋过敏的13岁小男孩（当时认为是鸡蛋中毒）进行口服免疫治疗，从万分之一剂量起始，每4天调整一次剂量，达到生鸡蛋的千分之一剂量后，再交替服用生鸡蛋和熟鸡蛋的药丸，至第7个月后剂量增至1/33个鸡蛋，在第8个月末，停用鸡蛋做的药丸后，小男孩每天可进食1/6个鸡蛋，此后进食鸡蛋量逐渐增加，直至食用一整个鸡蛋也未出现皮疹、呕吐等症状。自此，小男孩能每天吃不同形式的含鸡蛋食品而保持良好状态。该结果发表于1908年的 *Lancet* 杂志，是最早报道的鸡蛋脱敏案例。

1907年Victor C. Vaughan指出，变态反应与免疫反应可能是人体以相似途径产生的不同形式的反应。Meltzer在1910年指出，豚鼠发生过敏性休克时肺的膨胀性改变与哮喘患者的肺病理改变相似，与此同时，许多学者也开始认同支气管哮喘是一种变态反应性疾病。1911年，Schultz和Dale用致敏动物的离体子宫进行了实验，他们将致敏子宫置于任氏液（Ringer's solution，又称林格液）中，当加入致敏抗原后，子宫会收缩，并释放一种类似组胺的化学物质。这一现象被称为Schultz-Dale反应，该方法后来成为检测组织致敏状态的经典方法。此后，许多学者对组胺的作用进行了研究，发现给事先未经致敏的动物吸入或注射组胺可人为引发过敏性休克。人们因此一度认为，过敏反应的发生完全是因组胺所致。同年，Noon首次用小剂量花粉浸液注射治疗花粉过敏性鼻炎获得成功，开创了免疫治疗的先河。变态反应学者根据大型流行病学调查发现，过敏性鼻炎患者在首次发病的一段时间后可能发展为过敏性哮喘，这是一个不容忽视的临床问题。世界卫生组织（WHO）在关于过敏性疾病免疫治疗的指导性文件中指出，特异性免疫治疗是目前唯一能够针对变态反应性疾病病因并改变疾病自然进程的方法。

1937年，Daniel Bovet首次用化学方法合成了抗组胺药物，并证实该药在体内体外均具有抗过敏活性，他也因此获得1957年的诺贝尔生理学或医学奖。1964年，荷兰大气生物学家Spieksma与Voorhorst共同证实，尘螨为房间内灰尘中最重要的致敏成分。1967年，石坂夫妇从豚草花粉症患者血清中分离出抗花粉的特异性抗体，并将其命名为免疫球蛋白E（IgE），这为深入揭示变态反应的发生机制提供了重要突破口。

第二节 I型超敏反应中也存在非IgE途径介导的炎症反应

经典观点认为，I型超敏反应是由IgE途径介导的炎症反应，属于2型免疫反应

（type 2 immunity）导致的疾病，以2型细胞因子IL-4、IL-5、IL-9和IL-13等的产生为主要特征。在抗原刺激下，树突状细胞（DC）活化后促使T细胞分化为T_H2细胞，释放2型细胞因子，继而激发IgE的产生和嗜酸性粒细胞的聚集，最终发生过敏性炎症性病变。事实上，同一过敏原可以启动多种炎症通路。例如，花生过敏原启动多种T细胞反应性，花生过敏患者中存在高度异质的T_H2细胞，IgE通路之外，还产生各种细胞因子。皮肤角化细胞及肠道黏膜组织中T_H2细胞活化后，表达IL-5、IL-9、IL-3和集落刺激因子2（CSF2），活化肥大细胞，启动下游炎症反应；促进嗜酸性粒细胞分化、成熟与存活。

最近，已发现固有淋巴样细胞［innate lymphoid cell（ILC），分为ILC1、ILC2、ILC3三个亚型］也能产生T1型、T2型、T17型细胞因子，分别与T_H1、T_H2、T_H17细胞的功能对应，这两大类免疫效应细胞的协同作用会加剧过敏性疾病。此外，自从发现辅助性T细胞亚群的多样性以来，越来越多的证据表明，固有免疫细胞在变态反应性疾病的发生发展过程中扮演了重要角色。上皮细胞受抗原刺激后，产生IL-25、IL-33、TSLP（胸腺基质淋巴细胞生成素）等警报素，从而激活抗原提呈细胞、固有淋巴细胞、肥大细胞、炎症性树突状细胞等，并激活T_H17/T_H22、T_H2、T_H1细胞，从而使对应类型的细胞因子水平升高。不同的抗原，可能促使某个类型的细胞因子升高得更多一些。固有淋巴细胞成为近年的研究热点，ILC1、ILC2、ILC3分别产生不同的细胞因子，是疾病发生发展的重要原因。

T_H17细胞是另一类辅助性T细胞类群，T_H17细胞可产生IL-17A、IL-17F和IL-22等细胞因子，由于IL-17和IL-22受体的广泛分布而引起更大范围的炎症反应。T_H17细胞还分泌IL-21与其他免疫细胞进行交流互作，进一步加重炎症反应。分化因子（TGF-β加IL-6或IL-21）、生长和稳定因子（IL-23）及转录因子（STAT3、RORγt和RORα）参与T_H17细胞发育。T_H17细胞通过促进中性粒细胞募集和组织炎症而参与过敏性疾病的进展，如中性粒细胞性过敏性哮喘和过敏性接触性皮炎。重度哮喘患者中T_H17细胞介导的炎症增加，IL-17A、IL-17F和IL-22会增加气道中性粒细胞浸润、气道黏膜细胞化生和气道重塑。另有研究发现，T_H17细胞促进了中性粒细胞的募集。患有湿疹的儿童血清中IL-17A、IL-17E、IL-17F和IL-23浓度升高，并与疾病的严重程度高度相关。在特应性皮炎小鼠模型中，IL-17E上调诱导了内皮素-1的表达，并促进皮肤瘙痒症进展。IL-17E促进炎症反应向T_H2方向发展，并降低角质形成细胞中丝蛋白的产生，从而导致角质化紊乱和皮肤屏障功能/体内平衡受损。

T_H9细胞是另外一种独特的辅助性T细胞类群，它主要产生细胞因子IL-9，但不产生IL-4、IL-5和IL-13。在IL-4和TGF-β存在时，初始辅助性T细胞的激活能促进T_H9细胞的发育。IFN-γ强烈抑制IL-9表达，IL-1β、IL-2、TSLP、IL-21和IL-25促进T_H9细胞产生IL-9。此外，共刺激分子，包括OX40、PDL-2、GITR、Notch受体和TL1A可以增强T_H9细胞的分化。由于其多效性作用，IL-9可以影响多种不同的细胞类型，如肥大细胞、T细胞、B细胞和气道上皮细胞。在人类和鼠类研究中发现，T_H9细胞和IL-9的诱导在气道、皮肤和食物过敏等过敏性疾病中具有重要作用。T_H9细胞分泌IL-9，促进肥大细胞和嗜酸性粒细胞活化与募集、T_H2细胞因子的产生、气道高反应性和黏液过度分泌。效应辅助性T细胞和调节性T细胞之间的平衡在过敏性疾病进展中起着关键作用。调节性T细胞可抑制过敏反应的进展，那么，诱导调节性T细胞比例上调成为治疗过敏性疾病的另一策略。

T_H22细胞是终末分化的效应细胞，是辅助性T细胞的一个亚群，其特征是不分泌T_H1、T_H2或T_H17细胞的标志性细胞因子IFN-γ、IL-4和IL-17，仅分泌标志性细胞因子IL-22。特应性湿疹患者皮肤中T_H22细胞的比例显著升高，分泌IL-22增多，并以间接方式参与皮肤过敏反应。IL-22升高以后，引起T_H2炎症升高，上皮屏障功能破坏，进而产生TSLP、IL-33、IL-25和GRP（神经肽致痒剂胃泌素释放肽），角质细胞上的受体GRPR表达，从而引起瘙痒和皮炎加重。

除了上述常见免疫机制外，还有炎症小体及程序性坏死等机制的启动，从而引起T细胞向不同方向分化，引起不同类型的皮肤炎症和症状，使得单一治疗方案无法获得理想效果。

第三节　发物与食物过敏

发物是指富于营养或具有刺激性，且特别容易诱发某些疾病（尤其是旧病、宿疾）或加重已发疾病的食物。所谓发物，可以理解为"诱发、助发"。原本有慢性病的患者，如果吃了发物，就可能诱发或加重某些疾病。

发物的致病机制主要有以下几方面：

一是某些食物中所含的过敏原引起变态反应性疾病，如海鱼、虾、蟹常引起皮肤过敏者荨麻疹、湿疹、神经性皮炎等顽固性皮肤病的发作。含花生、豆类、小麦成分的食物有时也会引起哮喘及肠胃疾病的复发。

二是一些刺激性较强的食物，如酒类、葱蒜等辛辣刺激性食品对炎性感染病灶极易引起炎症反应加重。这就是中医所说的热证、实证，忌吃辛辣刺激性发物的道理。

三是上述这些动物性食品中含有某些激素，会促使人体内的某些功能亢进或代谢紊乱。如糖皮质激素超过生理剂量时可以诱发感染扩散、溃疡出血、癫痫发作等，引起旧病复发。

食物过敏是全球性的食物安全问题。全世界有1%～3%的成年人及高达5%～8%的儿童对一种或多种食物过敏。

食物过敏（food allergy）主要是指由特殊食物蛋白引起的异常或过强的免疫反应。食物进入人体后，机体对其产生异常免疫反应，导致机体生理功能紊乱和（或）组织损伤，进而引发一系列临床症状，症状涉及皮肤及呼吸、消化、心血管系统等。食物过敏是一个日益严重的健康和经济问题，据报道有40%的食物过敏儿童在接触相应的过敏原后会出现严重的超敏反应（如呼吸急促、休克）。90%的食物过敏反应由鸡蛋、牛奶、小麦、大豆、花生、坚果、贝类或鱼类、芝麻引起。食物过敏诊断的金标准是食物激发试验。饮食回避是目前食物过敏主要的有效治疗方法，益生菌的应用可预防食物过敏的发生。

常见的食物过敏处理方法是饮食回避，这对于减轻食物过敏会起到一定的作用。然而，由于国人食谱的复杂性以及不同食物之间可能存在交叉反应，实际上很难将所有会产生交叉反应的过敏食物全部回避掉。在回避主要食物并控制症状后，进行脱敏治疗是最经济有效的食物过敏防治方案。

第四节　食物过敏和食物不耐受

食物的不良反应包括食物过敏和食物不耐受。食物过敏和食物不耐受是患者、公众甚至医生等卫生专业人员也经常混淆的两个概念。食物过敏通常指人体因某类食物引起的一种过激的免疫反应，而无免疫反应基础的不良反应则称为食物不耐受。

一、食物过敏

食物过敏是一种过激的免疫反应，它在接触特定食物时可重复发生，而在避免接触时则消失或逐步减轻。食物过敏的诊断是接触特定食物时必然出现过敏和具体症状的证据找寻过程。食物过敏的免疫反应分为IgE介导、非IgE介导、IgE介导与非IgE介导两类混合机制类型等三类（图4-1）。IgE介导的食物过敏首先需要食物过敏原致敏，即产生针对食物过敏原的血清特异性IgE抗体，其次是在接触该食物时出现体征和症状。在非IgE介导的食物过敏中，T细胞介导的过程占主导地位，可能有潜在免疫过程的组织病理学证据，如胃肠道的嗜酸细胞炎症。

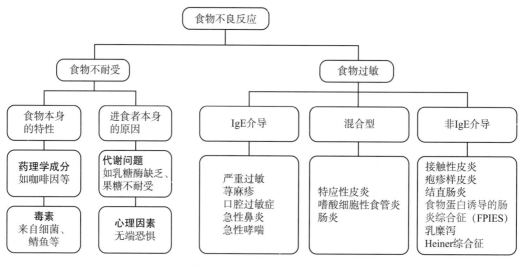

图4-1　食物不良反应的分类

［转译自 Anvari S，Miller J,Yeh CY，et al. Clin Rev Allergy Immunol，2019，57（2）：244-260. Doi：10.1007/s12016-017-8647-y］

（一）IgE介导的食物过敏

经典的变态反应理论认为，食物蛋白质和其他蛋白质通过摄入、吸入和皮肤渗透等形式进入体内，它们被抗原提呈细胞摄取并提呈给辅助性T细胞，后者产生各种细胞因子等炎症介质，激活B细胞分化为浆细胞，浆细胞产生免疫球蛋白E（immunoglobulin E，IgE），IgE与肥大细胞和嗜碱性粒细胞等效应细胞结合，使其致敏。再次接触到的抗原则与这些膜上结合的IgE发生桥联结合，使这些效应细胞激活并脱颗粒，释放出预先合成和新合成的各种炎症介质，包括组胺、白三烯、血小板活化因子、IL-5等细胞因子，从而启动速发型超敏反应，产生痒、热、肿、痛、红、咳等诸多症状。IL-5活化嗜酸性粒细胞并引起炎症介质释放继而产生迟发型超敏反应。这种由IgE介导的过敏反应属于Ⅰ型超敏反应。更多超敏反应的内容请参见本书第6章第三节。

一般而言，食物过敏往往直接反映为胃肠的超敏反应，如作呕、胃痛、腹绞痛、呕吐、腹泻如水便或黏液便等，其中急性呕吐是食物过敏最常见的表现，且是文献报道最多、由IgE介导的免疫反应。IgE介导的食物过敏在胃肠系统之外的临床表现也比较常见，具体症状详见表4-1。因此，食物过敏往往是一个涉及多个系统的疾病。

表4-1　IgE介导的食物过敏在肠胃系统之外的临床表现

症状发生的系统	特征
皮肤：荨麻疹、血管性水肿和瘙痒	皮肤过敏一般通过摄入食物或接触食物引发，约20%的急性荨麻疹病例与食物过敏有关，食物过敏的严重程度可以通过受累皮肤占比来确定
呼吸系统：鼻结膜炎、哮喘等	该系统的过敏症状很少孤立存在。通常与其他器官/组织受累相关联。因摄入食物过敏原或吸入过敏原气溶胶引起，譬如常见的面包师哮喘
神经系统	头晕或虚弱，精神状态改变，常见的严重超敏反应引起的意识丧失
心血管系统	心动过速、低血压、心力衰竭，通常因严重超敏反应引起

（引自：Gargano D. et al，Nutrients，2021，13：1638. Doi：10.3390/nu13051638）

理论上，很多蛋白质都可能引起过敏，但绝大多数的超敏反应都来自最常见的少数过敏原。常见的过敏原蛋白往往是水溶性糖肽，对蛋白水解酶、酸和热的抵抗力强。在儿童所有过敏食物中，牛乳、鸡蛋、花生、大豆、树坚果、鱼、贝类和小麦占比达85%。儿童时期发生的过敏在成人后最终是否耐受，取决于具体的过敏原和个体的免疫状况。一般来说，儿童期出现的对牛奶、鸡蛋、大豆、小麦等过敏会随着年龄增长而消失，但儿童期对花生、树坚果、鱼类和贝类过敏则不太会随着年龄的增长而消失。因此，成人过敏谱也呈现多样性，成人中最常见的食物过敏原是花生、树坚果（开心果、山核桃、巴西坚果、腰果、榛子和核桃等）和海产品。尽管有些人只对一种坚果过敏，但由于不同坚果类过敏原分子之间的相似性较高，能发生交叉反应，因此，在目前的过敏检测技术条件下，往往会得出对多种坚果过敏的结论，这一点需要引起医患双方的注意。要以食物自主激发后的系统性感受和是否发生明显可感知的症状来判断真实的过敏食物，不能轻易将不过敏的食物排除在美食与养生列表之外，避免无谓的忌口。

（二）非IgE介导的食物过敏

食物过敏引发的免疫反应可不由IgE介导，最典型的临床表现包括麸质过敏症或称乳糜泻（celiac disease，CD）、食物蛋白诱导的肠炎综合征（food protein-induced entero-colitis syndrome，FPIES）、食物蛋白诱导的过敏性结直肠炎（food protein-induced aller-gic proctocolitis，FPIAP）和食物蛋白诱导的肠道病（food protein-induced enteropathy,

FPE)。麸质过敏症是由来自小麦、黑麦和大麦等谷物中的麸质蛋白质引起的一种免疫紊乱，临床主要表现为小肠病变而累及胃肠道及胃肠道之外的症状，免疫病理上除了产生醇溶蛋白抗体之外，还产生诸如抗肌内膜抗体（anti-endomysial antibody，AEA）和抗组织转谷氨酰胺酶（tissue transglutaminase，TTG）抗体等自身抗体，特别是TTG抗体，在无麸质饮食后会消失，可用来对这类患者进行诊断和定期复查。据估计，全球不同地理区域的麸质过敏症根据TTG或者AEA血清阳性所得患病率为1.1%～1.7%，平均为1.4%。

与麸质过敏症一样，食物蛋白引发的这类非IgE介导的疾病具有如下鲜明特点：发病早（1岁以内就发病）；临床上胃肠道症状明显；急性期的临床表现显著，但预后良好，大多数患者在3～5岁时消退。

对于急性食物蛋白诱导的肠炎综合征而言，最常见的诱发食物是牛奶、大豆、谷物、鱼、蛋、家禽/肉类、水果、其他蔬菜等，患者在食用这些食物后30～240分钟出现反复呕吐、嗜睡和脸色苍白等症状，而且比较常见的是患者对多种食物都会产生这些反应。有25%～50%的人在进食5～10小时后出现腹泻，高达15%的患者症状严重，会出现血流动力学不稳定等情况。

慢性食物蛋白诱导的肠炎综合征通常发生在婴儿期早期，在持续接触牛奶或大豆配方食品表现为慢性水样腹泻（偶见血便或黏液便）、间歇性呕吐、腹胀和婴幼儿体重增长缓慢。另外，由于宫内致敏，在胎儿和新生儿期发生肠炎综合征症状的情况也有报道。当然，现在越来越多地认识到成人也会发生肠炎综合征，而且最常见的是由海鲜引发。

在食物蛋白诱导的肠道病（FPE）中，在饮食中引入牛奶后不久，多数婴儿会出现慢性腹泻和吸收不良等症状，严重的出现呕吐，引起脂肪性腹泻和发育不良。FPE的这些症状一般是短暂的，通常在1～2岁时会消退。

而与FPE不同的是，食物蛋白诱导的过敏性结直肠炎（FPIAP）发生功能性胃肠道疾病的风险较高。尽管直接喂养膳食蛋白质也可能引发FPIAP症状，但FPIAP最常发生在出生后最初几周内的纯母乳喂养的婴儿中，因为他们通过母乳间接接触到母亲的膳食蛋白质。这些婴儿表现为便中带血、稀便烂便，间或出现黏液便，但通常婴儿整体健康状况良好。

（三）IgE介导和非IgE介导的混合型食物过敏

与食物过敏相关的、同时涉及IgE介导和非IgE介导机制的疾病包括牛奶蛋白过敏、嗜酸性粒细胞性食管炎（EO）和嗜酸细胞性胃肠炎（EG）。在富含嗜酸性粒细胞的炎症性疾病EO和EG中，尽管摄入食物过敏原与症状的发生没有密切关系，但是越来越多的证据表明食物过敏参与了其发病机制。

二、食物不耐受

近10年来，"不耐受"一词越来越多被滥用来定义与摄入不同食物有关的一系列不良反应。正确的理解应该是：食物不耐受是人体对食物的非免疫性的不良反应，核心要点是不涉及免疫反应。比较典型的不耐受食物包括乳糖和果糖、饮料中的咖啡因，以及奶酪中的酪胺或其他血管活性胺类、食品添加剂（如味精和亚硫酸盐）等。一项对美国成年互联网用户的调查显示，自我报告的食物不耐受患病率为24.8%。仍然存在较多争议的是：与谷氨酸钠、组胺以及非乳糜泻麸质敏感性有关的食物不耐受，特别是可感知的食物相关的不良反应非常普遍，而真正非免疫性的食物不良反应又难以测量，同时缺乏标准化的检测方法，因此，有效的患者分类管理也就无从谈起。食物不耐受引起的呼吸道症状、鼻炎、荨麻疹和血管性水肿与由食物过敏引起的症状相似。与食物过敏不同的是，食物不耐受症状出现的时间会推迟，症状期延长，血清学结果为阴性。

（一）乳糖不耐受

饮食中的乳糖在吸收前被小肠黏膜乳糖酶水解为葡萄糖和半乳糖。有些患者由于缺乏乳糖酶导致乳糖不耐受。约20%的北欧人和美国人都存在乳糖吸收不良，但大多数人没有症状。乳糖吸收不良者如果摄入过量的乳糖，比如在乳糖耐量测试时，确实会出现乳糖不耐受的症状。患有乳糖吸收不良的患者可以通过乳糖酶补充剂或者食用替代牛奶产品来避免乳糖不耐受。

小肠中的双糖只有经过肠道上皮细胞刷状缘上的乳糖酶水解变成单糖后才能被吸收。不论种族，大多数新生儿都会产生乳糖酶来消化母乳或婴儿标准配方奶粉中的乳糖。但是，乳糖酶的合成在断奶后会减少，结果乳糖酶合成不连续，引起少数成年人的乳糖酶活性降低，乳糖消化不充分。当然，如下情况也会引起乳糖酶缺乏，譬如病毒性胃肠炎、炎性肠病、麸质过敏症、手术或影响小肠黏膜的其他病理情况导致肠道上皮细胞刷状缘异常，以及小肠快速转运或小肠细菌过度生长，造成继发性或获得性乳糖酶缺乏。未消化的乳糖一旦进入结肠，就会被结肠细菌消化，形成短链脂肪酸并产生氢气、二氧化碳和甲烷等气体，这些气体会影响胃肠道功能。因此，肠道菌群对乳糖不耐受也起着重要作用。出现如下乳糖吸收不良的症状即可诊断乳糖不耐受：在食用或饮用含乳糖食物后30分钟至几小时内开始出现如下胃肠道症状，如腹痛、腹胀和腹泻，以及其他症状如胃肠道功能紊乱、头痛和偏头痛、疲劳、肌肉骨骼问题和行为改变等。显然，通过对以上造成乳糖酶缺乏的机械原因和病理机制的分析可知，乳糖不耐受的一些症状经常与肠易激综合征（irritable bowel syndrome，IBS）、炎性肠病（inflammatory bowel disease，IBD）、麸质过敏症和纤维肌痛症等的临床表现相似，因此，准确判断是否乳糖不耐受还存在难度。

（二）果糖不耐受

果糖是一种天然糖，广泛存在于诸多水果、某些蔬菜和蜂蜜中，由于其甜味特别，经常被添加到食品中。常用作调味食糖的蔗糖则由果糖与葡萄糖分子间等摩尔结合生成。作为精制糖，高果糖玉米糖浆（high-fructose corn syrup，HFCS）中果糖含量丰富，常用于苏打水和其他含糖饮料，以及糖果、加工烘焙食品和调味品等食品中。越来越清晰的共识是：过度食用精制糖特别是高果糖玉米糖浆是导致众多生活方式疾病发病率不断攀升的主要原因，包括2型糖尿病(T2DM)、非酒精性脂肪性肝病(NAFLD)、非酒精性脂肪性肝炎(NASH)，甚至肝癌、胰腺癌和结肠癌等癌症，而心血管病和肾脏疾病也有过量果糖的因素。

果糖不耐受是在食用含果糖量高的食物后产生一系列症状，包括胀气、腹胀、腹泻和腹痛，因此，要明确你所经历的不适是否由果糖不耐症引起。对于果糖不耐受的人来说，一块西瓜或一把葡萄干就能毁掉他的一整天。有两种类型的果糖不耐受，分别是膳食果糖不耐受和遗传性果糖不耐受，二者容易混淆，不易区分。膳食果糖不耐受者的肠道细胞不能正常吸收果糖，这种情况相当普遍。西半球约有40%的人患有果糖吸收不良，其原因尚不清楚。这些人在摄入果糖含量高的食物后会出现如下不适症状，如嗳气、腹胀、腹泻、胃痛等。患有果糖吸收不良的人，肠道细胞不能正常吸收果糖，导致腹胀、腹泻或便秘、胀气和胃痛。

不能将遗传性果糖不耐受与膳食果糖不耐受即果糖吸收不良混淆。遗传性果糖不耐受是一种遗传性疾病，这类个体生来就没有一种能分解果糖的酶，因此，缺乏消化果糖能力。当这类个体摄入水果、果汁或其他含有果糖的食物时，未消化的果糖会在体内堆积，就会出现各种体征和症状，如恶心、腹胀、腹痛、腹泻、呕吐和低血糖，受影响的婴儿可能无法以预期的速度生长，无法茁壮成长。患有遗传性果糖不耐受的婴儿通常在第一次添加固体辅食后不久就会出现上述症状。这类患者反复食用含果糖的食物就会导致肝脏和肾脏受损，并引起皮肤和眼白变黄（类似于黄疸）、肝大和慢性肝病（肝硬化），持续下去可能导致癫痫发作、昏迷，并最终因肝肾衰竭而死亡。由于果糖摄入后症状严重，大多数遗传性果糖不耐受者会对水果、果汁和其他含果糖的食物产生厌恶。

可以通过基因检测来诊断确认遗传性果糖不耐受。有这种情况的人可咨询营养学家或专业变态反应学家，避免摄入果糖。通过不吃果糖，他们可以过上健康、积极的生活。

另外，不同水果所含果糖差别较大，如无花果、枣、芒果和梨等水果中含有大量游离的果糖，而鳄梨、香蕉、蔓越莓、哈密瓜、柠檬、酸橙、柑橘、菠萝、草莓等水果中果糖含量则较低。果糖不耐受的个体可选择合适的水果逐步尝试食用，避免过度忌口。

（三）肠易激综合征中的食物不耐受

肠易激综合征（irritable bowel syndrome，IBS）是一组持续或间歇发作的消化系统疾病，以腹痛、腹胀、胀气、排便习惯改变和（或）大便性状改变为临床表现。肠易激综合征患者异常容易发生过敏，因此，认为该病是纯粹的身心失调的假设是错误的。据典型的肠易激综合征患者自报，富含碳水化合物的食物、脂肪类食物、咖啡、酒精和热性香料是引起症状的最常见元凶。患者往往根据他们认为的不耐受性食物来限制饮食。餐后出现痉挛性腹痛和强烈的排便冲动可能只是一种过度的胃肠道反应，起因于大脑与肠道之间不协调的信号引起患者身体对消化过程的一种过度反应，导致腹痛、腹胀、腹泻或便秘。但只要患者选择性地回避真正敏感食物1～2周后，再以两天的间隔逐步添加那些回避的食物，如此一段时间，患者对原有食物不耐受症状会得到明显改善。此方案是肠易激综合征患者自我排除非敏感食物的方法，为最大限度地享受各种美食提供了解决途径。需要特别重视的是，虽然实验室能检测到食物不耐受患者血液食物特异性IgG抗体的存在，但那只是表示接触了该食物，而不是发生了对该食物的过敏反应，不能根据IgG抗体的量来轻易采取忌口措施。

诊断方面，使用激光共聚焦内镜可以对疑似食物不耐受肠易激综合征患者进行观察，以实时显示食物刺激后肠黏膜的结构和功能变化——暴露于候选食物抗原后如果导致肠黏膜直接损伤、绒毛间隙增加和肠上皮内淋巴细胞增加，则可据此确定食物不耐受的程度。采用个性化排除饮食后，这些结构和功能损伤情况会得到改善，而且，结肠产生氢气等气体也会显著减少，长期随访可观察到肠易激综合征的症状缓解。另有研究显示，限制果糖和果聚糖的饮食 2 ～ 40 个月后，74% 的肠易激综合征合并果糖吸收不良患者的症状得到明显改善。

第五节　小分子引起的超敏反应

一、小分子诱发的过敏性接触性皮炎

过敏性接触性皮炎是由 T 淋巴细胞介导的 IV 型超敏反应，这种 T 淋巴细胞对作为半抗原的化学物质具有敏感性。大多数接触性皮炎的过敏原是分子质量 < 400Da 的化学反应分子。接触性敏化剂本身很小，以至于本身不具有抗原性，因此通常称之为半抗原。半抗原很容易穿透表皮角质层，与表皮和真皮分子结合。敏化的有机化合物可能共价结合蛋白质亲核基团，如带巯基、氨基和羟基的过敏原。金属离子，如代替镍阳离子通过配位键形成稳定的金属 - 蛋白质螯合物。漆酚（urushiol）是最常见的接触性过敏原之一，由毒葛、橡树和漆树产生，仅在美国每年就有 1000 万患者深受其害。

其他小分子接触性过敏原包括金属（如镍和钴）、香料成分、清洁剂和食品化学品。这些化学物质作为半抗原与皮肤蛋白结合，并产生过敏反应。小分子方正酸二丁酯（SADBE）是一种临床用于治疗斑秃、全秃（自身免疫性脱发）或病毒性疣的局部外用药，作用机制为通过局部接触，引发免疫反应，从而刺激毛囊生长。其局限性在于会诱发患者的接触性皮炎及局部慢性瘙痒。研究表明，SADBE 可有效诱导小鼠发生过敏性接触性皮炎，产生明显的表皮增生及自发抓挠行为，与人类临床观察到的过敏性接触性皮炎的症状一致。

二、小分子诱发的过敏性哮喘

异氰酸酯类主要包括甲苯二异氰酸酯（toluene diisocyanate，TDI）、二苯基甲烷二异氰酸酯（methylene diphenyl diisocyanate，MDI）和六亚甲基二异氰酸酯（hexamethylene diisocyanate，HDI）等小分子，是哮喘重要的致病因素之一。TDI 是最常存在于工业化生产环境中的小分子物质，广泛用于油漆、涂料、发泡剂、硬化剂、黏合剂、医用塑料铸件等工业品的制造，是引起成人哮喘重要的致病因素之一，不仅可以引发哮喘，也可使原有哮喘加重。流行病学资料显示，长期暴露于 TDI 的人群中，有 5% ～ 20% 最终可发展为哮喘。研究发现 TDI 诱导的哮喘小鼠气道炎症，使用 0.3% 的 TDI 皮肤接触致敏、3% 的 TDI 雾化吸入激发，可模仿临床上 TDI 哮喘的发病情况。而患者则可能通过环境暴露或接触物中包含的微量 TDI 致敏，当气道和皮肤再次暴露于含有较高浓度 TDI 的环境时激发了体内的免疫系统，产生免疫反应。该模型主要表现为大量中性粒细胞浸润伴少许嗜酸性粒细胞炎症（混合粒细胞型），并伴 $T_H1/T_H2/T_H17$ 免疫反应调节异常；而临床上大多数 TDI 哮喘患者对激素治疗反应性差，且即使脱离过敏原环境后症状仍持续较长时间。

小结

本章重点介绍了变态反应领域内几组常被混用的概念，对 I 型超敏反应中非IgE介导的分子机制进行了详细阐述；对传统医学中的"发物"与食物过敏的相关性进行了总结，重点介绍了食物过敏与食物不耐受，并对小分子过敏原引起的超敏反应进行了描述。

参 考 文 献

Angkasekwinai P，2019．Th9 cells in allergic disease［J］．Current Allergy and Asthma Reports，19（5）：29．

Chen R，Zhang Q，Chen S，et al，2019．IL-17F，rather than IL-17A，underlies airway inflammation in a steroid-insensitive toluene diisocyanate-induced asthma model［J］．Eur Respir J，53（4）：180/510．

Chen S，Deng Y，He Q，et al，2020．Toll-like receptor 4 deficiency aggravates airway hyperresponsiveness and inflammation by impairing neutrophil apoptosis in a toluene diisocyanate-induced murine asthma model［J］．Allergy Asthma Immunol Res，12（4）：608-625．

Chiang D，Chen X，Jones SM，et al，2018．Single-cell profiling of peanut-responsive T cells in patients with peanut allergy reveals heterogeneous effector TH2 subsets［J］．J Allergy Clin Immunol，141（6）：2107-2120．

Duangmee K，Boonmuang P，Santimaleeworagun W，et al，2022．Urticaria，angioedema，and type I hypersensitivity reactions associated with fibrinolytic agents［J］．Asian Pac J Allergy Immunol，40（4）：379-385．

Ellenbogen Y，Jimenez-Saiz R，Spill P，et al，2018．The initiation of Th2 immunity towards food allergens［J］．Int J Mol Sci，19（5）：1447．

Gargano D，Appanna R，Santonicola A，et al，2021．Food allergy and intolerance：A narrative review on nutritional concerns［J］．Nutrients，13（5）：1638．

Isabwe GAC，Garcia Neuer M，de Las Vecillas Sanchez L，et al，2018．Hypersensitivity reactions to therapeutic monoclonal antibodies：Phenotypes and endotypes［J］．J Allergy Clin Immunol，142（1）：159-170，e2．

Jones SM，Burks AW，2017．Food Allergy［J］．N Engl J Med，377（12）：1168-1176．

Liu X T，Wang D，Wen Y H，et al，2020．Spinal GRPR and NPRA contribute to chronic itch in a murine model of allergic contact dermatitis［J］．J Invest Dermatol，140（9）：1856-1866，e7．

Prasitdumrong H，Duangmee K，Boonmuang P，et al，2020．Incidence of urticaria，angioedema，and type I hypersensitivity reactions associated with fibrinolytic agents in Thailand using the database of the health product vigilance center［J］．Asian Pac J Allergy Immunol，41（1）：67-72．

第 5 章

过敏原的空气生物学

空气是人类赖以生存的环境因子。空气质量一旦遭到破坏就会威胁人类的健康，甚至引起生态失衡。20世纪30～40年代的开创性研究证明空气中的颗粒在最初雾化后可在空气中停留长达1周甚至更长的时间。因此，有可能在离传染源较远的地方仍然可能暴露较多的病原体。随着空气传播病原体研究方法的改进，已有证据表明，来自传染源的微生物（如病毒、细菌和真菌孢子）可能会被气流分散到很远的地方，并最终被传染源近端或远端人群吸入。暴露于空气传播的病原体是所有人类生活的共同特征，因此研究空气生物学的发生发展对疾病的防控、人类的健康与生活具有重要意义。

本章综述空气生物学理论发展，深入介绍生物气溶胶的分类、来源及时空分布，生物气溶胶在呼吸道的沉积，生物气溶胶传播与感染，以及空气中过敏原的调控，为生物气溶胶的安全性防护提供理论指导。

第一节 空气生物学概论

一、空气生物学

空气生物学（aerobiology）是研究空气中生物微颗粒的来源、传播及对动植物健康发展影响的一门学科。主要研究内容包括：①生物微颗粒的发生与来源，包括生物粒子的自然来源和发生机制及粒子浓度和粒度控制等；②生物微颗粒的传播，包括生物粒子在空气中远距离输送和扩散、空气中生物粒子的物理学和生物学的稳定性及其影响因素；③空气生物微颗粒的沉积和作用，包括一般表面的沉着及动物、人类呼吸道内的沉着、分布、滞留、清除的规律和影响因素，从而研究微生物颗粒对动植物及人健康生活的影响。

空气生物微颗粒一般指悬浮于气态介质中生物来源的颗粒物，其空气动力学直径在100μm以下。空气生物微颗粒的种类包括病毒、细菌、立克次体、支原体、真菌孢子、苔藓孢子、蕨类孢子、藻类和植物花粉、昆虫（包括螨）及其碎片和分泌物、动植物源性蛋白、酶及菌类副产物（如内毒素、葡聚糖、真菌毒素）等。这些悬浮在空气中的生物微颗粒与空气形成的二相分散系统称为生物气溶胶（bioaerosol）。

二、气溶胶

气溶胶（aerosol）主要指悬浮在空气中的颗粒，是固态或液态微颗粒悬浮于气体介质中所产生的分散系统。空气气流在液体表面移动时在气液界面处产生小颗粒，从而形成气溶胶。其粒径的大小与空气流速成反比。气溶胶以稳定或准稳定系统状态存在，其粒径范围为 $0.001 \sim 100\mu m$。国内外研究表明，不同种类的空气微生物颗粒具有不同的粒径分布特征。病毒、支原体、衣原体和立克次体、细菌等微粒的粒径主要在 $2\mu m$ 以下；真菌的粒径主要为 $3 \sim 100\mu m$；而真菌孢子介于前两者之间；病毒的粒径约为 $0.02 \sim 0.3\mu m$；花粉的形态多种多样，大小一般不超过 $300\mu m$，大多在 $25\mu m$ 左右；内毒素存在于革兰氏阴性菌细胞外膜层，由蛋白与卵磷脂形成杂聚物，直径 $30 \sim 50 nm$。从粒径分布的特征可以发现，空气微生物是 PM_{10} 和 $PM_{2.5}$ 的重要组成部分（图5-1）。迄今，气溶胶的分类方法很复杂，还没有完全统一。从空气生物学角度分析，如果分散相中含有具体的生物微颗粒，可分为病毒性气溶胶、细菌性气溶胶、真菌性气溶胶、毒素气溶胶、蛋白气溶胶和花粉气溶胶等。

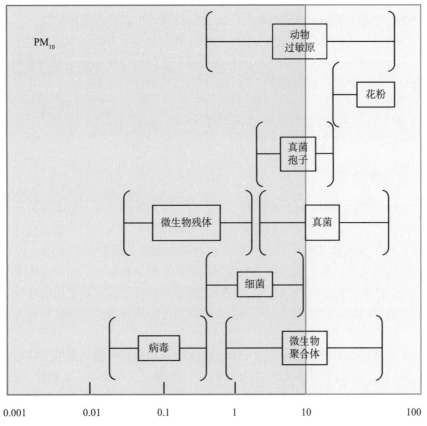

图5-1 不同种类生物气溶胶空气动力学直径（μm）

三、生物气溶胶的来源和分布

（一）生物气溶胶的来源

空气中的微生物和生物性颗粒统称为生物气溶胶。生物气溶胶分布广泛，人类生活在一个庞大的生物气溶胶系统当中。空气中的生物微颗粒随时随地都会影响人类的呼吸系统，并造成某些传染性疾病和过敏等，影响社会生产和人类健康生活质量。生物气溶胶都是暂时悬浮于空气中的微生物和生物微颗粒，主要来源于土壤、灰尘、水体、植物、动物和人类本身。同时，它们也借助空气进行输送，有些花粉、孢子、真菌、细菌芽孢和某些立克次体、病毒都可由大气输送到很远的距离，大气微生物的含量是其输入和衰减动态平衡的结果。

（二）生物气溶胶的分布

Tellier等报道，气溶胶颗粒具备以下3种属性：①遵循气流流线运动特点；②可在气体中悬浮；③具有潜在长距离传播能力。气溶胶颗粒直径跨度大（0.001～100μm），形状不规则，根据颗粒的空气动力学直径，可以将呼吸颗粒分为飞沫和气溶胶。区分飞沫和气溶胶的确切颗粒大小阈值，国际尚未采用统一的标准。世界卫生组织（WHO）和美国疾病预防控制中心（CDC）将直径＞5μm的颗粒视为飞沫，将直径≤5μm的颗粒视为气溶胶。气溶胶通过呼吸道侵袭人体，颗粒大小决定其进入人体呼吸系统后可到达的部位。直径小的气溶胶更有可能被吸入肺部深处，并在下呼吸道的肺泡组织中引起感染，而直径大的飞沫则沉积在上呼吸道。因此，通过气溶胶感染可能导致更严重的疾病。

根据空气动力学理论，不同粒径的空气微生物在大气中的停留时间不同。在静止的空气中，气溶胶的沉降速度与颗粒直径的平方成正比。与较大的颗粒物相比，较小的颗粒物倾向于在空气中停留更长的时间，如图5-2所示，一般从8.2分钟（10μm的花粉过敏原）到41小时（0.5μm的细菌气溶胶）不等。如3μm的球形颗粒在静止空气中沉降1.5m需要1.5小时，而1个10μm的颗粒则需要8.2分钟。直径较大的飞沫由于重力因素在空气气流中迅速沉降，而生物气溶胶粒径更小，在空气中缓慢沉降，因此大气停留

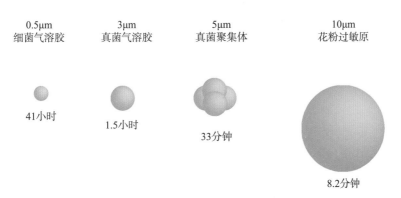

图5-2　1.5m高度不同气溶胶在空气中的滞留时间

时间会更长，这样就客观决定了不同类型的空气微生物可以在环境中普遍存在，广泛分布，并可能导致远距离感染。

第二节　生物气溶胶在呼吸道的沉积

生物气溶胶暴露往往会对人体健康产生不利影响，包括呼吸系统和免疫系统等疾病，而这种影响不仅取决于生物气溶胶的生物学特性，还取决于它们在呼吸道的沉积。吸入到呼吸系统的粒子沉积是指所吸入的粒子在呼吸系统的多个解剖部位、大范围的沉积和再分布的过程。吸入的颗粒沿着一条复杂的路径穿过呼吸道，沉积部位主要是呼吸道，包括鼻腔咽喉（nasopharyngeal airway，NA）、气管支气管（tracheobronchial region，TB）和肺泡（alveolar region，AR）。其中，大气气溶胶沉积于肺泡对呼吸系统的伤害更大，因为进入肺泡的颗粒物无法排出，可使细胞增生、改变遗传物质进而致使癌症发生（图5-3）。气溶胶粒子在肺部的沉积实际上相当于一张滤膜的阻留机制，根据生物气溶胶的空气动力学尺寸和特性，不同粒径气溶胶分别沉积于人体呼吸系统不同位置，较大粒径（＞5μm）的颗粒多滞留在上呼吸道，即沉积在鼻咽区、气管和支气管区。这些颗粒物短暂停留后，会通过纤毛运动、吞咽或咳嗽、打喷嚏而被排除。小粒径（＜5μm）的颗粒可以进入下呼吸道深处，并滞留在细支气管和肺泡中。人体暴露于气溶胶的呼吸健康风险可根据英国国家辐射防护委员会（NRPB）提出的LUDEP模型（Lung Dose Evaluation Program）和国际放射防护委员会（ICRP）提出的人体呼吸道模型，对各级粒径气溶胶中载有毒物质在人体各级呼吸系统的沉积通量进行计算，进而模拟计算气溶胶在呼吸系统中的穿透程度和沉积位置。

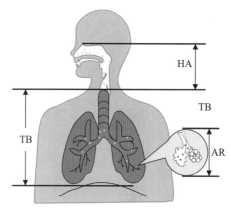

图5-3　生物气溶胶在呼吸道不同位置的沉积

HA. 鼻腔咽喉；TB. 气管支气管；AR. 肺泡

一、沉积机制

人们普遍认为，影响人体肺中气溶胶传输和沉积的主要机制包括惯性碰撞、重力沉降和布朗扩散，以及较小程度上的湍流混合、拦截和静电沉淀。

（一）惯性碰撞

惯性碰撞主要影响大于5μm的颗粒，是指颗粒不能跟随气流方向的突然变化而改变，而是要保持原来的方向行驶一段距离。每次气流改变方向时，颗粒的动量往往会使它们保持在现有的轨迹上，导致颗粒偏离空气流线，并最终碰撞气道壁。颗粒质量越大，流速越大，颗粒与空气流线的偏差就越大，因此颗粒沉积在气道壁上的可能性也越大。惯性碰撞最可能的沉积部位是上呼吸道的复杂几何形状：从鼻腔和口腔延伸到气管入口，以及大中型气道的分叉区域附近。在这些区域，气体流速高于小气道和肺周围。

（二）重力沉降

重力沉降是指颗粒在重力作用下的沉降，主要发生在小气道范围内和肺泡区域。在这些小区域内，气体流速缓慢，空间变得狭小。因而颗粒在那里停留时间长，颗粒在接触气道壁前，所运动的距离小。沉降引起的沉积会随着粒子自由落体速度增大和滞留时间的延长而增加。当重力等于空气中相反的黏性阻力时，颗粒达到其最终沉降速度。在颗粒吸入过程中，这种机制在气道末梢起主要作用，因为呼吸流速变得很慢。当粒子穿过水饱和气道时，由于吸湿作用体积增大，这将导致靠近管道底壁的颗粒浓度更高，从而通过沉降增加沉积。在呼吸道中，通过重力沉降的沉积对于尺寸在1～8μm的颗粒最有效，较大的颗粒主要通过惯性碰撞沉积，较小的颗粒通过布朗扩散沉积。

（三）布朗扩散

布朗扩散沉积是颗粒与气体分子碰撞产生的随机运动的结果。当颗粒直径接近气体分子的平均自由程（mean free path）时，由于滑移导致的空气阻力降低，从而使颗粒不再作为气体中的连续体移动，而是作为离散气体分子中的颗粒移动。扩散导致粒子从高浓度向低浓度传输。肺表面区域粒子浓度较低，因为粒子会被空气清除。扩散在空气速度较低的肺腺泡区域最有效。与碰撞和沉积不同，布朗扩散沉积随着颗粒尺寸的减小而增加，并成为直径小于0.5μm颗粒的主要沉积机制。通过布朗扩散的沉积主要发生在肺的腺泡区域，在鼻、口和咽等气道中也很显著。

（四）湍流混合

湍流混合主要影响上呼吸道和大气道（支气管直径＞2mm）中的气溶胶沉积。这种混合是指流体在湍流状态下经历的不规则波动或混合，导致流体速度及颗粒轨迹在大小和方向上连续经历变化，并最终沉积在气道壁上。湍流可以用叠加了波动的平均值来描述。Matida等的研究表明，湍流混合与惯性碰撞对于颗粒沉积同样重要。湍流混合导致的沉积是流动波动的结果，而惯性碰撞导致的沉积受平均流量的影响。

（五）静电沉淀

与碰撞、沉积和扩散机制相比，静电沉淀的沉积通常被认为是不重要的，因此关于静电荷对肺部气溶胶沉积影响的文献相当少。然而，有些研究表明，电荷可能潜在影响气道中的粒子沉积。静电荷来自空间电荷力和镜像电荷力。空间电荷力是气溶胶云中带电粒子之间的排斥力。镜像电荷力（也称为感应电荷力）是带电粒子与其在导电表面上的镜像电荷之间的吸引力。虽然人的气道通常是中性的，但在表面，特别是在肺周围的小气道内，可能会感应出与带电粒子大小相等、极性相反的图像电荷。

（六）拦截

当粒子离气道壁足够近，以至于边缘触及其表面时，就会发生拦截沉积。这是细长颗粒（如纤维）沉积的重要机制，其长度与直径之比很大。例如，长度为 40μm、直径为 0.5μm 的纤维具有 1.3μm 的等效球形直径。对于该纤维，通过碰撞或沉积方式的沉降相对较低，而拦截变得重要。拦截沉积随纤维长度增加而增加。

二、肺沉积模型

当吸入生物性颗粒或施用药物时，对人类呼吸道中气溶胶运输和沉积的计算预测有助于评估有害或治疗性健康影响。人类呼吸道中的颗粒沉积由生物因素（如肺形态和呼吸模式）和物理因素（如流体动力学、颗粒特性和沉积机制）决定。当前研究的颗粒沉积模型可以分为两类，即沉积在整个肺中（全肺模型），或沉积在肺的局部区域中（局部尺度模型）。在全肺模型中，单个气道中的颗粒沉积通过颗粒沉积效率和特定流动条件的分析方程（分析模型）来计算。在局部尺度模型中，通过计算流体和粒子动力学（CFPD）方法（数值模型）求解粒子传输和沉积方程。当前，模拟吸入颗粒沉积的流行方法是半经验模型（semi-empirical model）、"喇叭"模型（"trumpet" model）、确定性单路径模型（deterministic single-path model）和多路径模型（deterministic multiple-path model）及随机多路径模型（stochastic multiple-path model）。

（一）半经验模型

为进行放射防护，国际放射防护委员会（International Commission on Radiological Protection，ICRP）提出了一种用于人类呼吸道区域沉积的半经验模型。形态计量模型由4个解剖区域组成：①胸前区域（ET），由前鼻腔通道（ET1）及鼻后通道、鼻咽和喉（ET2）组成；②由气管和支气管组成的支气管区域（BB）；③细支气管区域（bb），由细支气管和末端细支气管组成；④肺泡间质区域（AI），由呼吸性细支气管、肺泡管和被肺泡包围的囊组成。

在计算颗粒沉积时，人的呼吸道被看作是一系列的过滤器（区域），吸入的颗粒在吸气时通过这些过滤器，在呼气时又通过这些过滤器排出。不同肺区域的沉积通常用沉积分数来表示，沉积分数定义为到达该区域的吸入颗粒物的分数，乘以该区域的沉积效率。这种半经验模型的主要好处是，它们是基于志愿者的实际测量数据。而且肺的形态计量结构相对简单（只有4个区域），不需要复杂的计算机程序，因此有利于ICRP模型的应用。此外，任何对总沉积和区域沉积计算感兴趣的研究者都可以很容易地购买到这种计算机代码。然而，半经验模型的缺点主要是，无法提供有关给定区域内颗粒沉积的信息，例如，在单气道中的沉积效率。

（二）"喇叭"模型

在此模型中，人的气道系统可近似为一维可变横截面通道，其中横截面是给定对称肺模型的函数。因此，每个气道分支具有相同的尺寸，并以其距气管起点的轴向距离为特征。在肺腺泡的分支中，肺泡的额外体积环绕着通道。截面积随着与气管的距离呈小号状而急剧增加，因此又称为小号模型。呼吸过程被描绘为气道和肺泡体积均匀扩张和收缩时空气进出该通道的运动。其沿通道的沉积及潮气和储备量之间的混合，通过质量平衡方程对各种沉积机制进行了数学上的描述，其中质量损失方程具有不同的损失项，并使用解析方程模拟扩散沉积、沉淀和碰撞。输运方程可以通过解析（无轴向扩散）或通过数值方法求解，以解决更复杂的初始条件和边界条件。"喇叭"模型最初由 Taulbee 和 Yu 描述，随后 Taulbee 等进行修改，并进一步由 Egan 和 Nixon 等发展，使用最新的沉积方程式进一步开发了这种方法。随后，Lazaridis 等对该模型进行了扩展，纳入了影响吸入气溶胶大小的动态过程，如吸湿生长、凝聚、电荷和气相化学反应等。

这种方法的重要限制是不能模拟气道几何形状和相关流量的非对称效应。然而，这种模式的优点是具备描述输运和沉积现象的微分方程的精确数学公式和解决方案，以及通过简单地在右侧添加特定的损耗项而方便地计算不同种沉积机制同时作用下的沉积效率。

（三）确定性单路径模型

Yeh 和 Schum 的典型通径肺模型指出，在给定的气道分支中，所有气道具有相同的线性维数，每个气道分支出两个相同的子气道。因此，吸入颗粒从气管到肺泡囊的所有路径都是相同的，可以用单一的路径表示。由于分支对称，吸入气流和吸入颗粒物在各气道中均匀分布，导致各气道中沉积分数相同。沉积效率是通过应用解析沉积方程式针对不同物理沉积机制在直圆柱管中指定的流动条件下计算得出的。

单路径模型的主要优势是几何简单，因为单个平均路径不需要分支结构和肺通气的详细知识。从建模的角度来看，这些模型对计算要求不高，因此被频繁使用。相反，这种形态测量的简单性及不同物理机制和相关流体动力学的沉积方程之间的内在关系限制了此类模型用于预测非对称和可变肺结构中真实沉积模式的应用。

（四）确定性多路径模型

多路径模型比单路径模型更真实，因为多路径模型是基于对单条气道及其分支结构的实际测量，而不是基于平均值，从而反映肺的不对称分支模式。然而，目前还没有对人类肺的完全确定性的不对称描述。引入叶状不对称性的第一步是 Yeh 和 Schum 的 5 叶肺模型，尽管假设每个肺的描述为单侧通路。在 Asgharian 等的多径粒子沉积（MPPD）模型中，支气管气道的几何形状由随机肺模型衍生的 50 种结构不同的多径模型表示，并假设其概率密度函数和参数相关性与 Raabe 等在肺铸型中发现的相同。由于在腺泡区扩散沉积是由体积驱动的，而不是由结构驱动的，肺腺泡区的结构组织几乎不影响最终的沉积组分。因此，MPPD 模型考虑了气道的分支不对称性和相关流速，从而可以计算叶状沉积，而这是对称肺模型无法预测的。

在气道分叉处，假设每个非对称分支气道内的气流与其远端体积成正比，采用数学运算模拟其近端和远端颗粒浓度随时间的变化。在已知气道近端颗粒浓度的情况下，考虑各种沉积机制下的沉积效率，就能够计算出气道远端颗粒浓度。

这种模拟计算方法的主要优点是：①在真实的肺结构（即非对称肺结构）中，可以得到物质平衡方程的精确解；②平均沉积组分的确定是基于更真实的人体气道形态描述；③肺几何结构的不对称性允许气道分支或肺区域及肺叶之间的个体内和个体间变化。多路径模型的主要限制是形态学数据仅适用于大型支气管气道，而且仅适用于单个肺，因此所测量的气道形态学必须由随机结构不同的确定性多路径模型进行补充。

（五）随机多路径模型

随机多路径模型为单个颗粒随机选择一个气道序列，并通过随机建模技术分析颗粒的肺沉积效率。分支气道系统通过一系列 Y 形气道分叉单元进行建模，这些单元由一个母管和两个随机且不对称划分的子气道组成。通过分叉而不是圆柱形气道来描述肺部几何学。为了模拟通过肺的随机路径，两个子气道的几何属性在每个分叉处从它们的概率密度函数中随机选择，尽管受到一些参数之间相关性的限制。根据远端肺容积，从分流分布中随机选择颗粒通过长支或小支的实际路径。由于所选气道序列的可变性，颗粒沉积的所有路径各不相同，在单个气道中的沉积组分也不相同。通过模拟许多颗粒的随机路径，通常是数万或数十万的量级，就可以计算出总体、区域和分支沉积的统计手段，还可以提供有关基本统计分布的资料。

由于目前关于气道分叉内单个颗粒的输运和沉积的信息仅局限于少数选定的分叉模型，单个气道内颗粒的沉积目前是基于不同沉积机制的解析方程所给出的一组颗粒的平均行为。为了减少迭代次数来改进蒙特卡罗计算的统计性，通过减少吸入颗粒物的统计权重来模拟其沉积，即颗粒物以较小的统计权重继续其路径，而不是从进入肺部的入口再次开始。然而，随机肺的几何形状是从单个肺的测量得来的，因此可能不具有特定个体的代表性。这一限制适用于所有现有的形态学肺模型。

三、生物气溶胶粒子沉积的特殊性

上述总结了气溶胶沉淀模型，事实上，呼吸道与物理滤膜完全不同，是具有生命代谢的活性材料。所以，当粒子沉积到呼吸道表面后，会发生一些与滤膜阻留不同的现象和结果。

（一）机体对颗粒物的清除机制

机体的生理结构针对颗粒物入侵具有自我防护的机制，如呼吸系统中鼻毛有阻挡大颗粒物的作用、呼吸道黏膜对颗粒物具有吸附作用、鼻内纤毛具有推送转移附着异物的作用、肺泡内吞噬细胞具有吞噬作用、B 细胞具有免疫抗体作用等。沉积在上呼吸道的颗粒物直径为 $2.5 \sim 10\mu m$ 时，呼吸道壁上纤毛会在规律的运动下逐步向外推动，通过打喷嚏、咳嗽的形式排出体外。当颗粒到达肺深处或肺泡内时，颗粒物会激活肺巨噬细胞的免疫吞噬作用，主动将侵入的粉尘颗粒、细菌病毒等气溶胶颗粒吞噬并转变为细胞质中含有大量颗粒的尘细胞，之后一部分尘细胞通过肺泡内纤毛的推送作用和黏液的流动作用，经支气管、气管、咽、口鼻排出体外。

（二）生物气溶胶颗粒特殊的沉积机制

生物气溶胶颗粒如细菌、病毒、立克次体、支原体或真菌孢子等沉积到呼吸系统中会表现出相当程度的主动性。决定其主动性的因子主要是微生物的侵袭力（invasiveness），这是微生物能突破宿主皮肤、黏膜生理屏障，进入机体并在体内定植、繁殖和扩散的能力。构成侵袭力的物质基础是荚膜和微荚膜、黏附素和侵袭性酶。

荚膜（capsule）是某些细菌表面的特殊结构，是位于细胞壁表面的一层松散的黏液物质。荚膜的成分因不同菌种而异，主要是由葡萄糖与葡萄糖醛酸组成的聚合物，也有含多肽与脂质的。与细胞壁结合牢固，厚度 $\geqslant 0.2\mu m$ 的称为荚膜或大荚膜，如肺炎球菌（*Streptococcus pneumococcus*）。与细胞壁结合牢固，厚度 $< 0.2\mu m$ 的称为微荚膜，如伤寒沙门菌（*Salmonella typhi*）的 Vi 抗原。边界不明显的称为黏液层（slime layer），如葡萄球菌（*Staphylococcus*）。荚膜保护病原菌不受白细胞吞噬，而且能有选择地黏附到特定细胞的表面，表现出对靶细胞的专一攻击能力。

黏附素（adhesin）是细菌表面存在的一些特殊结构和相关蛋白质，具有使细菌黏附到宿主靶细胞的作用。它是病原菌接触和感染细胞的第一步，能抵抗黏液冲刷、细胞纤毛运动和肠蠕动等清除作用，有利于微生物颗粒在呼吸道上定居。黏附素有两类，即菌毛（fimbriae）和非菌毛黏附物质（afimbrial adhesin）。菌毛主要存在于革兰氏阴性菌，不同的细菌有不同的菌毛。非菌毛黏附物质主要见于革兰氏阳性菌，是菌体表面的毛发样突出物，如 A 群链球菌（*Streptococcus*）的脂磷壁酸（LTA）等。菌毛的黏附作用具有选择性，这与宿主细胞表面的特殊受体（receptor）有关。人类呼吸道上遍布了微生物的受体，进入呼吸道的生物气溶胶颗粒如果与专一性受体牢固结合，就避免了机体的清除反应。

侵袭性酶是病原菌在代谢过程中合成的具有侵袭性的酶类，这些物质一般不损伤机体组织细胞，但能协助病原菌在机体内的定植、繁殖及扩散。常见侵袭性酶主要有透明质酸酶、硫酸软骨素酶、链激酶、胶原酶等。它们的共性是使机体组织结构疏松通透性增强，从而有助于病原菌及其毒素迅速扩散。

第三节　生物气溶胶传播与感染

大气中的生物性颗粒和非生物性颗粒主要通过大气的气流进行迁移、沉降和沉积到地面或植物表面及经降雨冲刷而被去除。根据颗粒物的粒径和空气动力学的特征，生物性颗粒在大气中的平均停留时间范围很广，从不到一天到几周不等。例如，较大的花粉粒（100nm 以上）在大气中停留的时间较短；真菌孢子在大气中的停留时间约为 30 分钟；而粒径小的颗粒物如内毒素、葡聚糖过敏原等的停留时间能够达到 60 小时；粒径在 100nm 以下的颗粒物如病毒的停留时间也能够达到 60 小时甚至更长。生物气溶胶颗粒的大气传输受气象条件的严重影响。不同粒径的生物气溶胶颗粒在大气中停留时间不同，因而对健康、生态环境的影响也不同。生物气溶胶的传播机制是其在大气反应过程中发挥作用的基础。通过大气的传输，足够量的生物气溶胶被传输到其相对应的大气环境中。

一、病原微生物气溶胶的传播与感染

大气对于微生物的传输体系包括多种释放源，如土壤、海洋、植物及人与动物等。微生物释放进入大气主要取决于表面覆盖物的类型和不同生态系统（城市、乡村、森林、沙漠、海洋等），并且随着昼夜交替和季节的变迁产生暂时性的变化。例如，对于固体表面（土壤和植被）生物气溶胶的释放，风速是最主要的决定因素。风吹过水和陆地表面产生气溶胶，使其悬浮在空气中并进行传输。一些真菌的分生孢子可以通过一些气象因素如光照、风速、温度、湿度等产生扰动，使得其气溶胶化。研究发现，沙尘天气室内和室外区域的生物气溶胶（细菌和真菌）浓度都显著增加，主要的细菌成分是芽孢杆菌属（*Bacillus*）、微球菌属（*Micrococcaceae*）、链霉菌属（*Streptomyces*）和葡萄球菌属（*Staphylococcus*），革兰氏阳性菌的浓度高于阴性菌。

对于大部分室内微生物，其传播方式主要是飞沫传播或微生物气溶胶的空气传播。Wells 等提出生物气溶胶的传播方式有 3 种：尘埃、飞沫（droplet）和飞沫核（droplet nuclei，airborne transmission）。世界卫生组织（WHO）根据飞沫粒径大小来区分飞沫核传播（≤5μm）和飞沫传播（＞5μm）。根据传播距离的不同，可将其分为短距离传播（个体之间的，一般距离＜1m）和长距离传播（一般距离＞1m）两种途径。短距离空气传播途径主要是基于传染源与易感者之间的近距离接触。飞沫核中的病原体有蛋白质壳膜结构，不易受到干燥和其他理化因素的影响，因而存活能力、传播能力和致病性较强。这些传播都会受到个体、呼吸模式如打喷嚏、咳嗽等因素的影响。此外，儿童与成人的传播模式也有所不同，可能是由于呼吸高度不同。儿童具有更强的地面活动力度，微生物二次悬浮的力度也存在很大的差别。研究表明，儿童长期暴露于高浓度的不动杆菌属（*Acinetobacter* sp.）、乳酸菌属（*Lactobacillus*）、奈瑟菌属（*Neisseria*）等环境中，其患哮喘和枯草热的概率与所暴露细菌的浓度成正比。

生物气溶胶中的病原微生物，会直接导致呼吸系统感染的发生。呼吸系统疾病每年造成全球近 500 万人的伤亡，致病菌的空气传播使这种状况更加严峻。研究表明，病原体的空气传播是导致呼吸系统感染大规模暴发的重要原因。空气中很多常见的真菌，如曲霉属（*Aspergillus*）、枝孢属（*Cladosporium*）、青霉属（*Penicillium*）和微球菌属（*Micrococcus*）的暴露均与白介素 -6（IL-6）和白细胞计数（WBC）水平有显著的正相关性。有研究表明，新生儿在出生时，鼻咽喉部位是无菌状态，随着与大气环境及周围人群的接触，逐渐发生细菌的定植，形成一个菌群平衡状态。这种动态平衡的微生态系统，对人类健康有积极的作用。然而，通过呼吸暴露，人体吸入空气中的致病菌，将改变原有的共生益生菌含量，打破呼吸系统菌落稳态平衡。某种优势微生物会大量繁殖，这就会造成呼吸道细菌感染或者病毒与细菌协同感染。这种不平衡的状态也会引起新的病原体入侵，造成呼吸道入侵式感染。研究表明，对于呼吸系统细菌感染的病例，大部分是由流感嗜血杆菌（*Haemophilus influenzae*）造成的，而且一些耐药细菌如耐甲氧西林金黄色葡萄球菌（methicillin-resistant *Staphylococcus aureus*，MRSA）可以通过呼气运动被释放到环境中，引起呼吸系感染性疾病的传播。

二、病毒气溶胶的传播与感染

病毒的空气传播主要通过3条途径或其组合传播：①感染宿主的感染性分泌物与易感宿主的黏膜直接或间接接触；②含病毒的飞沫与上呼吸道表面接触；③吸入含病毒的雾化小颗粒或飞沫核。不同传播方式的相对重要性因病毒而异，传统认为飞沫传播是呼吸道病毒的主要传播途径，但随着气溶胶研究的不断进展，越来越多的证据表明气溶胶传播也是呼吸道病毒的重要传播途径。

病毒气溶胶的传播需要病原体在整个空气传播过程中保持传染性，无论有无中间的沉积事件，外在环境因素（温度、湿度、紫外线等）和生物气溶胶本身（颗粒大小、结构、致病性等）都会影响其传播。

（一）环境因素

Hermann 等报道了温度和相对湿度（relative humidity，RH）对气溶胶中猪繁殖与呼吸综合征病毒（porcine reproductive and respiratory syndrome virus，PRRSV）稳定性的影响，结果证明 PRRSV 气溶胶在低温或低相对湿度的情况下更稳定，而且温度对 PRRSV 的半衰期的影响比相对湿度大。Schuit 等在相对湿度为20%和70%的条件下模拟日光对生物气溶胶中流感病毒存活的影响，发现两个相对湿度水平结果之间没有显著性差异，而日照水平与流感气溶胶传播呈负相关。此外，空气的流动和候鸟迁徙也会影响气溶胶的传播。候鸟中，禽流感通常呈现低致病性，但是通过种间传播，可能出现致病性增强的现象，从而对候鸟、家禽及人类构成了一定的威胁。

（二）内在因素

气溶胶本身的颗粒大小决定了其在空气中悬浮的能力。Alonso 等比较了两个不同空气采样器在猪和家禽养殖场中的病毒检测性能时发现，大颗粒中检测到的病毒 RNA 拷贝浓度较高。病毒存活（生物衰变）的一个关键因素是气溶胶中含水量的变化，比如含有结构性脂质的病毒（如流感病毒）是疏水性的，通常比无脂病毒更稳定。

第四节　过敏空气生物学

作为大气颗粒物的主要成分之一，生物气溶胶的健康效应日益受到关注。生物气溶胶会严重影响人类健康，引起多种疾病，主要有过敏性疾病、呼吸系统感染与癌症、病态建筑综合征等。致敏是生物气溶胶常见的健康效应。许多花粉和细菌、真菌分泌物会作为过敏原，引发过敏反应。空气中很多常见的真菌，如曲霉属（*A spergillus*）、枝孢属（*Cladosporium*）、青霉属（*Penicillium*）和微球菌属（*Micrococcus*）的暴露均与白介素 -6（IL-6）和白细胞计数（WBC）水平有显著的正相关性，可能进一步引发过敏性呼吸系统疾病，老年人的相关性比年轻人更强。另外，花粉症也是生物气溶胶引起的常见疾病。花粉症是指飘浮在空气中的花粉在与人体发生接触后，导致人体产生一系列的过敏性疾病，如过敏性鼻炎、过敏性皮疹、支气管炎和哮喘等。

一、真菌气溶胶与呼吸道过敏

真菌在室内和室外环境中无处不在。大多数真菌是通过向空气中释放孢子来传播的，这种现象被认为是由两种能量驱动的：真菌自身提供的能量和外部来源提供的能量，如气流、雨水、重力或温度和营养来源的变化。真菌由于其疏水性，大部分能在大气中以单个孢子、聚合体或碎片的形式存在。这些空气传播的真菌孢子和菌丝碎片被称为真菌生物气溶胶，能够抵抗环境压力，并适应空气传播。真菌生物气溶胶构成了周围空气中微生物的主要成分。

（一）真菌气溶胶的医学研究进程

长期以来，真菌一直被认为是哮喘和过敏性疾病的病因，而在过去的一个世纪中，这种联系变得越来越明显。1949年，加拿大医生查尔斯·沃尔顿（Charles Walton）根据数年的研究指出，大量季节性过敏，除真菌孢子接触外，其他任何原因都无法解释。1935年，费恩伯格（Feinberg）提请人们注意对链格孢菌（*Alternaria*）的敏感性及其明显的季节性特征。随后在1944年，大量孢子变态反应被报道后，*Allergy in Practice* 中将真菌敏感性视为吸入性敏感性的最重要类型。约30年后，人们普遍认识到囊性纤维化（cystic fibrosis，CF）患者中曲霉菌（*Aspergillus*）感染的频率很高，其特应性发生率约为50%，这远远高于普通公众的比率。目前，暴露于真菌和相关潮湿环境被认为是呼吸系统疾病和哮喘的重要因素，是职业相关的超敏性疾病的主要因素，也是超敏性肺炎的重要因素。真菌再次成为过敏和哮喘的重要因素可以追溯到2004年发布的报告 Damp Indoor Spaces and Health，由9名科学家组成的小组评估了流行病学证据，并得出结论：有充分证据表明，暴露于潮湿的室内环境与已致敏的哮喘患者中存在霉菌和上呼吸道症状、咳嗽、喘息和哮喘症状之间存在关联。之后关于微生物群和建筑环境的报告表明，暴露于室内微生物与呼吸道过敏症状的发展之间存在联系，特别是那些因暴露于潮湿室内环境中活跃的微生物而产生的症状。他们进一步发现，接触某些微生物，包括早期接触与动物有关的各种微生物，可能对健康产生有益影响，例如防止出现过敏和呼吸道症状。事实上，这是卫生假说的一部分。该假说表明接触某些微生物，特别是在生命早期提前接触，对预防过敏性疾病的发生有深远的意义，对健康也有着长期有益的影响，尤其是免疫系统。

（二）空气传播中真菌孢子的评估

通常以估算空气传播的真菌孢子浓度来评估真菌暴露，但该值可能仅是总真菌颗粒暴露的替代值。澳大利亚的研究人员证明，在发芽的真菌孢子的不同部位可以鉴定出不同数量的真菌过敏原。随后的研究表明，可识别孢子以外的颗粒物对真菌过敏原暴露的贡献很大。研究人员报道，来自真菌结构的颗粒雾化的浓度是孢子的300～500倍。一项对生物气溶胶的研究使用可吸入分数采样器对39个真菌过敏性受试者的住所进行了采样，并使用常驻受试者的免疫球蛋白E（IgE）通过免疫染色对这些样品所含过敏原颗粒进行了分析。结果表明，与受试者IgE结合的真菌颗粒的浓度比屋尘螨（Der p 1）、家猫过敏原（Fel d 1）和蟑螂过敏原（Bla g 1）颗粒的总浓度高1.7（卧室）和1.4（客厅）倍。研究表明，在未来的暴露评估中应考虑家庭中的可吸入真菌气雾剂。物种特异性单克隆抗体的开发及用于直接从空气中收集的颗粒的免疫染色方法，使人们能够鉴定以前无法辨认的真菌片段。使用这些方法进行的研究表明，所有菌丝片段中约有1/4表达可检测到过敏原，而较大的真菌片段则是导致空气过敏原的重要原因。从家中收集的空气样本中含有大量真菌孢子、分生孢子、菌丝和其他真菌颗粒。鉴定含有过敏原的真菌颗粒的进展重新引起了人们对慢性真菌暴露的担忧。在家庭、学校和办公楼中尤其值得关注。在这些环境中生活、学习和工作的个人可能会接触到许多类型的真菌成分，包括碎片、真菌毒素和微生物挥发性有机化合物及孢子。这些担忧得到了最近关于小鼠慢性真菌暴露机制研究的支持。实验人员每周两次使用仅由鼻腔向小鼠肺部输送烟曲霉的孢子，持续13周，评价小鼠的肺结构变化、特异性免疫细胞募集和血清抗体应答。研究人员在肺中观察到烟曲霉孢子发芽，以及肺血管周围空间的真菌碎屑。这些长期的反复接触导致肺部疾病，包括肺部多细胞浸润、上皮黏液分泌过多、杯状细胞化生、上皮下纤维化和气道高反应。气道中的细胞浸润主要由表达前过敏性细胞因子IL-13的CD4$^+$T细胞主导，而且，这些长期暴露的动物总IgE产量也增加了。

（三）真菌气溶胶与过敏性疾病

研究表明，多种定义明确的人类疾病是由接触真菌或其代谢物引起或引发的。这些疾病包括过敏性支气管肺真菌病（allergic bronchopulmonary moycosis，ABPM）、过敏性真菌性鼻窦炎（allergic fungal sinusitis，AFS）和过敏性肺炎（hypersensitivity pneumonitis，HSP）。虽然完全避免真菌感染对这些疾病并没有显示出临床治疗效果，但是暴露在真菌环境中显然会发生恶化。因此，对这些疾病进行环境控制的目标是避免它们进一步恶化。

ABPM是一种炎性肺病，其特征在于一系列标准，包括哮喘、短暂的肺混浊、近端支气管扩张、嗜酸性粒细胞增多和总IgE升高，以及特定IgE升高和某些真菌的沉淀性IgE。它通常发生在患有哮喘或囊性纤维化的个体中。这种疾病被报道主要与气溶胶中的曲霉菌（Aspergillus）相关。曲霉菌占空气中真菌的12%左右，主要以枯死的植物、动物的排泄物及动物尸体为营养源。其形态特征是在分生孢子的头部有一个顶囊。常通过分生孢子或菌丝在空气中传播。这种疾病会因暴露于患者敏感的真菌过敏原而加重，因此避免接触过敏原是治疗的一个重要组成部分。

过敏性真菌性鼻窦炎（AFS）是一种独特的非侵袭性真菌性鼻窦炎，诊断AFS的主要标准是：有过敏症状，伴鼻息肉、嗜酸性黏液、真菌染色阳性和CT阳性。显著相关的气溶胶颗粒包括链格孢菌（Alternaria）、附球菌（Epicoccum）、单格孢属（Uloccladium）、葡萄孢属（Botrytis）和双极霉属（Bipolaris）。研究表明，鼻息肉的存在与过敏性真菌性鼻窦炎和对真菌的敏感性有关，机体对真菌的强烈过敏反应，导致过敏（嗜酸性）黏蛋白的形成、黏膜淤滞和窦性混浊。

过敏性肺炎（HSP）是一种肺部炎性疾病，是由对多种有机颗粒吸入的过度免疫反应引起的。最常见的抗原颗粒是禽类蛋白质和细菌，例如嗜热放线菌（Thermophilic actinomycetes）。研究报道，真菌颗粒也会参与HSP的发生。该疾病的临床过程是可变的，其诊断是困难的，因为没有特定的测试或生物标志物提供一致的诊断。组织病理学通常由肉芽肿性间质性细支气管中心性肺炎组成，其特征是存在形成不良的肉芽肿和由淋巴细胞、浆细胞和巨噬细胞组成的显著间质浸润。

　　真菌是普遍存在于室外和室内空气中的微生物，时刻影响人类健康发展。虽然室外暴露在高浓度的孢子中会影响健康，如雷暴天气引起的哮喘发作，但大多数人似乎相对不受影响，而只是针对于过敏体质。室内暴露和潮湿会增加幼儿患哮喘的风险。当前，比较有效的过敏疾病干预措施主要是减少室内暴露、减轻室内潮湿等，通过减少水分、杀死真菌和清除污染物质的措施降低环境中的真菌气溶胶颗粒浓度。

二、花粉气溶胶与呼吸系统过敏

（一）花粉粒简介

　　花粉粒是开花植物（被子植物）和针叶树（裸子植物）有性生殖中的雄性配子体。传粉，即将花粉粒从雄性生殖结构转移到雌性生殖结构，可以通过风、水或动物3种媒介来完成。在风媒传粉的植物中，花粉粒被释放到空气中，然后被动地找到合适的雌花柱头。由于这种传粉方式比昆虫传粉效率低，风媒植物产生大量花粉以确保成功受精。此外，这些植物的花通常没有花瓣，并且花粉囊暴露在流动的空气中。因此，风媒植物的花粉在大气中是最丰富的，在人类暴露方面也是最重要的。风媒是温带植物的一种常见策略，而热带植物通常产生昆虫授粉的花。花粉颗粒通常是球形的，有一个坚硬的细胞壁，含有一种复杂的以多糖为基础的物质，称为孢粉素。用光学显微镜能够观察花粉粒的形状和大小，以及花粉壁的结构。许多花粉颗粒有孔和（或）沟，在其表面还有一些独特的包含物。根据形态学特征，一些谷粒可以被划分为非常具体的分类类别（例如，香蒲-阔叶香蒲）。其他不太明显的类型只被分配到相对较大的组中（如草花粉）。在一个属内，花粉的大小范围一般很小，通常可以用作诊断特征。大多数空气传播的花粉颗粒直径为15～50μm，而花粉的总体粒径范围可能宽至10～100μm。

（二）花粉过敏原的分离鉴定

　　花粉过敏原的分离表明，花粉过敏原通常是低分子量（5～60kDa）蛋白质或糖蛋白，与水溶液接触后迅速释放。推测这些蛋白质的功能包括细胞识别因子、参与花粉萌发的酶或花粉管生长的贮藏蛋白。然而，只有很少的证据表明这些蛋白质可能参与植物内部和植物之间不亲和性反应的识别系统，或者它们具有酶活性。因此，花粉过敏原在植物中的作用尚不清楚。花粉过敏原的效力不仅仅是蛋白质丰度的问题，例如，在黑麦草花粉中，两种相同数量的过敏原根据放射变应原吸附试验（RAST）抑制产生很大不同的变应原。因此，结构和（或）成分的差异会导致不同的过敏原性。此外，不同类群之间存在相当程度的过敏原交叉反应。免疫金标记实验已经将部分过敏原定位在花粉粒壁（外壁）和细胞质中。

　　花粉过敏原已从室外空气的小颗粒中部分分离（与各自的花粉粒无关）。Schappi等回收的桦树花粉过敏原（Bet v1）1.2ng/m³，相当于从小于7.5μm的颗粒部分中提取200个桦树花粉颗粒（直径通常为25μm）。豚草过敏原也已从小颗粒中分离。降雨过程中，在小于5μm的颗粒物中已回收草粉花粉过敏原（Lol p 5），并且在空气样品载玻片上经常看到破裂的花粉粒。草过敏原已在细颗粒气雾剂中被测定，并附着在淀粉颗粒和燃烧（柴油机废气）颗粒上。

（三）花粉过敏原的传播与健康影响

花粉粒虽然只占大气中空气传播颗粒的一小部分，但它是花粉过敏患者呼吸过敏反应的病原体。花粉粒进入上呼吸道，由于直径大于 $10\mu m$，故很少到达支气管区域。然而，支气管哮喘及其等同疾病，如刺激性咳嗽，在花粉过敏人群中造成的影响并不少见。遵循托马斯的假设，致敏花粉粒要满足以下原则：①必须含有能够在特应性受试者中引发过敏反应的抗原；②花粉量大；③必须有浮力才能被运送到很远的地方；④应由大量生长的植物产生。因此，在引起花粉过敏的植物中，主要是那些以风为花粉载体，通过空气传播的花粉释放过敏原而被定义为喜风的植物，如豚草、艾蒿、桦树、橄榄、柏树，被认为是造成过敏的主要原因，因为它们在花期会向空气中释放大量花粉。

在自然授粉过程中，成熟的花粉粒在传播时被花药释放会脱水。一旦花粉粒接触到潮湿的表面，它们就吸收水分，同时经历快速的代谢变化和超微结构的改变。花粉过敏原可能位于花粉壁和（或）细胞质中，并且当花粉粒与口腔、鼻腔或结膜黏膜接触时迅速释放，从而在致敏患者中诱发花粉症症状的出现。另外，细胞质过敏原位于淀粉颗粒周围的膜中，当花粉在渗透休克下破裂时，细胞质过敏原被释放到空气中，产生可吸入的过敏原气溶胶。特别是已经观察到新鲜的桦树花粉在高湿条件下会破裂，释放出一种气溶胶，其特征是花粉细胞质的碎片，大小从 $30nm$ 到 $4\mu m$，含有桦树花粉过敏原（Bet v 1）。泰勒等观察到约 65% 的花粉粒生长出一个高达 $300\mu m$ 的花粉管，并在高湿环境下释放其细胞质内容物。释放的颗粒，如破碎的花粉细胞质，形成超细气溶胶。这些超微花粉气溶胶的浓度与花粉症患者的症状严重程度呈高度相关。然而，过敏原暴露、气道炎症与临床症状之间的关系复杂，涉及过敏原以外的因素，特别是空气污染可能导致哮喘活动，诱发炎症。而生活在城市地区的受试者比农村地区的受试者更容易受到植物源性呼吸系统疾病的影响，并且环境污染程度也影响花粉过敏原的释放。

（四）花粉源的分布

产生花粉植物的分布自然是植物区系格局的结果。例如，北方森林有大量松树、云杉、铁杉和桦树花粉。西南的一些山脉支持着山雪松林，它们释放出大量花粉。草是世界上重要的花粉来源。空气中花粉的浓度取决于源植物的丰度，以及控制花粉释放和传播的因素。植物产生花粉是响应内部基因控制的周期，受环境因素的影响，如温度、有效水分和光线。在世界温带地区，大多数树木在冬季休眠后来年春天产生花粉。有些树（如桦树）在秋天产生繁殖结构，而花粉在春天成熟。其他（如枫树）则在春天开花。由于需要协调生殖能力，特别是在风媒传粉的植物中，花粉释放的信号主要受环境的影响。为了最大限度地提高成功受精的可能性，树木类型的花期通常较短（1～2周）但强烈。此外，一些树木类群（如桦树、松树、山毛榉）在繁殖过程中进行了大量循环，在花粉生产和种子结集特别丰富的一年（这对于那些对这些花粉敏感的患者来说是非常糟糕的年份）之后，1～2年内的产量急剧下降。所有一年生植物和多年生植物每年都会死亡，在它们足够成熟产生花粉之前，营养结构需要几个月的时间才能生长。例如，在寒冷气候下，草籽发芽早，但在夏季开花前需要几个月（4～6个月）的生长期。一些草类和许多草本类群的开花和花粉季节通常持续1个月或更长时间。

天气条件也是影响花粉过敏原的重要因素。空气中携带过敏原的颗粒比花粉粒小得多，这一发现提供了一种可能的解释，例如在天气扰动时（尤其是雷暴和降雨期间）花粉释放的颗粒。有证据表明，雷暴可能与花粉症患者的过敏性哮喘流行有关，尤其是在花粉季节，雷暴发生主要是在欧洲（英国的伯明翰和伦敦以及意大利的那不勒斯）和澳大利亚（墨尔本）。地面上的雷暴可能携带花粉粒。在地面上，花粉破裂会随着微小尺寸的致敏生物气溶胶的释放而增加，这种气溶胶来自细胞质，可以深入到下呼吸道。有证据表明，在潮湿条件下或雷暴期间，花粉粒在被渗透冲击破裂后，可能会向空气中释放部分内含物，包括可呼吸的、携带过敏原的细胞质淀粉颗粒（0.5～2.5μm）或其他可到达下呼吸道的微量成分，在花粉症患者中引起哮喘反应。

三、粉尘（尘螨、动物皮屑）气溶胶与呼吸系统过敏

在胶体概念中，粉尘是指有机的或无机的固体物质，因机械过程（破碎、筛分、运输等）而产生的微细粒子，能在气体中分散（悬浮）一定时间的固体粒子。粉尘的粒径范围很广，从10μm至数百微米。粉尘可以根据许多特征进行分类，在大气污染控制中，根据大气中粉尘微粒的大小可分为：①飘尘，指大气中粒径＜10μm的固体微粒，它能较长期地在大气中飘浮，有时也称为浮游粉尘。也被称为可吸入颗粒物，英文缩写为PM_{10}。②降尘，指大气中粒径＞10μm的固体微粒，在重力作用下，它可在较短的时间内沉降到地面。③总悬浮微粒，系指大气中粒径＜100μm飘浮的所有固体微粒。也被称为总悬浮颗粒物，英文缩写为TSP。粉尘过敏和花粉过敏一样，属于吸入式过敏。当粉尘过敏者吸入粉尘时，会出现过敏症状，如鼻痒、皮肤痒、眼痒、气喘、咳嗽等。粉尘气溶胶中常见的过敏原有尘螨、动物皮屑等。

（一）尘螨过敏原是最常见的过敏原

尘螨是人类最常见的过敏原，成年屋尘螨和粉尘螨的大小为0.2～0.4mm，雌虫比雄虫大。粉尘螨比屋尘螨大。它们适宜的生存温度为15～35℃，湿度为55%～80%，超过限度不能存活。尘螨以粉末性物质为食，如人和动物的皮屑、面粉、霉菌等，通过吸收空气中的水蒸气可基本维持体内平衡。尘螨属于有性繁殖，繁殖力非常强，一个雌性成虫在1个月内可产卵30～50个。

尘螨过敏通常是对生活在家庭灰尘中的尘螨过敏原的反应，也被称为室内灰尘过敏。尘螨粪便包含众多尘螨过敏原，因此，尘螨粪便是室内重要的空气过敏原，吸入后会引发过敏反应。约在1920年，室内灰尘首次被确定为一种过敏原。1967年，沃尔斯特等确定屋尘螨作为引起室内灰尘过敏的过敏原。第一个被鉴定的螨虫过敏原是半胱氨酸蛋白酶屋尘螨过敏原1（Der p 1），然后是Der p 2和同源的粉尘螨过敏原1和2。尘螨过敏导致常年过敏性鼻炎，也就是说，尘螨过敏的症状全年都会出现。过敏症状更有可能发生在晚上睡觉和清晨醒来时，因为尘螨栖息在枕头、床罩、床垫和毯子上。尘螨过敏的常见症状包括打喷嚏，流鼻涕，过敏性结膜炎，鼻塞，鼻、口或喉咙发痒，皮肤瘙痒，咳嗽等；如果尘螨过敏引发哮喘，也可能出现以下情况：气短、胸闷或不适、呼气

时喘息；以下风险因素使个体易患尘螨过敏：年龄因素、遗传因素和环境因素，对某些食物如贝类或软体动物过敏也可能是交叉反应的结果。

IgE介导的致敏作用是尘螨过敏的发病机制之一。这是一种Ⅰ型超敏反应，其中CD4$^+$T辅助细胞刺激B细胞产生对抗原特异性的IgE抗体。IgE与肥大细胞和嗜碱性粒细胞上的FcεRI受体结合，而使机体处于对该过敏原的致敏状态，在随后暴露于相同的过敏原时，结合的IgE致敏细胞发生交联，导致它们脱颗粒。炎症介质被释放，导致尘螨过敏的临床表现。对尘螨过敏原的过敏发生在生命的早期，并导致从过敏性鼻炎到哮喘的进展。

一些与室内尘螨相关的过敏性疾病包括过敏性鼻结膜炎、过敏性哮喘和特应性湿疹。过敏性鼻炎的最佳治疗策略包括首先避免过敏原，结合药物治疗和过敏原免疫治疗。适当的药物治疗包括抗组胺药、白三烯受体拮抗剂和吸入性或鼻内皮质类固醇激素（ICS）。所有这些治疗都是有效和安全的，但不幸的是，还没有证明治疗能改变室内尘螨相关过敏性疾病的病程。

（二）动物皮屑过敏原的健康效应

蟑螂、蚊、蝇、蜂、蛾、蝶等的鳞、毛、蜕皮、脱屑、残骸、分泌物及排泄物等均可视为致敏的过敏原。对人们来说，蟑螂会引发过敏的物质，就是它们所生产出来的代谢物，而且它们的唾液与身体的分解物也是过敏性鼻炎的过敏原，经过人体吸入后被分解成较小的蛋白质，造成过敏的症状。还需注意的是，蟑螂接触过的如食物、餐盘等物品，若使用（食用）时没有先清洗干净，都会引起过敏反应。

每种动物会产生物种特有的过敏原形式。皮屑（脱落的上皮）、唾液、尿液、头发和羽毛是主要的过敏原来源。猫的过敏原，最重要的是Fel d 1，主要存在于猫唾液中，也存在于雄猫的皮脂腺和尿液中。过敏原直径一般小于5μm，这使得猫过敏原可以到达细支气管并引起哮喘症状。过敏原具有浮力和"黏性"，这意味着它可以保持空气传播，并且在去除来源后最多可以在家里存在9个月。猫过敏原会黏附在衣服上，并且可以在公共场所（如学校）找到。犬的过敏原，特别是Can f 1，存在于皮屑、唾液、尿液和血清中。

小结

空气是地球上生物体进行生命活动和物质交换赖以生存的环境因子。悬浮在空气中的颗粒以稳定或准稳定的气溶胶存在，其粒径范围为0.001～100μm，易在下呼吸道沉积，与飞沫相比更易引起肺炎等严重疾病。其中具有生物活性的气溶胶，对人类健康、大气环境、气候变化、生态环境、传染病、生物反恐、公共卫生及食品安全等方面均有重要影响。近年来，生物气溶胶的研究手段逐渐增多，其中新型生物气溶胶监测技术及高通量测序等技术使得研究者对空气中的微生物有了更多新的认识。生物气溶胶来源分布与生物健康效应等成为当前研究热点之一，由气溶胶传播导致的呼吸系统感染仍然是危害人类生命健康的一大杀手，特别是对于低龄儿童。

参 考 文 献

Chen KW, Marusciac L, Tamas PT, et al, 2018. Ragweed pollen allergy: burden, characteristics, and management of an imported allergen source in Europe [J]. Int Arch Allergy Immunol, 176 (3-4): 163-180.

Choel M, Ivanovsky A, Roose A, et al, 2020. Evaluation of hirst-type sampler and PM (10) impactor for investigating adhesion of atmospheric particles onto allergenic pollen grains [J]. Aerobiologia, 36 (4): 657-668.

Espinosa Gonzalez M, Volk-Draper L, Bhattarai N, et al, 2022. Th2 Cytokines IL-4, IL-13, and IL-10 promote differentiation of pro-lymphatic progenitors derived from bone marrow myeloid precursors [J]. Stem Cells Dev, 31 (11-12): 322-333.

Hanada S, Pirzadeh M, Carver KY, et al, 2018. Respiratory viral infection-induced microbiome alterations and secondary bacterial pneumonia [J]. Front Immunol, 9: 2640.

Hofmann W, 2020. Regional deposition: deposition models [J]. J Aerosol Med Pulm Drug Deliv, 33 (5): 239-248.

Kaur P, Kumar P, Randev S, et al, 2020. Allergic bronchopulmonary aspergillosis without asthma or cystic fibrosis [J]. Paediatr Int Child Health, 40 (3): 199-201.

Lei DK, Grammer LC, 2019. An overview of allergens [J]. Allergy Asthma Proc, 40 (6): 362-365.

Pan M, Lednicky JA, Wu CY, 2019. Collection, particle sizing and detection of airborne viruses [J]. J Appl Microbiol, 127 (6): 1596-1611.

Prabhu V, Gupta SK, Madhwal S, et al, 2019. Exposure to atmospheric particulates and associated respirable deposition dose to street vendors at the residential and commercial sites in dehradun city [J]. Saf Health Work, 10 (2): 237-244.

Schuit M, Gardner S, Wood S, et al, 2020. The influence of simulated sunlight on the inactivation of influenza virus in aerosols [J]. J Infect Dis, 221 (3): 372-378.

Tellier R, Li Y, Cowling BJ, et al, 2019. Recognition of aerosol transmission of infectious agents: a commentary [J]. BMC Infect Dis, 19 (1): 101.

第6章	食物过敏原

　　食物是人类赖以生存和繁衍的能量来源，为机体提供必不可少的营养和微量元素，但人们在享用美食的同时也面临着各种食品安全问题，特别是由食物引起的过敏。近20年来，食物过敏发病率急剧增长，已被世界卫生组织（WHO）列为五大重要的公共卫生问题之一，严重影响过敏患者的生活质量，甚至威胁生命。据统计，目前全球约有2.2亿人受到不同程度的食物过敏困扰。在西方国家，食物过敏在成人中的发病率约为5%，在儿童中高达8%；目前研究显示我国食物过敏发病率为3.13%～21.13%。不同来源的食物过敏原的氨基酸残基序列不同，但是却有着较为相似的奇特性质：容易引发过敏的食品通常有较高含量的过敏原蛋白。这类蛋白质组成中含有一定量的糖基，一般具有抗热、抗变性剂、耐受酸碱及抑制蛋白酶酶解作用等特征，特别是对机体消化道蛋白酶和胃酸具有一定耐受性。因此，多数过敏原蛋白在胃液中停留时间较长，不易被水解，从而导致致敏作用持久、作用稳定性高，致敏效果难以被消除。本章内容主要从食物过敏原的研究进展、食物过敏原的分类及食物过敏原的特殊性质等几方面进行阐述。

　　本章归纳总结了不同种类的食物过敏原，通过对食物中蛋白质过敏原的理化性质比较，分析其对过敏原性的影响；进一步阐述了不同过敏原的致敏机制，包括IgE与非IgE依赖的分子调控机制，以及独特的蛋白质结构导致的不同致敏机制，从而全面解析了食物过敏的发病和调控机制。

第一节　食物过敏原的研究进展

　　世界过敏组织进行的一项流行病学调查显示，全世界有2亿～2.5亿人患有食物过敏。全球分析报告显示，在发达国家约有8%的儿童和2%的成人患有食物过敏，而在印度等发展中国家，患有食物过敏的儿童和成年人的比例高达6%和4%。在我国，不同人群自我报告的食物过敏患病率高达12%，而医院的诊断率仅为5%。在日本，最常见的引起速发型食物过敏的食物是鸡蛋（38.2%）、牛奶（15.9%）、小麦（8%）、贝类（6%）、水果（6%）、荞麦（5%）、鱼（4%）、花生（3%）和鱼子（3%）。在美国，各种食物的过敏发生率为：花生（25.2%）、牛奶（21.1%）、贝类（17.2%）、树坚果（13.1%）、鸡蛋（9.8%）、鱼翅（6.2%）、草莓（5.3%）和小麦（5.0%）。在欧洲过敏患者中，最常见的致敏食物是牛奶、小麦、鸡蛋、鱼、大豆、树坚果、贝类和花生。在中国，螃蟹和鸡蛋是占比最高的食物过敏原，其次为牛奶、贝类、对虾及水果（尤其是

73

芒果）。

　　食物过敏是由免疫系统介导的机体对食物产生的不良反应，极易反复发作。最常见的食物过敏类型是由免疫球蛋白E（IgE）介导的Ⅰ型超敏反应。其发病机制分为两个阶段：①致敏阶段。过敏原通过胃肠道、皮肤或黏膜初次进入人体后，刺激B淋巴细胞产生特异性IgE抗体。②激发阶段。在口服摄入与致敏期相同的过敏原后，引起荨麻疹、瘙痒、喘息、呼吸困难和腹痛、腹泻等全身多系统的过敏症状。这些反应主要由激活的肥大细胞和嗜碱性细胞释放的化学介质（如组胺、白三烯等）引起。IgE受体与过敏原的交联是激活这些效应细胞的关键，需要两个以上的IgE抗体与一个过敏原分子结合，并通过膜表面受体的寡聚化引起胞内信号通路的级联反应，最终导致效应细胞的活化、活性物质的合成和分泌。然而，食物过敏原的特异性IgE阳性率并不高（表6-1），因此，采用IgE诊断食物过敏的阳性率较低。

表6-1　单价食物过敏原阳性检出量排序

编号	过敏原△	检测量（项次）	阳性检出量（项次）	阳性率（%）
1	虾（f24，Shrimp）	2233	511	22.9
2	小麦（f4，Wheat）	1809	483	26.7
3	桃（f95，Peach）	605	400	66.1*
4	鸡蛋清（f1，Egg white）	1299	382	29.4
5	牛奶（f2，Milk）	1516	381	25.1
6	花生（f13，Peanut）	1332	374	28.1
7	大豆（f14，Soya bean）	1459	310	21.2
8	苹果（f49，Apple）	462	269	58.2
9	玉米（f8，Maize）	647	237	36.6
10	蟹（f23，Crab）	1508	213	14.1
11	荞麦（f11，Buckwheat）	551	211	38.3
12	面筋（f79，Gluten）	1198	210	17.5
13	芝麻（f10，Sesame seed）	474	150	31.6
14	大蒜（f47，Garlic）	468	134	28.6
15	梨（f94，Pear）	218	129	59.2
16	榛子（f17，Hazel nut）	197	108	54.8
17	大米（f9，Rice）	431	86	20.0
18	芒果（f91，Mango）	492	84	17.1
19	番茄（f25，Tomato）	358	79	22.1
20	樱桃（f242，Cherry）	136	74	54.4
21	鸡蛋黄（f75，Egg yolk）	614	73	11.9
22	燕麦（f7 f，Oat）	261	69	26.4
23	开心果（f203，Pistachio）	155	61	39.4

编号	过敏原△	检测量（项次）	阳性检出量（项次）	阳性率（%）
24	胡桃（f256，Walnut）	176	58	33.0
25	荔枝（f348，Litchi）	157	56	35.7
26	鸡蛋（f245，Egg）	367	55	15.0
27	杏（f237，Apricot）	88	55	62.5
28	香蕉（f92，Banana）	183	51	27.9
29	腰果（f202，Cashew nut）	159	51	32.1
30	芹菜（f85，Celery）	211	44	20.9
31	小扁豆（f235，Lentil）	153	44	28.8
32	李子（f255，Plum）	85	44	51.8
33	大麦（f6，Barley）	142	41	28.9
34	葡萄（f259，Grape）	154	40	26.0
35	猪肉（f26，Pork）	330	39	11.8
36	草莓（f44，Strawberry）	136	39	28.7
37	鳕鱼（f3，Cod）	1024	36	3.5[#]
38	西瓜（f329，Watermelon）	147	36	24.5
39	橙（f33，Orange）	174	35	20.1
40	猕猴桃（f84，Kiwi fruit）	158	34	21.5

　　△过敏原括号内文字指试验代码、英文或拉丁文名称；*桃阳性率最高（66.1%）；#鱼阳性率最低（3.5%）
［引自：王瑞琦，张宏誉. 20万项次过敏原特异性IgE检测结果[J].中华临床免疫和变态反应杂志，2012，6（1）：18-23］

　　目前，有170多种食物被证实可以引发过敏反应，其中引起过敏反应的关键性组分主要为蛋白质，包括分子量为5～100kDa的水溶性蛋白质或糖蛋白。这些蛋白质过敏原来自不同的蛋白质家族，包括病程相关蛋白10（pathogenesis-related protein 10，PR-10）、非特异性转脂蛋白（nonspecific lipid transfer protein，ns-TLP）、肌动蛋白结合蛋白（profilin）等。食物过敏原的共同特性在于它们对不同食物加工条件（包括热）的稳定性，以及它们在消化过程中对胃肠道系统酶的耐受性。而食物过敏原的理化性质也会影响其过敏原性。例如，有些食物过敏原如油脂素是疏水的，而有些过敏原是亲水的纯碳水化合物（如半乳糖低聚糖）。另外，过敏原在食物中的丰度、蛋白质的特定结构（蛋白质结构中IgE结合表位的含量和暴露程度）等其他因素，也与过敏原的典型性质有关。因此，对过敏原的理化性质及蛋白二级结构和高级结构进行深入研究，收集食物过敏原蛋白质家族的性能数据，对食物过敏原的分布、生化性质等特征进行分析，建立过敏原家族数据库及食物蛋白质过敏原性判别软件，将有助于为食物过敏患者提供合理饮食建议，提高食物过敏的诊断水平。

　　然而，并不是所有具备上述特性的蛋白质或糖蛋白都能成为过敏原。从另一方面来说，尽管大量食物过敏原具有很多共同的特征，但来自不同家族的不同过敏原之间差异也非常明显。因此，简单地将食物来源的蛋白质/糖蛋白/碳水化合物定义为过敏原并不科学。近年来，随着机制研究的深入，某些过敏原被发现可作为先天和适应性免疫系统佐剂或增强剂参与机体超敏反应，一些过敏原蛋白的新特质也逐步被报道。例如，花生过敏原Ara h 1是糖基化蛋白，可以直接与树突状细胞上的DC-SIGN受体结合，作为佐剂促进TH2细胞反应，体外去糖基化的Ara h 1将失去这部分佐剂功能；Hilmenyuk及其合作者的研究表明，一些来自鸡蛋的过敏原在加热过程中发生的糖化反应，加强了树突状细胞上特定受体对其的识别能力，同时诱导更强的T_H2反应，促使机体的过敏反应程度增强。

总之，尽管不同人群的特异性食物过敏原存在诸多差异，但食物过敏的患病率在全球范围内呈总体上升趋势，且增长速度明显高于其他过敏性疾病。食物过敏可引起严重的后果，甚至可能导致死亡，因此，食物过敏正在成为严重影响个人日常生活的全球性问题。

第二节　食物过敏原的分类

一、常见食物过敏原

任何食物都可能引起过敏反应，但儿童90%的食物过敏都是由9种常见的食物引起的，包括牛奶、鸡蛋、花生、坚果、大豆、小麦、鱼类、贝类和芝麻，其中芝麻是2022年才被美国FDA纳入食物过敏原行列中，要求自2023年1月1日起在含有芝麻的食品包装上进行标示。但是在成人中，仅花生、坚果、鱼和贝类这4种食物可以诱发类似比例的严重过敏反应。对水果和蔬菜过敏比较少见，即使有通常也不是很严重。

1.牛奶　是儿童最常见的食物过敏原。在美国，约20%食物过敏患儿对牛奶过敏，近1/3的儿童在某一个生长期对牛奶有严重的过敏反应。

牛奶中含有200多种蛋白质，其中以酪蛋白和乳清蛋白为主。β-乳球蛋白、酪蛋白是牛奶中的主要过敏原。大量研究发现，大部分牛奶过敏患者同时对多种蛋白质（包括含量很低的蛋白质）过敏，提示牛奶中的所有蛋白质都是潜在的过敏原。Bindslev-Jensen等报道0.005mg牛奶或7×10^{-5}mg牛奶蛋白是牛奶诱发过敏患者发生过敏反应的临界值。Cocco等对牛奶主要过敏原α-s1-酪蛋白B细胞表位上的一个或多个关键氨基酸进行突变，牛奶过敏患者血清IgE与该蛋白的结合力降低。此外，Busse等鉴定了α-s2-酪蛋白的4个主要的和6个次要的IgE结合表位，为过敏原性弱化奠定了基础。

2.鸡蛋　是第二大最常见的食物过敏原。约2.5%的儿童对鸡蛋过敏。目前，已经得到确认的鸡蛋过敏原共有6种，其中鸡蛋清中4种，鸡蛋黄中2种，它们分别是：卵类黏蛋白（ovomucold，Gal d 1）、卵清蛋白（ovalbumin，Gal d 2）、卵转铁蛋白（ovotransferrin，Gal d 3）、溶菌酶（lysozyme，Gal d 4）和卵黄球蛋白（α-livetin，Gal d 5）、蛋黄糖蛋白YGP42（yolk glycoprotein 42，Gal d 6）。对于鸡蛋过敏，成人大多对蛋黄过敏，而幼儿大多对蛋清或者说是对蛋白过敏。

卵类黏蛋白（Gal d 1）是不含色氨酸但是具有胰蛋白酶抑制活性的糖蛋白。卵清蛋白（Gal d 2）占蛋清蛋白的50%以上。卵转铁蛋白（Gal d 3）占蛋清蛋白的12%。溶菌酶（Gal d 4）是含有4个二硫键的单一多肽链。卵黄球蛋白（Gal d 5）是一个热不稳定过敏原。

3. 花生　因为其较高的过敏反应发生率，被认为是一种严重情况下可以危及生命的过敏原。在欧美国家，约有1%的儿童和0.5%的成人对花生过敏。

4. 坚果　包括多种，约0.8%的儿童和0.6%的成年人对坚果过敏。而且不同的坚果过敏原之间存在很强的交叉反应。25%～40%的对花生过敏的人还会对坚果过敏。

花生Ara h 1和Ara h 2是花生的主要过敏原，分别为豌豆球蛋白和蓝豆蛋白，它们能与90%以上的花生过敏患者血清中的IgE发生反应。能诱发过敏反应的坚果包括榛果、杏仁、巴西坚果和腰果。Cor a 1.04是榛果的主要过敏原之一。Ber e 1是巴西坚果的主要过敏原。Ana o 1是腰果中的过敏原。Jug r 1是核桃的主要过敏原，它是2S白蛋白种子储存蛋白。

5. 大豆　对儿童来说是一种常见的食物过敏原，约0.4%的儿童对大豆过敏。大豆含有多达28种蛋白质，可以诱发免疫系统发生反应，产生痉挛和呕吐等过敏反应。

现已鉴定的大豆过敏原蛋白有10余种，其中Gly m Bd 68K、Gly m Bd 30K和Gly m Bd 28K为大豆主要过敏原。Gly m Bd 68K为β-伴大豆球蛋白的α亚单位。Gly m Bd 30K为30kDa的过敏原，它是7S球蛋白家族中的一个次要蛋白。

6. 小麦　过敏反应的研究主要集中在依赖型过敏反应上，美国约0.4%的儿童对小麦过敏。许多人会对小麦蛋白产生麸胶敏感性肠病，即乳糜泻。麸胶是由醇溶蛋白和麦谷蛋白组成的混合物，其中10～17kDa的醇溶蛋白是主要过敏原。此外，小麦还能诱发食物依赖性运动诱发性过敏，严重时出现意识模糊或休克等危及生命的症状。大麦属于禾本科，大麦的许多过敏原属于α淀粉酶/胰蛋白抑制剂家族。大麦和小麦中的一些过敏原具有相似性。

7. 鱼类　过敏在儿童时期发生，但也经常首次在成年时期发生，通常伴随终生。大约0.2%的儿童和0.5%的成年人对鱼类过敏。

8. 贝类　分为甲壳类和软体类，过敏反应主要由甲壳类贝类引起，而且往往很严重。美国的一项电话随访研究表示，在贝类过敏患者中，对多种甲壳类动物过敏的反应率为38%，软体动物为49%，单种甲壳类动物为14%。

Gad c 1是鳕鱼的主要过敏原，它属于肌肉组织蛋白中的小清蛋白。Pen a 1是从煮熟的棕色小虾中分离鉴定的主要过敏原，它与龙虾中发现的过敏原Pan s 1和Hom a 1同属于原肌球蛋白，提示原肌球蛋白是甲壳类动物中的一类泛过敏原。

9. 芝麻　在美国约有150万人对芝麻过敏，而我国对芝麻皮试阳性者在过敏患者中约占49.3%。芝麻过敏的症状有皮肤瘙痒、荨麻疹、恶心反胃、呕吐、头晕眼花、喘息、胃痛等，严重时也可能出现休克。由于饮食品种复杂，除非留心做好食物日记，一般比较难将身体出现的不适与前1～2餐进食的具体某种食物建立关联。

二、罕见食物过敏原

罕见食物过敏原主要指报道病理较少的过敏原，其主要来源包括新品类食物、新的或改进的食品加工策略及低丰度和（或）低致敏活性的食物蛋白质。

1.昆虫类食品　所含的异种蛋白较肉蛋奶更易引发过敏。

2.啤酒　种类繁多，而且地域性差异较明显，在发酵过程中各类蛋白质成分的改变，以及为了追求风味的各类非传统添加剂，都导致主诉对啤酒过敏的病例数在增加。

3.红肉　是日常饮食中食用概率较高的食物，但是近几年美国陆续有病例报道，被孤星蜱虫叮咬后，进食红肉的数小时内，可能出现呕吐、腹泻、呼吸困难等过敏反应和荨麻疹。

第三节　食物过敏原的特殊性质

在人类食用的大量蛋白质中，只有一小部分是过敏原，表明这类膳食蛋白质具有特定的过敏原内在特征。食物过敏原的特殊性质依赖于其独特的致敏机制及其理化性质。

一、独特的致敏机制

食物过敏的免疫学机制包括机体对摄入的抗原产生几种不同的免疫反应。最常见的食物过敏表现为速发型、特异性IgE抗体与肥大细胞和嗜碱性粒细胞结合，触发介质的释放，导致在许多目标组织中发生非常迅速的生理反应。相反，慢性过敏性炎症如食物蛋白诱导的过敏性结直肠炎、小肠炎和嗜酸性粒细胞性食管炎等主要局限于胃肠道，虽然食物过敏原特异性IgE偶尔存在于这些患者中，但T细胞反应被认为是该类疾病的主要驱动因素。

（一）IgE依赖的食物过敏

食物过敏原通过过敏患者肠上皮吸收进入免疫效应细胞所在的黏膜和血液。食物过敏原与IgE及其高亲和力Fc受体（FcεRI）相互作用，导致这些细胞的激活及脱颗粒，释放包括组胺、类胰蛋白酶和糜蛋白酶等炎症介质。花生四烯酸的脂质代谢物也会重新合成，包括白三烯、前列腺素和血小板活化因子（PAF）。这些低分子质量的介质引发一系列的生理反应，如血管舒张、血管通透性增加、刺激痛觉神经（介导瘙痒和平滑肌收缩）。在胃肠道，这些生理反应表现为口腔瘙痒和血管水肿，同时肠黏膜充血，收缩力增强，黏液分泌增加最终导致急性腹泻。此外，胰蛋白酶等蛋白酶可以激活补体和激肽连锁反应，从而产生缓激肽（一种增加血管通透性的介质）。上述症状通常在进食后几分钟内出现，很少出现在几小时后。肥大细胞和嗜碱性粒细胞的过敏原激活还会产生许多细胞因子，包括IL-4和IL-13等；这些细胞因子促进T_H2细胞的激活，抑制Treg细胞的功能。口腔过敏综合征（OAS）是IgE介导的食物过敏中最常见的疾病之一，症状包括突然开始的瘙痒、刺痛，以及嘴唇、舌头、上腭和咽的血管性水肿。最经典的例子是花粉过敏患者食用苹果、樱桃和桃子等蔷薇科水果后，出现典型的口腔过敏综合征。

还有一种不常见的过敏反应同样依赖IgE抗体的诱发，这种特异性抗体由蜱虫叮咬时引入低聚糖半乳糖-α-1,3-半乳糖（α-gal）而产生。随后摄入具有相同α-gal结构的哺乳动物肉类，就会诱发过敏反应，但是反应会延迟数小时。

（二）非IgE依赖的过敏反应

与其他引起过敏的蛋白质不同的是，在一部分主诉食物过敏患者的血浆中检测不到特异性IgE，但是规避饮食后过敏症状明显缓解，很显然这是由食物过敏原诱发的机体不良反应。其中，嗜酸性粒细胞性食管炎和过敏性结直肠炎就是典型的例子。

嗜酸性粒细胞性食管炎是一个慢性炎症过程，其特征是上皮细胞增生，类似于过敏性皮肤炎中的皮肤病理学特征，但又完全不同于IgE依赖的速发型反应。病情表现为胃食管反流的反复发作、吞咽困难、厌食、嗜酸性粒细胞为主的食管黏膜炎症浸润和食管狭窄（异常缩小）。虽然许多嗜酸性粒细胞性食管炎患者存在食物过敏原特异性IgE抗体（有些患者同时存在经典IgE介导的食物过敏反应），但这些IgE抗体的存在与嗜酸性粒细胞性食管炎的炎症过程相关性弱。在小鼠模型中，IgE缺乏的动物可以诱发嗜酸性粒细胞性食管炎；在临床中，抗IgE治疗的临床评价改善不佳，以及较高的IgG4水平和疾病活动之间的相关性表明，IgG相关机制在嗜酸性粒细胞性食管炎炎症反应中发挥了重要作用。

嗜酸性粒细胞性食管炎患者的食管黏膜中除了嗜酸性粒细胞浸润外，肥大细胞、浆细胞和T细胞数量也增加了。T_H2细胞产生的IL-5水平升高，促进嗜酸性粒细胞分化，并启动嗜酸性粒细胞对趋化因子的反应，这些趋化因子驱动嗜酸性粒细胞进入组织。同样T_H2细胞分泌的IL-13也影响上皮细胞基因的表达，诱导嗜酸性粒细胞的趋化因子CCL26的过表达。TGF-β导致上皮下纤维化，最终导致胃肠道痉挛。全基因组关联研究发现，编码胸腺基质淋巴细胞生成素（TSLP）、CCL26和calpain的基因与嗜酸性粒细胞性食管炎有较强的相关性。

细胞介导的食物过敏性疾病最常见的是过敏性直肠结肠炎，通常发生在婴幼儿摄入含有牛奶蛋白的配方奶粉后。这些婴儿的黏膜嗜酸性粒细胞丰富，但总IgE水平正常，食物蛋白特异性IgE缺失，符合非IgE介导的机制。

更严重的胃肠道反应是食物蛋白质诱导的小肠结肠炎综合征。这类患者会出现呕吐、面色苍白和嗜睡等症状。尽管肠黏膜中也存在嗜酸性粒细胞和T_H2细胞，但不会产生诱发该反应的过敏原特异性IgE。

二、食物中含量丰富

相对于含量较少的蛋白质而言，在食物中含量较高的蛋白质更容易引起机体过敏。虾的主要过敏原Pen a 1占虾总蛋白的20%。花生的主要过敏原Ara h 1和Ara h 2分别占花生总蛋白的2%和6%。同样，牛奶、鸡蛋、花生、大豆、坚果和小麦等常见过敏性食物的主要过敏原也占食物蛋白质成分的1%以上。当然，并不是所有食物过敏原都是该食物中的高丰度蛋白，如鳕鱼过敏原Gal d 1是鳕鱼小清蛋白。尽管高丰度可能不是所有食物过敏原的普遍特征，但它与其他生化特征同时存在时，就会大大增加过敏的风险。

三、连续的线性IgE表位

诱发IgE依赖型过敏反应的食物过敏原至少需要存在两个高亲和力的IgE结合表位，才能与效应细胞相交联，释放炎症介质诱发过敏症状。相较于构象表位而言，线性表位存在于过敏原的初级氨基酸序列中。因为食物通常需要经过胃肠道消化后才能进入机体，触发免疫反应，所以线性表位在食物过敏原中十分重要。有研究表明，与牛奶耐受者相比，对牛奶持续过敏的儿童血清中线性表位的特异性IgE水平显著高于天然α-和β-酪蛋白的特异性IgE水平。说明IgE线性结合表位介导了持久性食物过敏反应。通过在患者血清中检测合成重叠肽的特异性IgE，定位了花生主要过敏原Ara h 1的21个线性表位。通过该方法可以构建食物过敏原线性表位数据库，用于预测蛋白质的过敏原性。

四、结构独特性

过敏原蛋白的来源十分广泛，不同来源的过敏原分子组成、质量大小及分子结构有一定的差异。蛋白质的分子结构直接与其过敏原性相关。关于过敏原结构的认知在过去几年中大幅提升，到目前为止已经发表了超过100篇非冗余过敏原结构的文章。在胃肠道等环境中，二硫键可以通过稳定蛋白质三维结构或阻碍消化片段的错位和稳定IgE结合表位来促进过敏原的消化抗性。因此，胃肠道消化稳定性通常作为一个蛋白是否具有过敏原性的初步判断指标。Ara h 2有8个半胱氨酸残基，有可能形成4个分子内二硫键。用胃蛋白酶、胰凝乳蛋白酶和胰蛋白酶消化可以产生一个10kDa的耐消化片段，该片段包含多个IgE结合表位。二硫键的化学还原性降低了整体过敏原性，改变了蛋白质的二级和三级结构，可以增强其对蛋白酶的敏感性。另一项研究通过化学修饰、还原和烷基化，改变其三级结构，降低IgE结合，证实了二硫键对Ara h 2和Ara h 6过敏原性的重要性。桃和大麦脂质转移蛋白（LTP）经胃肠液消化时，分子内二硫键阻止了消化片段的解离，其过敏原表位保持了完整性和致敏性。另一项研究证实了二硫键对Pru p 3消化稳定性的重要性。虽然未折叠的蛋白具有较低的致敏能力，但仍然能够激活T细胞。三维结构决定了蛋白酶是否有潜在的裂解位点。小麦LTP的酶切位点位于蛋白表面的环区。在一项评估大豆主要过敏原Gly m 5的研究中，模拟胃和肠道消化后，Gly m 5还保留了三个稳定的片段。在几个裂解位点上，只有暴露在蛋白质表面的位点被裂解。这表明，具有β-桶状结构的蛋白质紧凑的三聚体复合体可以防止酶降解。

分子结构也决定了在不同pH水平下过敏原的稳定性，这反过来又会影响胃和肠道消化过程中的酶降解。例如，花生粘连蛋白的二级结构在降低pH时并不改变。同样，来自桃子和大麦的LTP在pH为1.8时仍然是折叠的。这些蛋白在pH为2.5时完全抵抗胃酸消化，即使在酸性胃液环境中也保持其结构，具有非常稳定的结构，防止胃蛋白酶降解。在十二指肠条件下，14个可能的切割位点中只有2个被切割。分子动力学模拟表明，蛋白水解优先发生在相对容易移动的氨基酸侧链位置，这也解释了桃LTP比大麦LTP消化率高的原因。上述现象表明，蛋白质结构的灵活性对其消化率起着重要作用，它允许肽键进入，从而促进酶的裂解。相比之下，与桦树花粉主要过敏原Bet v 1同源的其他几种过敏原（如芹菜过敏原Api g 1、苹果过敏原Mal d 1、桃子过敏原Pru p 1、榛子过敏原Cor a 1等）的空间结构在pH为2.5时还能部分展开。胃蛋白酶消化能迅速降解它们的IgE结合位点并消除组胺释放能力。这些结果表明，除了细微的差异外，PR-10家族的所有蛋白都非常容易消化。然而，苹果过敏原Mal d 1和榛子过敏原Cor a 1.04在经过消化后仍保留T细胞激活能力，可以诱导T细胞介导的免疫反应。蛋白质结构在其热稳定性中也具有重要作用，研究发现在耐热处理的蛋白质中存在较高的β结构。

小结

总之，食物过敏原的特异理化性质及其独特的蛋白结构对消化道不同酸碱水平的抵抗，导致其独特的致敏机制；同时，分子水平对IgE水平的不同依赖程度，导致食物过敏发病机制的复杂性，这些都对食物过敏的临床精准诊断、干预与治疗提出了更高的要求。

参 考 文 献

Apostolovic D，Stanic-Vucinic D，de Jongh HH，et al，2016. Conformational stability of digestion-resistant peptides of peanut conglutins reveals the molecular basis of their allergenicity［J］. Sci Rep，6：29249.

Broekman H，Knulst AC，den Hartog Jager CF，et al，2017b. Primary respiratory and food allergy to mealworm［J］. J Allergy Clin Immunol，140（2）：600-603，e7.

Keles S，Gunduz M，2019. Alpha gal specific IgE positivity due to tick bites and red meat allergy：the first case report in Turkey［J］. Turk J Pediatr，61（4）：615-617.

Labrosse R，Graham F，Caubet JC，2020. Non-IgE-mediated gastrointestinal food allergies in children：an update［J］. Nutrients，12（7）：2086.

Wilson JM，Schuyler AJ，Schroeder N，et al，2017. Galactose-alpha-1,3-galactose：atypical food allergen or model IgE hypersensitivity?［J］. Curr Allergy Asthma Rep，17（1）：8.

Wright B，Kulis M，Guo R，et al. 2016. Food-specific IgG is associated with eosinophilic esophagitis［J］. J Allergy Clin Immunol，138（4）：1190-1192，e3.

第7章

接触性过敏反应的脱敏治疗

接触性过敏原（contact allergens）是分子量＜500Da的有机或无机化学试剂。目前被鉴定出的接触性过敏原超过4000种，主要包括金属、香料、表面活性剂、局部抗生素、染发剂和防腐剂等。这些分子多被归类为弱过敏原或中度过敏原，或称为半抗原。令人惊讶的是，即使是"弱到中度"过敏原也会在许多人身上诱发过敏性接触性皮炎，说明剂量和暴露频率十分关键。随着现代工业的发展，越来越多的新化学品进入人们的生活。每年都有新的接触性过敏原导致接触性皮炎或过敏性接触性皮炎被报道。仅在2008～2015年，通过斑贴试验就确认了172个新的接触性过敏原，其中119个与过敏性接触性皮炎相关。由于产品标签的不完整性，新的潜在接触性过敏原数量可能会更高。此外，大多数接触性过敏反应为职业暴露型，该类型仅能确定个体对工作场所材料产生阳性反应，但要通过斑贴试验确定工作场所材料致敏性的可行性很小，并不能与已知的过敏原对应。因此，有较多潜在的接触性过敏原隐藏在我们的生活环境中。

本章主要详细列举日常生活中常见的接触性过敏原及其危害，并对接触性过敏原的体外检测方法进行了总结，对其优缺点进行了分析；详细阐述了接触性过敏原引起机体过敏的主要免疫学机制；介绍了接触性过敏原体外检测方法；此外，还介绍了接触性过敏原脱敏治疗的研究进程，特别列举了目前已报道的脱敏治疗的成功案例。

第一节　接触性过敏原种类

一直以来，镍是最常见的接触性过敏原。在最近对北美接触性皮炎协会（NACDG）斑贴试验结果的回顾分析中发现，硫酸镍仍然是最常见的过敏原（17.5%）。第二常见的过敏原是甲基异噻唑啉酮（MI）（13.4%），其次是香味混合物（11.3%）、甲醛（8.4%）和甲基氯异噻唑啉酮（MCI）（7.3%）。这表明，最主要的过敏原隐藏在日常产品的防腐剂和成分中。此外，由于担心化学毒性而倾向于使用天然产品的趋势导致了新的过敏原的出现，如精油和糖苷。下面将对常见的接触性过敏原进行介绍。

一、金属

镍是世界范围内最常见的接触性过敏原，在儿童接触性皮炎中，斑贴试验（PT）阳性者占6%～40%。儿童比成人更易致敏，在女性中阳性反应高于男性。镍主要来源于耳环、人造珠宝、玩具、游戏机、皮带扣、衣服和食物等。因为镍过敏的流行性，欧盟在1994年实施了镍指令，规定每平方厘米合金消费品每周的镍释放量低于0.5μg。从那时起，镍过敏在欧洲成年人和儿童中发生率有所下降。

钴通常与镍复合使用，因此也可以在金属镀层产品中发现，如珠宝、皮带扣和拉链。虽然儿童往往同时对镍和钴发生过敏，但有21%～40%的患者对钴单独致敏。除了金属电镀产品外，钴还被用作蜡笔、油漆和陶器中的蓝色/绿色颜料。其他来源包括染发剂、维生素、食品、除臭剂和皮革制品。

其他金属合金，如氯化钴、铬和硫代硫酸金，也可能引起过敏性接触性皮炎（allergic contact dermatitis，ACD）。钴是诱发ACD排名前20位的接触性过敏原，而铬和金较不常见。铬酸钾存在于皮革鞣制产品和水泥中，可引起足部皮炎。在特应性皮炎（atopic dermatitis，AD）患者中铬过敏的发生率更高。

二、外用抗生素

1.新霉素　是一种氨基糖苷类药物，在美国和一些欧洲国家，由于广泛使用，它成为儿童最常见的过敏原之一，在248例儿童过敏反应中占3%～13%。它经常被用作治疗或预防浅表皮肤感染的局部抗生素，并可作为非处方制剂和几种糖皮质激素配方。在斑贴试验中，由于同时使用三联抗生素，新霉素经常与杆菌肽（另一种外用抗生素）发生联合反应。

2. β-内酰胺类抗生素　β-内酰胺类抗生素因为接触过敏比较常见，因此临床上已经很少外用。然而医务人员仍有职业暴露的可能，因此是β-内酰胺类抗生素过敏的高风险人群。除此以外，生产药物的员工也是发生皮肤过敏反应的风险群体。过敏反应不仅仅是针对成品药物，也有些是对药物前体或是中间体等。

3.克林霉素　是全身性和局部痤疮或化脓性汗腺炎的治疗药物。一位58岁的意大利患者进行1%盐酸克林霉素的斑贴阳性的结果证实了克林霉素凝胶可诱发ACD。眼科制剂是接触外用抗生素的常见来源，因此这些主要氨基糖苷类是眶周或眼睑ACD相对常见的诱因。

4.其他抗生素　如莫匹罗星、巴龙霉素、阿巴卡韦等抗生素也有少量引发过敏反应的病例报道。

三、芳香剂

芳香剂是普遍存在的环境过敏原，虽然有数千种潜在的致敏香味化学物质，但只有标记为BoP、FM Ⅰ和FM Ⅱ的芳香剂被用于斑贴试验。FM Ⅰ由8种常见香味过敏原组成。FM Ⅱ由6种香味过敏原组成。BoP是一种芳香树的树液，从萨尔瓦多的香脂树中提取，含有大量不同香味过敏原的混合物。

芳香剂的来源包括香水、化妆品、个人护理产品、精油和婴儿香料产品，还包括洗涤剂、洗发水和湿巾。芳香剂通常用于蜡烛和清洁用品等家庭用品。BoP也存在于一些柑橘类和番茄类食物中。值得注意的是，儿童接触到他们的照顾者使用的香水会发生过敏，也有香水导致配偶发生ACD的病例报道。

四、防腐剂

人们在洗发水和肥皂等个人护理产品中添加防腐剂，以防止微生物生长。甲醛（及其释放物）、甲基异噻唑啉酮（MI）和甲基氯异噻唑啉酮（MCI）都是常见的接触性过敏原。

甲醛存在于化妆品和个人护理产品（包括婴儿产品）、清洁用品、黏合剂、运动器材和油漆中。一项研究显示，超过25%对甲醛斑贴试验阳性的人也对其释放物敏感，如季铵盐-15、DMDM海因、溴硝醇、二唑烷基脲和咪唑烷基脲。通常，像婴儿湿巾这样的产品可能含有甲醛释放物，即使它可能没有被列为主要成分。对甲醛（及其释放物）接触过敏的病例在美国比在欧洲更为常见，这可能是由于欧洲国家对产品浓度和标签的规定更为严格。

在个人护理产品如洗发水、护发素、肥皂、指甲油、洗衣剂和家庭清洁产品中，MCI/MI经常以3∶1的固定比例混合使用，但由于MCI的过敏原性，已经转向单独使用MI。但是，MI导致ACD的患病率也在不断上升。

五、润肤剂和表面活性剂

丙二醇（PG）常被用作保湿霜及个人用品中的乳化剂。在外用药物如外用糖皮质激素和钙调磷酸酶抑制剂中发现了PG。这种过敏原也被用作食物和口服药物的增稠剂，比如抗组胺药，但由于摄入PG而引起的全身皮炎的报道较少。

羊毛脂（Amerchol-101）是一种从羊毛中释放出来的油性物质，是部分乳霜、软膏和唇膏中的润肤剂。羊毛脂过敏与AD的发病有较高的相关性。有报道称，与未患AD的儿童相比，患有AD的儿童对羊毛脂过敏的概率高4倍，这与患有AD的儿童频繁使用润肤产品相关。

从椰子中提取的表面活性剂椰油酰胺丙基甜菜碱（CAPB），经常用在洗发水、护发素、沐浴露、牙膏和卸妆水中。有研究分析了212种婴儿产品，有65种含有CAPB，这使它成为涉及产品种类最多的致敏剂。

六、医疗器械

医疗使用产品的范围很广，从创可贴（胶黏剂）到高度复杂的仪器。皮肤科医师和化学家研究发现，葡萄糖传感器、胰岛素泵和类似设备导致的ACD与丙烯酸异冰片酯和 N，N-二甲基丙烯酰胺等半抗原相关。由于患者数天甚至数周才更换这些设备，黏着剂单体从塑料外壳滤出到黏着剂的外表面（原来不含这些化学物质），使患者发生局部皮肤过敏。另外，意大利报道了两例由黏合剂化合物松香诱发ACD的病例。成膜剂或水胶体辅料等屏障技术也会诱发不同程度的ACD。

第二节　接触性过敏原致病机制

接触性过敏原诱发的是一种由T细胞主导的复杂免疫反应，是皮肤暴露后引起的。过敏反应分为两个阶段：致敏阶段和激发阶段。在致敏阶段，过敏原会引起炎症反应，导致皮肤中的抗原提呈细胞的激活。然后这些细胞迁移到引流淋巴结，在那里它们为过敏原呈现初发的CD4$^+$和CD8$^+$ T细胞。这将导致T细胞激活，T细胞开始分化和增殖，其中一些将成为记忆T细胞。通过记忆T细胞的产生，个体已经对过敏原敏感。再次暴露在足够剂量的接触性过敏原中，即激发，会导致记忆T细胞的重新激活，导致比最初过敏反应更快更强的炎症反应。这种IV型延迟型超敏反应被认为是由T_H1细胞介导的，T_H2、T_H17和T_H22细胞也可能发挥作用。临床上，新的研究表明，免疫信号通路可能是抗原依赖性的。

过敏原的效力由两个特征决定：①触发固有免疫反应的能力；②诱导T细胞活化的能力。表皮是身体第一个接触到过敏原的部分，这里的角质形成细胞和朗格汉斯细胞（LC）介导了对过敏原的第一反应。先天免疫系统通过模式识别受体，即Toll样受体（TLR）和NOD样受体，特别识别微生物和受损的自身蛋白，导致各种细胞因子和趋化因子的产生，以及抗原提呈细胞（APC）共刺激分子的表达。TLR2、TLR3和TLR4在接触过敏原炎症反应的起始中起着重要作用。

过敏原可以通过诱导内源性TLR配体的表达直接或间接刺激TLR。镍和钴都直接与人的TLR4结合，从而诱导刺激。小鼠暴露于镍后会导致皮肤中透明质酸（HA）的降解，从而产生具有TLR2和TLR4配体功能的HA降解产物。此外，用钴处理角质形成细胞可诱导产生高流动性的内源性TLR4配体组蛋白B1。接触过敏原引起的凋亡和坏死角质形成细胞释放的RNA也可以成为TLR3的配体。

有些接触性过敏原可以激活角质形成细胞中的NLRP3炎症小体，随后激活Caspase-1，导致IL-18和IL-1β前体的切割，分别产生IL-18和IL-1β。皮肤暴露于过敏原后，15分钟内就会分泌IL-1β。接触性过敏原介导的NLRP3激活是由ROS和ATP等间接的信号导致的。有趣的是，NLRP3的激活具有过敏原选择性。例如，氯化镍不能诱发引起ROS的升高，而对苯二胺是否能诱导角质形成细胞生成ROS并不确定。

初始T细胞的活化在接触性过敏原诱导的过敏性疾病中处于中心地位。初始T细胞需要被3个信号激活并分化为效应细胞和记忆细胞。信号1：特异性主要组织相容性复合体（MHC）-多肽复合物的识别；信号2：共刺激分子的刺激；信号3：细胞因子刺激。上述机制中有两个信号是需要过敏原暴露的。接触性过敏原都是小于500Da的小分子，基本都没有免疫原性。接触性过敏原通过与自身蛋白发生反应并对其进行修饰，从而成为免疫原。接触过敏原对自身蛋白的修饰可以通过不同的机制进行介导：①直接与MHC-多肽复合物相结合；②修饰蛋白质呈递过程中必需的自体蛋白质；③过敏原引起蛋白质加工过程的改变；④直接将T细胞受体和MHC分子进行连接。一旦被识别，如果信号2存在，特异性初始T细胞就会被激活，并分化为效应T细胞和记忆T细胞。根据局部的细胞因子环境（信号3），会产生不同类型的T细胞，这取决于过敏原的类型。调节性T细胞在过敏反应控制中起到主要作用。一部分T细胞会分化成记忆T细胞，在再次接触过敏原后，记忆T细胞可以迅速介导反应。有趣的是，最近有研究表明，暴露于二硝基氟苯（DNFB）会导致循环记忆T细胞和皮肤记忆T细胞的产生。

第三节　接触性过敏原体外检测方法

接触性过敏原是一种低分子量的化学物质，必须与蛋白质发生反应才能产生免疫原。这种相互作用导致先天免疫和应激反应的激活，并形成抗原表位的T细胞即ACD的效应细胞。由于在我们的日常生活中有大量的化学物质，且存在潜在的致敏能力，在将这些化学物质用于消费产品之前，识别接触性过敏原是至关重要的。目前迫切需要适当的体外鉴定方法来取代动物在体实验。根据欧盟法规，有必要对3万多种已经上市的化学物质进行致敏试验，这激励了全球范围内科学家构建新的替代动物实验方法。以下总结了目前开发的一系列鉴定接触性过敏原的体外检测方法。

一、基于已有数据库进行计算机预测

目前有许多研究旨在根据已知现有化学物质的体内反应性来预测新的化学物质的致敏性。结构活性关系（SAR）或定量结构活性关系（QSAR）模型是利用目前已知接触性过敏原的化合物基序对新化合物结构中的基序进行配对识别，将具有相同基序化学物定义为存在潜在过敏原性。这样，潜在过敏原性就可以仅从化学结构来预测，并可以用来指导后续的体外或体内测试方案。如基于Windows的DEREK系统，用户可以输入一个化学结构，快速解读其中可能导致过敏的任何化学结构，以及背景说明和参考资料。与任何其他预测工具一样，也会出现假阳性和假阴性。对于所有基于计算机的预测方法，均有需要改进的余地，且需要经过正式的独立验证。更复杂的是，有些化学物质本身并不具有活性，但由于空气氧化或代谢激活而具有活性，这些通常被称为半抗原。如树脂需要空气氧化才能致敏，染发剂对苯二胺通过化学和代谢氧化致敏。因此，还有很多工作要做，尤其是通过增强接触性过敏原引起的机体代谢步骤的知识来证实这些预测的质量。

二、蛋白质结合试验

化学物质与许多皮肤蛋白质发生反应，如氨基酸位点产生改变的自身蛋白。为了研究化学物质的内在致敏能力是否可以从肽反应动力学中预测出来，针对模型肽或蛋白质的半抗原化已经开展了体外研究。目前，有研究用该方法测试了100种化学品，与现有活体测试方法相比，预测的准确性约为85%。然而，对于皮肤中蛋白质修饰的类型或程度如何影响致敏性的研究仍然存在很大不足，目前还不清楚如何将这些信息更广泛地应用于预测致敏原性。

三、皮肤渗透及代谢学试验

体外皮肤渗透试验用以衡量化学品是否可能渗透皮肤并进入血液循环，从而导致全身暴露引发过敏性发硬。这些检测通常使用离体的人皮肤或猪皮肤进行，皮肤穿透的程度通过测量皮肤切片下方的上清液中存在的放射性标记化合物的数量来评估。这种化学物质穿透皮肤程度的测量方法相对粗略，但是目前唯一一种有效测量全身暴露程度的方法；然而，未来的致敏风险评估需要更准确地测量化学物质渗透到皮肤内部而不是停留

在皮肤表面的程度，否则无法将人体暴露程度与体外试验的应用剂量联系起来。

目前，大多数预测皮肤致敏潜能的体外试验都只能预测具有活性的化学物质，而不能对测试物质进行代谢转化。在体内，无论是对活性较强还是活性较弱的化学物质，皮肤内的代谢都是诱导皮肤致敏的一个重要机制。目前，旨在通过两种方法解决这一问题。第一，通过对现有的基于细胞代谢能力的分析系统进行表征，以模拟人类皮肤的情况；第二，通过开发代谢酶cocktail，用于补充代谢能力不足的体外模拟系统。

四、角质形成细胞激活试验

角质形成细胞是皮肤中主要的细胞类型，是皮肤免疫反应中的重要参与者。已知它们会产生大量IL-1β和TNF-α，提示角质形成细胞存在致病性感染或物理/化学应激。美国MatTek公司的EpiDermTM模型和法国EpiskinTM公司的EpiskinTM模型，通过气液培养，使角质形成细胞在空气介质界面形成角质层，作为功能屏障。然而，必须强调的是，皮肤等效模型确实并不同于正常的人类皮肤。例如，在体内，化合物通过角质层的渗透率比正常皮肤高10～30倍，提示这些模型可能容易过度预测。与接触性皮炎不同的是，皮肤刺激是通过对皮肤的直接炎症作用启动的，且缺乏皮肤致敏的适应性免疫系统机制。而且在等效皮肤模型中没有任何可见的刺激症状（如红斑或水肿），只能选择其他生物标志物来预测刺激效果，如细胞活力（通过MTT法测定）、IL-1β的释放量等，用于未来皮肤致敏风险评估。

五、树突状细胞激活试验

树突状细胞在诱导和维持适应性免疫反应中发挥关键作用，其能力是通过处理和向T细胞提呈抗原，特别是其启动和激活淋巴结中初始T细胞的独特能力。皮肤免疫反应中，表皮驻留的朗格汉斯细胞（LC）是关键的树突状细胞类型，因此LC的表型变化是接触性过敏原启动皮肤免疫反应的基础。伴随表皮环境的变化和（或）抗原/敏化剂暴露，LC表型的改变可大致分为两大类：①受体的变化。皮肤黏附分子和趋化因子受体表达的变化，促进LC迁移。②增加MHCⅡ类和共刺激分子表达。促进LC在淋巴结与T细胞反应的互动及释放可溶性介质，例如细胞因子的释放会加强LC成熟和表皮炎症反应，LC激活后还可观察到形态学变化。然而，这些是不容易量化的体外试验终点。在细胞因子表达的变化方面，IL-1β、IL-18和TNF-α都被证明可以促进LC成熟和向淋巴结迁移，而IL-10则参与抑制这些过程。

LC是表皮中相对较少的群体，约占2.5%，因此直接分离LC进行实验分析是十分困难的，同时往往会导致靶细胞的激活。因此，使用DC样细胞系作为LC的替代品势在必行。为了预测皮肤致敏刺激，实验研究了各种细胞系作为DC样模型系统的可能性，包括THP1、U937、KG-1和MUTZ-3细胞系。在这些模型系统中，有两个目前正在欧洲化妆品、盥洗用品和香水协会（COLIPA）进行实验室间评估，以评估其重现性和预测能力。第一个体外试验是人类细胞系激活试验（h-CLAT），它基于人类单核细胞白血病细胞系THP1。第二个是基于人组织细胞淋巴瘤细胞系U937的CD86检测。尽管迄今为止已经做了大量努力，但还没有确定一种适合正式验证的分析方法。

六、T细胞增殖试验

初始T细胞在化合物刺激后的增殖反应是一个强有力的指标，表明这种物质是具有免疫原性的，并且是在小鼠局部淋巴结试验中的测量终点。因此，任何能够准确预测初始T细胞增殖的体外方法都有可能提供关于接触性过敏原的信息。但是，对这种方法的敏感性一直存在疑问。初始T细胞和暴露于化学敏化剂的DC共孵育后出现增殖反应，但在刺激性十二烷基硫酸钠（SDS）处理后则没有。初始T细胞增殖反应通常只有在使用强敏剂［如三硝基苯（TNP）和异硫氰酸荧光素（FITC）］后出现，而弱或中度皮肤敏化剂（如香茅醛、羟基香茅醛和香豆素）很少产生阳性反应。此外，由于DC与T细胞共培养步骤的复杂性，难以在不同实验室之间进行标准化。因此，期望未来细胞培养或分析技术的进步有助于建立一个稳定的检测方法。

第四节　接触性过敏原的免疫治疗

免疫疗法是指通过诱导、增强或抑制免疫反应来治疗疾病。由于过敏是对外来环境物质产生的一种过度保护的免疫反应，过敏性疾病的免疫治疗目的是诱导对致敏原的耐受。受呼吸道过敏免疫治疗的方法启发，可以尝试通过控制半抗原剂量进行脱敏来治疗过敏性接触性皮炎，但是由于速发型和迟发型过敏反应的主要机制存在显著性差异，研究进展虽然比较缓慢，但是在镍和钯的免疫治疗方面取得了部分令人喜出望外的成果。本节以接触性过敏原脱敏治疗的研究进程及成功病例介绍脱敏治疗进展。

一、基于动物水平的脱敏治疗进展

早在1965年，Lowney在豚鼠身上证实了皮肤上应用稀释的对亚硝基二甲基苯胺（NDMA）和氯噻苯可降低动物对各自半抗原皮内注射致敏原的敏感性。在那之后，研究人员主要从事实验性半抗原和皮肤不良反应诱导剂的研究。然而，这些半抗原与现实生活的相关性相对较小。因此，研究人员在动物水平对最常见的接触过敏原镍进行了脱敏治疗的探讨，Scheper RJ小组发现，给豚鼠或小鼠喂食含镍或铬的食物可以防止实验性诱导其对相应半抗原的接触性过敏。Ishii等的研究表明，皮肤对镍致敏的抗性与豚鼠饮用水中的镍浓度和口服暴露的时间成正比。然而，口服暴露的保护作用可能会被先前的非致敏性皮肤暴露所抵消。此外，局部注射IL-12（但不注射IL-2、IFN-γ或GM-CSF）也会破坏口服诱导的对半抗原的耐受，并完全恢复反应性。经口服或腹腔注射镍后产生的镍特异性抑制性T细胞可用于向先前未接触镍的小鼠转移特异性耐受，这种现象称为感染耐受性。Ikeda等使用漆酚致敏豚鼠模型，证明诱导免疫耐受在皮下致敏情况下效果最差，口服半抗原效果较好，在皮下和口服联合暴露的情况下最有效。

二、临床试验进展

目前的临床免疫治疗重点主要是在常见的接触性过敏原，如镍、钴等金属，以下主要介绍镍和钴等金属过敏的免疫治疗。

（一）镍口服脱敏治疗进展

通过流行病学调查发现，带过牙套的人可能会降低后期因穿耳洞而发生镍过敏的风险（带含镍牙套类似于镍口服脱敏治疗）。此外，长期饮用含镍饮用水的俄罗斯妇女发生镍过敏的风险低于附近地区的挪威妇女，说明是日常饮用水帮助俄罗斯妇女建立了对镍的免疫耐受。因此，科学家认为口服镍或许可以建立免疫耐受或者可以通过口服镍进行免疫治疗，便开展了一系列关于镍口服脱敏治疗的探讨。

早在1987年，关于镍的第一个免疫治疗的团队发表的数据表明，每周口服5mg镍，持续6周后，斑贴试验的阳性率下降，说明脱敏成功，但也有部分患者在治疗过程中皮炎加重。接下来又有两项试验取得了很好的疗效，他们仅使用了12g镍，远低于环境背景暴露的顺势疗法剂量，就使59%～64%的患者过敏症状消失或改善。

Bonamonte等募集了28例镍过敏患者，每日给予50μg镍元素（$NiSO_4 \cdot 6H_2O$）纤维素胶囊，为期3个月。分别在1个月和3个月后评估临床表现的严重程度、镍反应性和体外细胞对金属的反应。在完成研究的26名患者中，尽管持续接触镍，但口服耐受改善了临床表现，提高了皮肤对镍的反应阈值。12名参与免疫研究的患者的体外淋巴细胞实验显示，细胞增殖能力和细胞因子释放能力均下降。但是，在1年后的随访中，50%的患者在局部镍暴露部位又出现临床症状复发。

（二）钴口服脱敏治疗进展

患者在肩关节置换1周后，出现了强烈的瘙痒，手臂出现皮疹。用泼尼松处理后，皮疹仍然持续出现。通过斑贴试验发现，该患者对钴呈阳性反应。再继续使用泼尼松和抗组胺药物没有显著疗效的情况下，Lyndon E. Mansfield团队建议该患者每日口服氯化钴4mg（因为8mg或更大剂量会引起心肌病或肺部疾病），持续3个月后皮疹消失，12个月后钴斑贴试验为阴性，脱敏成功。

小结

总之，随着工业化的进程，各种化学物质进入人们的生活，潜在接触性过敏原的种类日益增多。类器官培养等实验技术的发展，为接触性过敏原的识别、相关疾病的诊断和治疗提供了更大的空间。探明其作用机制将有助于大力改善该类疾病的预防、诊断和治疗。特异性免疫治疗的初步尝试为该类过敏原诱发的相关疾病的治疗提供了新的方案。相信随着医学、分子生物学及各种基因编辑技术的发展，过敏性接触性皮炎患者的生活质量将会得到显著改善。

参 考 文 献

Assier H，Hirsch G，Wolkenstein P，et al，2019. Severe contact allergy to mupirocin in a polysensitized patient［J］. Contact Dermatitis，80（6）：397-398.

Dumycz K，Kunkiel K，Feleszko W，2019. Cosmetics for neonates and infants：haptens in products' composition［J］. Clin Transl Allergy，9：15.

Liou YL，Ericson ME，Warshaw EM，2019. Formaldehyde release from baby wipes：analysis using the chromotropic acid method［J］. Dermatitis，30（3）：207-212.

Mowitz M，Herman A，Baeck M，et al，2019. N，N-dimethylacrylamide-a new sensitizer in the free-style libre glucose sensor［J］. Contact Dermatitis，81（1）：27-31.

Neale H，Garza-Mayers AC，Tam I，et al，2021. Pediatric allergic contact dermatitis. Part I：Clinical features and common contact allergens in children［J］. J Am Acad Dermatol，84（2）：235-244.

Perez-Mesonero R，Schneller-Pavelescu L，Ochando-Ibernon G，et al，2019. Is tioconazole contact dermatitis still a concern? Bringing allergic contact dermatitis caused by topical tioconazole back into the spotlight［J］. Contact Dermatitis，80（3）：168-169.

Silverberg N，Pelletier J，Jacob S，et al，2020. Nickel allergic contact dermatitis：identification，treatment，and prevention［J］. Pediatrics，145（5）：e20200628.

Tran JM，Reeder MJ，2020. When the treatment is the culprit：Prevalence of allergens in prescription topical steroids and immunomodulators［J］. J Am Acad Dermatol，83（1）：228-230.

Warshaw EM，Zhang AJ，DeKoven JG，et al，2019. Epidemiology of nickel sensitivity：Retrospective cross-sectional analysis of North American contact dermatitis group data 1994-2014［J］. J Am Acad Dermatol，80（3）：701-713.

第8章

微生物引起的超敏反应

　　微生物，在科学分类学中被区分为细菌、真菌和病毒、支原体、衣原体、立克次体等，而从与人类的关系上则被分为正常微生物、条件致病性微生物和病原微生物。正常微生物是定居在人类皮肤及口腔、气道和肠道等黏膜的各类非致病微生物，这些微生物能拮抗病原微生物并给人体提供营养物质。据估算，人体微生物数量是人体细胞数的10倍或者最少处于与人类细胞数相当的水平。这么庞大的体系，平衡与失衡总是处于一个动态的过程。当机体免疫平衡被打破，寄居微生物菌群失调，代谢产物发生明显变化，一些正常寄居的微生物则可致病，这部分微生物就成为条件致病性微生物。当然，另有一些微生物，一旦感染人体，一般会导致机体出现各种症状，这些微生物就是病原微生物，如甲型肝炎病毒、流感病毒、腺病毒、呼吸道合胞病毒、严重急性呼吸综合征病毒（SARS-CoV）、新型冠状病毒（SARS-CoV-2）和中东呼吸综合征（MERS）病毒、结核分枝杆菌、金黄色葡萄球菌、霍乱弧菌、黄曲霉等。

　　任何微生物侵染人体后，人体免疫系统都会产生一系列免疫反应，我们可以从两个方面来衡量这些免疫反应，即免疫原性和过敏原性。抗原性是指在人体接触到微生物及其抗原后能诱发人体免疫反应的能力，包括免疫原性和过敏原性两个方面。免疫原性是指微生物或抗原接触人体后能诱发人体正常的保护性免疫反应的能力，主要从三个方面来衡量：一是防御免疫系统的能力，用以清除外来抗原，抵御感染；二是免疫自稳能力，用以识别并消除受伤组织、炎症和衰老细胞；三是免疫监视能力，借此杀伤并清除突变细胞，监控并阻止肿瘤在体内生长。免疫原性体现了这三方面能力的大小。而过敏原性则与免疫原性相对应，是诱导机体过度、非正常的免疫反应的能力，这种反应不仅不起防护作用，相反却导致组织或细胞的正常生理功能紊乱。任何一种微生物都可以从这两个方面来描述对人体的作用。因此，可从过敏原性角度将微生物区分为过敏原性强、中、弱3种类型。

　　微生物具有体积小、结构简单、生长旺盛、繁殖快、适应性强、变异频繁、分布广泛等特点。其中，病原微生物对人类的主要挑战在于繁殖能力强和过敏原性强。在实验室培养条件下病原微生物几十分钟至几小时就可以繁殖一代。在动植物不能生活的极端环境，病原微生物还可以保持存活状态。这决定了人类不可避免地要与病原微生物接触，采用规避病原微生物的方法来避免疾病既不现实也不科学。显然，病原微生物的过敏原性强这一特点需要繁殖能力作为保证，也就是说，感染的实质是：强抗原在人体大量增殖，造成不可控制的超敏反应。如果微生物的繁殖能力降至极低或失活的状态，条件致病微生物和病原微生物也可用作疫苗，为人体免疫服务。如果微生物繁殖能力强但过敏原性弱，这类微生物或者作为益生菌，或者用作疫苗（如牛痘），也可为人体免疫服务。相应地，可从免疫原性角度将微生物区分为免疫原性强、中、弱3种类型。

病原微生物对人体的伤害，主要是来自其病原体特别是新发病毒成分以强过敏原的角色诱导人体免疫系统强烈的免疫反应，甚至是炎症因子风暴（cytokine storm），出现一系列过敏症状，如过敏性鼻炎、过敏性哮喘、荨麻疹等。炎症风暴中的促炎细胞因子则会刺激大量免疫细胞聚集到炎症部位；炎症风暴会造成免疫细胞过度损伤甚至死亡并引发免疫细胞不足，同时死亡细胞释放的炎症介质进一步启动各种炎症，导致免疫功能异常和严重失衡，过多坏死的免疫细胞和组织液可在肺部积聚，阻塞呼吸道，引发呼吸窘迫综合征甚至死亡。

一般认识上，微生物只和感染相关。本书将感染的实质剖析为强抗原在人体大量增殖，造成不可控制的超敏反应。常见的能引起人体超敏反应的微生物主要是病毒，真菌和细菌次之，而真菌与细菌引起的超敏反应类似。由于过敏原交叉反应的存在，以及引起的炎症类型复杂，导致微生物引起的超敏反应容易被漏检和忽视。因此，大量过敏原性强的抗原的存在是病原微生物致病的根本病因，这与花粉季节大量过敏原性强的过敏原存在和螨虫繁殖季节大量过敏原性强的过敏原存在是同一性质的问题。从这一点来看，过敏与感染具有内在的联系，需要合并进行研究。因此，对待病原微生物威胁的根本方案是：评估并弱化病原微生物的过敏原性，进而开展有效利用，即将过敏原性经人工改造的病原微生物应用于人体，主动激发人体对病原微生物的免疫，由被动接触转变为提前主动接触，在生命全过程进行持续免疫续航，则可培育"免疫超人"。本章将阐述其中的免疫学机制，而疫苗的制作及"免疫超人"的培育等内容将在第18章中进行详细阐述。

第一节　接触微生物有利于健全人体免疫系统

一、接触微生物有利于人体健康

对无菌动物的研究表明，共生微生物缺乏导致免疫系统结构和功能发育缺陷。除了脾脏、胸腺和淋巴结内淋巴组织的缺陷外，无菌动物肠相关淋巴组织的黏膜显示出结构异常和不同T细胞类型比例失衡。但是，这些缺陷可以通过在生命早期专门引入共生微生物群来完全纠正。这说明，提前接触微生物有利于健全人体早期免疫系统和减少后续过敏风险。

同时，微生物和它的代谢产物，可以作为微生物药物对人体免疫紊乱状态进行调节。铜绿假单胞菌是人体的正常菌群，也是呼吸道慢性感染常见的条件致病菌。呼吸道感染的病原菌中，革兰氏阴性菌占77.3%，其中57.7%为铜绿假单胞菌。铜绿假单胞菌的鞭毛抗原是一种天然TLR-5配体。有研究利用灭活的铜绿假单胞菌对哮喘进行治疗，发现铜绿假单胞菌可以通过降低气道反应性、减少嗜酸性粒细胞浸润、抑制IL-4和IL-17分泌及改善上皮功能，从而有效治疗过敏性哮喘。另外，有研究发现，灭活的铜绿假单胞菌的生物制品，对慢性特发性荨麻疹有治疗作用。慢性特发性荨麻疹是指过敏原刺激后，致使皮肤、黏膜、血管发生暂时性炎性充血与组织内水肿，且病程较长，临床表现为患者不定时地在躯干、面部或四肢发生风团和斑块。研究者利用在灭活的铜绿假单胞菌中提取的铜绿假单胞菌甘露糖敏感血凝素（PA）治疗慢性特发性荨麻疹，发现铜绿假单胞菌可以作为慢性特发性荨麻疹患者的免疫调节剂，能有效控制病情和改善症状。慢性特发性荨麻疹可致患者体内存在 $CD19^+$ B 细胞过度增殖与 T_H1 细胞明显减少。铜绿假单胞菌可以促进 T_H1 细胞增殖，同时抑制 T_H2 细胞与 B 细胞的功能亢进，从而发挥免疫调节作用。

另外，益生菌是对人体有益且有活力的微生物，可以通过主动摄入的方式维持胃肠道微生物区系的平衡，对人类有多种健康益处。益生菌可以调节人体的免疫反应，从而有助于抵消菌群缺失所导致的免疫功能障碍。益生菌可以通过抑制经胃肠道黏膜或经口腔进入的病原体入侵，并且已经发现益生菌对各种传染性病原体，以及对多种非传染性疾病具有有效的预防和治疗作用。乳杆菌属和双歧杆菌属已经被广泛研究和用于药品开发。主动补充益生菌用于预防和治疗，正在获得研究者更多的关注。随着越来越多的细菌菌株被证明对免疫稳态调节、过敏性疾病、炎症性疾病具有显著疗效，益生菌的使用正在逐渐增加，尤其是在这些适应证发病率高的发达国家。除了在免疫相关疾病中的应用，已经发现益生菌可有效治疗炎性肠病、由感染引起的婴儿腹泻、细菌性阴道病、尿路感染、龋齿、糖尿病、癌症，以及增强肠黏膜对抗生素和乳糖的耐受性等。

二、微生物药物的应用策略

（一）微生物药物的概况

微生物药物对人类健康做出了巨大贡献。早在 1928 年，亚历山大·弗莱明发现了金黄色葡萄球菌产生的化合物可以杀死细菌，从而发现了青霉素。后来，青霉素被分离出来，并且在第二次世界大战期间被用作一种有效的抗菌化合物。通过使用弗莱明的方法，其他天然存在的物质，如氯霉素和链霉素被分离出来。随着微生物制药技术的高速发展，筛选程序、分离和隔离技术的有效改进，人们发现的天然化合物的数量已经超过 100 万，其中 50% ～ 60% 由植物产生（生物碱、类黄酮、萜类、类固醇、碳水化合物等），5% 属于微生物来源。在所有报道的天然产物中，20% ～ 25% 显示出生物学活性，其中约 10% 是从微生物中获得的。此外，在迄今为止从微生物中获得的 22 500 种生物活性化合物中，45% 由放线菌产生，38% 由真菌产生，17% 由单细胞细菌产生。

（二）微生物药物制作策略的新思考

微生物药物一般由活的、死的或减毒的生物体组成。对于细菌和真菌菌体的药物一般采取灭活处理，如铜绿假单胞菌、霍乱弧菌（霍乱疫苗）、鼠疫杆菌（鼠疫疫苗）、百日咳博德特氏菌（百日咳疫苗）、结核分枝杆菌（卡介苗疫苗）等。

对于疫苗类药物的制作应着眼于安全性、有效性、广谱性 3 个方面。微生物药物对于人体而言属于外部抗原，出于安全性考虑，一般需要进行毒性和过敏原性弱化处理，以避免对人体产生强烈的过敏反应。如天花疫苗是牛痘活病毒，属于天然减毒疫苗，可以直接应用。与其相反，由于新型冠状病毒的过敏原性较强，能在人体中产生强烈的炎症反应，制作疫苗时需要对其进行过敏原性评估与改造。具体是先对病毒进行基于生物信息学的过敏原性评价，锁定重点关注区域。通过细胞实验和动物模型明确其过敏原性后，针对MHC Ⅱ类分子结合位点和B细胞表位，对病毒的氨基酸序列进行定点突变改造，可以降低病毒的过敏原性。

除了安全性，有效性和广谱性也是疫苗类药物的重要一环。要达到持续的有效性以及覆盖亚型病毒的广谱性，需要从多个方面进行创新。

1.双覆盖　①病毒毒株全覆盖：对同种病毒的不同亚型毒株进行大数据归集，从氨基酸序列出发（比核酸水平更具有兼并性和广谱性），分析筛选已流行的全部毒株中所有过敏原性高值肽段，构成新的抗原，覆盖所有毒株。②全部可能产生严重症状的人群全覆盖：针对目标病毒，分析国际国内所有能产生超敏反应即能产生严重症状的特定基因型人群，以致构建的新抗原递进覆盖所有这些人群，并通过脱敏治疗的方法，让这些人群不再产生严重症状。

2.应用模式的广谱性　可以借助大面积应用的日常用品作为载体（如牙膏型软膏形式），通过推广此产品，让所有人在日常生活中达到持续免疫的效果，没有年龄、性别的限制。

3.基于抗原的多靶向性提出疫苗的全覆盖问题　既要关注研究者所熟知的Spike蛋白，又应关注所有其他能产生超敏反应的蛋白及其特定片段，摆脱只针对S蛋白或某个免疫反应通路的疫苗或药物所产生的单一性问题。

第二节　微生物引起的过敏反应

一、真菌引起的过敏反应

（一）真菌的介绍

真菌遍布世界各个角落，已经被正式命名的真菌约有10万种，全世界有150万～300万种。其中，子囊菌门和担子菌门共同组成了双核亚界（Dikarya），约占所描述真菌种类的98%。这些无处不在的生物，不断在进化，已经适应了各种生态环境。大多数真菌，如植物病原体枝孢霉（Cladosporium）和链格孢菌（Alternaria），在18～22℃的最适温度下生长，它们很少引起感染，但可能会作为过敏原出现。耐热真菌能够在环境和人类体温下生长，因此能够充当过敏原，从而诱导过敏反应。每人每天都会吸入菌丝碎片、真菌孢子和酵母菌的复杂混合物。菌种的组成，随着天气和季节的不同而发生改变，夏末和初秋的浓度最高，每天每立方米空气中的真菌孢子可能超过50 000个。孢子浓度常为花粉浓度100～1000倍。室外和室内环境的浓度也不同，室内真菌孢子浓度约是室外浓度的16%。大多数空气传播的孢子是由子囊菌门和担子菌门的成员产生的，无性生殖产生的孢子占空气传播孢子总数的30%～60%。尺寸较大的孢子（直径>10μm）可以沉积在鼻咽中，并与花粉症症状有关，大多数孢子直径在2～10μm，小孢子和大孢子的碎片可以到达下呼吸道。有些真菌的碎片数量可能超过它们各自的孢子数量。

　　通常情况下，人类的上呼吸道和下呼吸道都可以通过物理手段（如流鼻涕或打喷嚏）和免疫手段（如吞噬和消化）来清除真菌。免疫手段可以在真菌的炎症反应和宿主组织损伤之间取得平衡。大多数真菌过敏原是在孢子萌发后释放的，孢子被一层能够逃避免疫系统的疏水蛋白保护层所覆盖。真菌过敏原可以引发鼻炎、过敏性支气管炎、过敏性哮喘等。因为耐热真菌的耐热属性，它们能够定居在下呼吸道，可以作为一种持久的过敏原来源。

　　人类对病原体的防御是基于先天免疫反应和获得性免疫反应的结合。传统上，后者区分为T_H1细胞反应、T_H2细胞反应、T_H17细胞反应和调节性T细胞反应，这取决于病原体和所激活的细胞因子。T_H2反应通常针对寄生虫，而抗真菌反应主要由T_H1和T_H17细胞进行免疫应答。过敏反应与过敏原特异性IgE抗体的产生有关。过敏原特异性IgE抗体是在第一次接触过敏原后产生的，当再次接触过敏原后，体内特异性IgE抗体与天然效应细胞（如嗜碱性粒细胞和肥大细胞）的高亲和力受体FcεRI结合并进行交联，导致过敏介质释放和外周血嗜酸性粒细胞增多。这种类型的细胞大多位于皮肤和黏膜表面，如呼吸道和胃肠道。这些免疫反应可表现为IgE相关的特应性皮炎、过敏性鼻炎或鼻窦炎、过敏性哮喘和食物过敏等。过敏的人不一定有强烈症状，这取决于暴露的程度和个人的免疫系统状态。

　　已经有研究发现约80种真菌诱导的过敏反应属于Ⅰ型超敏反应，而且主要是子囊菌门的菌种。真菌致敏的流行情况尚不完全清楚，有研究表明，3%～10%的普通人群、12%～42%的过敏性患者和高达66%的重度哮喘患者可能对真菌致敏。然而，并不是所有致敏的人都会出现过敏症状。患病率随年龄的不同而有所差异，不同国家的患病率也有所不同。基于皮肤点刺试验（SPT）的调查可能低估了IgE致敏的患病率，因为SPT对一些真菌过敏原相对不敏感。Ⅳ型超敏反应（迟发型）也在过敏性真菌呼吸道疾病中起作用。Ⅳ型超敏反应是T细胞介导的，诱导靶细胞凋亡。在变态反应性支气管肺曲菌病（ABPA）中可观察到Ⅰ型和Ⅳ型超敏反应。

　　真菌过敏原可以是分泌物、细胞质或结构蛋白。根据已知的过敏原数据库、预测的过敏原和IgE与噬菌体文库结合的结果，有研究认为0.5%～1%的真菌蛋白有可能是过敏原，大多数真菌过敏蛋白是蛋白酶、糖苷酶和应激反应蛋白等。真菌孢子和萌发菌丝的过敏原类型可能不同，萌发菌丝会增加可检测到的过敏原的数量。不同真菌过敏原之间存在交叉反应。真菌过敏原间的交叉反应最常见的是烟曲霉、草枝孢子菌、产黄青霉和酿酒酵母，而单一致敏最常发生在对交链格孢菌过敏的个体中。这种交叉反应不仅存在于与亲缘关系较近的菌种，如产黄青霉和桔青霉，也出现在亲缘关系较远的菌种，如念珠菌和烟曲霉菌。真菌过敏原之间的交叉反应可能会导致致敏试验的假阳性结果，并在ABPA等情况下加剧过敏症状。然而，真菌过敏原之间的交叉反应的临床意义需要进一步研究。

（二）真菌引起的过敏性疾病

　　1.过敏性真菌性鼻炎和过敏性真菌性鼻窦炎　过敏性真菌性鼻炎/鼻窦炎（AFRS）占免疫功能正常的慢性鼻炎/鼻窦炎患者的5%～10%，AFRS占所有需要手术治疗的慢性鼻炎/鼻窦炎病例的6%～9%，约50%的AFRS患者患有哮喘。这种过敏性疾病是由于真菌定植于鼻窦并损害鼻黏膜细胞，从而发生免疫应答所致。AFRS 主要与曲霉属有关，其次是双极孢属、弯孢霉和交链孢属。AFRS 首次于 1976 年在被诊断为 ABPA 的患者中观察到，患者鼻窦有特征性的真菌黏液堵塞（由浓厚的嗜酸性分泌物组成），同时出现鼻气道阻塞、单侧慢性鼻窦感染、深色黏液鼻漏、鼻后引流障碍、面部疼痛和压力，以及晚期疾病的眼眶和面部扭曲等症状。AFRS 的主要诊断标准是：有针对真菌的 I 型超敏反应，有鼻息肉，特征性 CT 影像学表现为窦腔扩大及窦腔内云絮状不规则高密度影，存在嗜酸性粒细胞性黏蛋白，分泌物涂片真菌阳性。其他特征包括鼻窦黏液囊肿、高密度鼻窦内容物、骨质重塑（鼻窦、眼眶和颅底）、总 IgE 升高及 T 细胞介导的嗜酸性炎症。AFRS 的潜在免疫反应包括 I 型超敏反应和 IgG 介导的 III 型及 IV 型超敏反应，导致通过鼻窦通道的黏液排出障碍，以及随后的真菌生长和炎症。

2. 真菌过敏性哮喘　哮喘是一种慢性病，全世界有超过 3 亿人受其影响。这对卫生系统来说是一个巨大的负担。患者会经历不同阶段的气流阻塞和一系列症状，包括呼吸困难、气道炎症和 1 秒用力呼气容积（FEV_1）减少。这些症状是病理生理异常的结果，包括气道平滑肌细胞对气流的阻力和气道超敏反应的改变，导致气道平滑肌收缩异常、咳嗽反射增加、黏液过度分泌，以及肺损伤，表现为固定性气流阻塞、支气管扩张、肺纤维化、气道内皮增厚、平滑肌肥大和增生。这些异常是相互独立的，因此哮喘是高度异质性疾病。

在儿童和成人几项研究中都发现，室外和室内的真菌暴露与哮喘发生、肺功能下降、哮喘药物使用增加及咳嗽风险增加有关。特异性 IgE 介导的真菌致敏作用经常出现在早发性过敏性嗜酸性哮喘中。特别是链格孢菌属的致敏作用，与危及生命的急性哮喘发作和与哮喘相关的死亡有关，真菌过敏被认为是引起哮喘的重要原因之一。

研究表明，真菌暴露与哮喘严重程度相关。几乎 40% 的哮喘儿童对真菌敏感，其中严重哮喘的病例高达 60%，而且症状可能会持续到成年。在患有严重哮喘的成人中，真菌致敏的患病率可达 70%，但在那些需要多次住院的患者中，真菌致敏的患病率可能高达 76%。严重哮喘患者也更容易对多种真菌共敏感。对曲霉菌敏感的中重度哮喘患者表现为肺功能受损、FEV_1 降低、气道阻塞更严重及治疗时需要更高剂量的皮质类固醇。在中重度哮喘患者中，22% 的肺功能下降与真菌致敏和痰培养真菌阳性有关，大多数检测到的真菌是烟曲霉菌的分离物，尽管也检测到了 20 多个其他分类。组织损伤和炎症在曲霉菌致敏的哮喘患者中更常见，可以检测到更多的支气管扩张、更高的嗜酸性粒细胞计数和 IgE 水平。对烟曲霉菌 IgE 致敏的中重度哮喘患者曲霉培养率达到 63%，明显高于非致敏哮喘患者（31%）和健康对照组（7%）。这些研究表明呼吸道的耐热真菌定植起到了持续过敏原刺激的作用。到目前为止，烟熏菌是真菌肺部疾病中最常见的耐热真菌，尽管其他曲霉菌种类，如黑曲霉、黄曲霉和尼杜兰曲霉也可以发挥作用。除了曲霉菌外，白念珠菌、双极念珠菌、裂殖酵母、弯孢霉都与哮喘有关。临床上相关的真菌过敏通常与其他呼吸系统疾病如囊性纤维化（CF）和哮喘一起出现，但在它们缺失的情况下也有可能发生。真菌过敏在超过 1/4 的严重哮喘患者中起着重要作用。欧洲过敏及临床免疫学会（EAACI）工作组已经将真菌过敏定义为哮喘的一种类型。

（三）真菌过敏的检测方法

目前还不清楚接触多少真菌才能触发致敏作用。同样，真菌过敏遗传因素和免疫调节因素的作用也没有明确定义。一般来说，在患者对某一特定过敏原确证之前，必须经过过敏史回溯和过敏原反应性测试。皮肤点刺试验（SPT）是最常用的致敏诊断方法。虽然不像皮内试验那样灵敏，但它的假阳性率更低。此外，还可以进行特定 IgE 的血液检测，体外 IgE 检测 ImmunoCAP 是一个常用的致敏诊断平台。

真菌通常不包括在标准的 SPT 或特异性 IgE 诊断中，因为很少怀疑它们与自身过敏症状相关。真菌过敏的人通常不知道真菌是潜在的过敏原，因为患者经常对其他空气过敏原（如草花粉）在相同时间达到较高的检测值。为改进诊断，最常见的真菌过敏诊断至少应该包括互隔交链孢霉和草本菌，然而，为了更全面地了解真菌的致敏作用，特异性 IgE 诊断还应包括烟曲霉菌、白念珠菌、马拉色菌、毛霉菌和酿酒酵母。大多数致敏试验都是针对子囊菌门内的真菌，特别是产生分生孢子的无性型和酵母菌。然而，许多真菌种类与过敏性疾病相关，许多潜在的过敏原还没有得到很好的表征。

SPT 和特异性 IgE 之间的差异使得很难确定患者的真菌过敏类型。比较 SPT 和特异性 IgE 在哮喘和鼻炎中的研究结果通常不一致。SPT 容易出现假阴性，而 UniCAP 更敏感，所以一些学者建议同时使用两者。值得注意的是，致敏模式随着年龄不同会发生变化，这表明致敏的测量必须随着时间的推移而重复。检测不一致的一个可能原因是真菌提取物没有标准化，SPT 和 IgE 检测之间存在差异。提取物因试剂公司不同而有所区别，甚至同一家公司的不同批次也不同。真菌菌株的选择、培养条件、蛋白来源（孢子、菌丝或分泌蛋白）及提取方案都会影响真菌提取物的过敏原含量和抗原性。

（四）真菌过敏的治疗方法

免疫疗法可以治愈过敏性疾病，缓解症状，减少药物使用。世界卫生组织在《世界过敏组织严重过敏反应指导意见 2020》中建议对过敏患者使用安全有效的免疫治疗。然而，由于真菌提取物没有标准化流程，针对真菌的免疫疗法不推荐在哮喘患者身上使用，因为它经常导致不良反应。有研究发现，在数量有限的免疫治疗试验中，出现了结果不一致的情况，在鼻结膜炎或真菌诱导的哮喘患者中，使用草本植物提取物的临床效果很小。利用草本植物提取物进行的皮下免疫治疗导致支气管、结膜和皮肤反应性降低，呼气峰流速增加，而且治疗组和安慰剂组之间的症状并没有显著性差异。使用交链孢属植物提取物进行皮下或舌下免疫治疗也获得了类似的结果。IgG 水平（包括 IgG4）的升高是很常见的，这在免疫治疗中通常被认为是有利的。IgE 的产生可能来源于调节性 T 细胞（Treg 细胞）的激活，而 Treg 细胞对免疫耐受性至关重要。IgG 被认为可以阻止 IgE 与抗原结合，从而阻止随后的肥大细胞和嗜碱性粒细胞的激活。由于其较差的结合性，血清水平本身并不是其保护功能的指标；同样，IgE 水平下降也不是对过敏原反应减弱的指标。相反，血清中 IgE/IgG 比率更有可能显示 Treg 细胞多于 T_H2 细胞。重组真菌变应原在免疫治疗中的应用尚未得到有效评估，尽管 Asp f 2 和 Alt a 1 的重组低过敏原性过敏原被证明能有效阻断真菌致敏患者血清中的 IgE 结合。突变的 Alt a 1 也得到了类似结果，这也导致 T 细胞产生的 IL-4 减少。这些研究为进一步使用重组过敏原进行临床试验奠定了良好的基础，尽管在广泛使用免疫治疗之前，需要在人群中评估更多与临床相关的真菌过敏原。

二、病毒引起的过敏反应

（一）过敏性疾病与病毒感染的联系

过敏性疾病与病毒感染之间的联系，长期以来受到研究者的重视。过敏性哮喘恶化和上呼吸道病毒流行常同时出现，这种联系是公认的。在过敏性哮喘的情况下，接触过敏原会显著增加呼吸道病毒引起的病情恶化的风险。这种病毒-过敏原协同作用在其他过敏性疾病中也很明显。例如，在过敏性皮炎中，一部分患者极容易受到皮肤疱疹病毒的感染。关于过敏患者是否更容易受到病毒感染及病毒如何引发疾病恶化的问题，仍然没有得到准确结论。

（二）病毒和过敏性哮喘

由病毒性呼吸道感染引起的喘息性疾病在儿童期很常见，是发病和入院治疗的常见原因。由于大多数哮喘儿童的第一次喘息发病是由病毒引起的，并且病毒性喘息和哮喘的临床特征非常相似，这引起了一些病毒性呼吸道感染可能导致哮喘的猜测。事实上，呼吸道合胞病毒感染导致的喘息性疾病会增加儿童患哮喘的风险。严重呼吸道合胞病毒是否导致哮喘还存在较大争议，有证据支持或反对这个观点。在一项干预性研究中，将帕利维单抗用于轻度早产儿可预防反复喘息，但仅限于没有过敏症状的婴儿。

已经有研究发现病毒在过敏性哮喘发展和恶化中有重要作用。大型出生队列研究揭示了由病毒导致的儿童早期喘息是后续进展为哮喘的关键因素。在儿童哮喘起源研究队列中，父母有遗传性过敏家族史的"高风险"儿童，早期鼻病毒和呼吸道合胞病毒感染使哮喘发展的风险增加了10倍。早期过敏原致敏和轮状病毒感染的叠加效应，使儿童在13岁之后患哮喘的风险增加了20倍。一项儿童哮喘前瞻性研究（COPSAC）中，也报道了早期呼吸道病毒感染增加了哮喘发展的风险，过敏原致敏也对哮喘恶化的严重程度有影响。另一项前瞻性研究报道表明，小鼠和尘螨抗原特异性血清IgE的水平，与轮状病毒引发的哮喘急性加重程度呈正相关，过敏原特异性IgE水平的浓度也在哮喘恶化过程中有所增加，与症状严重程度相关。这项研究表明，过敏原和病毒之间的相互作用可能导致过敏性疾病发生变化。

（三）病毒和其他过敏性疾病

除了过敏性哮喘，病毒感染还会影响其他过敏性疾病过程，如过敏性鼻炎和过敏性皮炎。早期上呼吸道病毒感染的儿童在晚年患过敏性鼻炎的风险有所增加，并且与非过敏性对照组相比，过敏性鼻炎患者的鼻分泌物样品中更频繁地检测出病毒。此外，一项针对18个月以下儿童的前瞻性研究发现，过敏性鼻炎与长期病毒性鼻炎症状类似。有研究发现，一部分过敏性皮炎患者特别容易患皮肤疱疹、痘病毒和软体动物感染，进一步突出了病毒和过敏性疾病之间的相互作用。这些临床相关性背后的机制仍然需要更进一步的研究。

（四）病毒和过敏原相互作用的机制

病毒在感染过程中会遇到不同的细胞类型。呼吸道病毒直接感染呼吸道上皮，而皮肤病毒感染遇到具有屏障功能的上皮细胞。无论进入部位如何，感染都会导致先天免疫细胞的募集，包括树突状细胞、单核细胞和巨噬细胞。这些抗原提呈细胞（APC）吞噬病毒颗粒和细胞碎片。APC提呈特异性抗原，通过驱动特异性T细胞分化与B细胞免疫球蛋白产生和类别转换，分泌细胞因子，将先天免疫和适应性免疫应答联系起来。干扰素（IFN）是APC响应病毒感染而分泌的一类细胞因子。干扰素是抗病毒反应的重要组成部分，是控制病毒感染所必需的元素。具体而言，病毒激活细胞内RNA和DNA导致IFN-β分泌，通过Ⅰ型干扰素受体信号传导和上调IFN-α及其他干扰素刺激系列免疫基因，进一步增强免疫应答，使机体进入一种细胞内抗病毒状态，以对抗病毒复制，并使邻近细胞不易受到新的感染。另外，Ⅰ型干扰素激活下游通路，抑制T_H2细胞分化和功能来调节适应性反应，这对过敏反应至关重要。因此，病毒感染可以通过诱导Ⅰ型干扰素使免疫系统偏离T_H2免疫应答。但RV和单纯疱疹病毒（HSV）的感染，实际上导致了过度的T_H2反应和过敏性疾病的恶化。

第三节　新型冠状病毒感染的超敏反应机制分析

正如本章前言所述，微生物与其他抗原一样，也存在免疫原性和过敏原性的差别。譬如，就免疫球蛋白A（immunoglobulin A，IgA）而言，其主要作用是抵御病原微生物入侵，它广泛存在于气道、胃肠道及泌尿生殖系统等黏膜组织中，在唾液、泪液及乳汁中也会大量存在，尤其是初乳中IgA的含量高，在血清中的含量占血清免疫球蛋白的10%～20%，仅次于IgG。研究显示，人体对SARS-CoV-2的早期中和抗体反应主要是IgA，IgG和IgM等的量次之，这在一定程度上显示了SARS-CoV-2作为抗原存在免疫原性。SARS-CoV-2对儿童也会产生免疫反应，有些个体表现为多系统炎症综合征；在感染期新冠患者与康复期新冠患者之间，IgG及其4个亚型和IgE等指标并不存在差异，但在新冠多系统炎症综合征康复期和活动期儿童中IgA均处于较高水平，但IgM却处于显著低位，这或许是新冠儿童死亡率极低的一个重要原因。因此，新冠病毒感染后，诱导免疫原性特别是IgA的产生非常重要。

对都是重症的新冠患者和禽流感患者进行比较后发现：两类病毒都造成急性炎症反应，IL-4表达升高，肺重塑明显。新冠与共患病患者的分析结果表明：一些COPD等共患病患者罹患新冠重症的风险增加，重症新冠者在哮喘患者中的发生率较低，特别是Ⅱ型哮喘患者发生新冠重症的风险降低，而Ⅱ型炎症往往是儿童哮喘的主要机制。这在一定程度上印证了儿童新冠重症及死亡率低的事实。另有研究发现，新冠引起的炎症反应有两个高峰，这与超敏反应的过程类似，即在基本炎症之后出现了超强免疫反应，特别是树突状细胞的凋亡，NK细胞的失能明显，IFN-γ、IL-15、TNF-β、IL-1β、IL-33、IL-2等细胞因子在严重症状患者血清中显著高表达。显然，先天免疫与适应性免疫在新冠病毒感染后得到了启动。作为特殊抗原，新冠病毒启动的炎症机制中也有炎症小体的参与。SARS-CoV-2直接或间接活化炎症小体释放IL-1β和IL-18，特别是在中等严重程度的新冠患者中，IL-18的表达奇高。

对炎症风暴的分析发现，在SARS-CoV-2感染及继发的细胞因子风暴中，TNF-α和IFN-γ协同作用引发了炎症细胞死亡、组织损伤，从而造成患者死亡。TNF-α和IFN-γ协同作用下启动的特殊死亡方式PANoptosis让炎症风暴得以持续；而IFN引导的p53直接减少了上皮细胞的增殖和分化，先天免疫被破坏，疾病严重程度提高，从而引发了细菌反复感染。

总之，新冠病毒感染，是一个超敏反应的炎症机制，启动了多靶向性炎症，如TNF-α、IFN-α、IFN-β和IFN-λ为代表的T_H1炎症，IL-4、IL-5、IL-13为代表的T_H2炎症，IL-17和IL-22为代表的T_H17炎症，以及上皮细胞释放的IL-33等警报素和炎症小体来源的IL-1β和IL-18等炎症。复合炎症条件下，激素的干预作用十分有限。同时，凋亡（apoptosis）、焦亡（pyroptosis）、程序性坏死（necroptosis）、铁死亡（ferroptosis）及自噬（autophagy），特别是PANoptosis等程序性死亡方式也参与了细胞的死亡，导致免疫不足和第二波炎症高峰，引发严重症状或者感染者死亡。在此背景下，单一机制的干预显然无法控制症状。只有从源头控制病毒的载量和复制能力，强化疫苗全基因组覆盖能力和过敏原性弱化，加大接种面，最大限度地覆盖可能出现严重症状的人群，阻断病毒启动超敏反应的起始过程，才能阻止病情加重和疫情传播。

小结

真菌和病毒遍布世界各个角落，由于过敏原交叉反应的存在，检测试剂或者检测方法的局限，真菌和病毒引起的超敏反应容易被漏检和忽视。真菌能引起过敏性真菌性鼻炎和过敏性真菌性鼻窦炎、过敏性哮喘等过敏性疾病。常用检测方法包括皮肤点刺试验和特异性IgE诊断，但由于真菌种类繁多，过敏原检测制剂的相对匮乏，许多潜在过敏原还没有得到很好的表征。过敏性疾病和病毒感染之间的联系，长期以来未受到研究的重视。过敏性哮喘恶化和上呼吸道病毒流行，常会同时出现。人类对病原体的防御是基于先天免疫反应和获得性免疫反应的结合。不同病毒感染人体致病的方式各不相同，关于过敏性患者是否更容易受到病毒感染及病毒如何引发疾病恶化的问题，仍然没有得到很准确的结论。微生物在多个方面影响人体健康，有计划地接触微生物有利于健全人体免疫系统，但病原微生物需要过敏原性改造后才能进行利用。微生物药物应用广泛，但在制作微生物药物时，过敏原性相关的安全性问题应得到重视。

参 考 文 献

Al Nabhani Z，Dulauroy S，Marques R，et al，2019. A weaning reaction to microbiota is required for resistance to immunopathologies in the adult［J］. Immunity，50（5）：1276-1288，e1275.

Ghazavi A，Ganji A，Keshavarzian N，et al，2021. Cytokine profile and disease severity in patients with COVID-19［J］. Cytokine，137：155323.

Gruber CN，Patel RS，Trachtman R，et al，2020. Mapping systemic inflammation and antibody responses in multisystem inflammatory syndrome in children（MIS-C）［J］. Cell，183（4）：982-995，e914.

Jian X，Chao S，Xiaoli Z，et al，2020. Inactivated *P. aeruginosa* restores immune imbalance of chronic idiopathic urticaria［J］. Arch Dermatol Res，312（5）：353-359.

Karki R，Sharma BR，Tuladhar S，et al，2021. Synergism of TNF-α and IFN-γ triggers inflammatory cell death, tissue damage, and mortality in SARS-CoV-2 infection and cytokine shock syndromes [J]. Cell, 184 (1): 149-168, e17.

Liu C, Martins AJ, Lau WW, et al, 2021. Time-resolved systems immunology reveals a late juncture linked to fatal COVID-19 [J]. Cell, 184 (7): 1836-1857, e22.

Lucas C, Wong P, Klein J, et al, 2020. Longitudinal analyses reveal immunological misfiring in severe COVID-19 [J]. Nature, 584 (7821): 463-469.

Major J, Crotta S, Llorian M, et al, 2020. Type Ⅰ and Ⅲ interferons disrupt lung epithelial repair during recovery from viral infection [J]. Science, 369 (6504): 712-717.

Pan P, Shen M, Yu Z, et al, 2021. SARS-CoV-2 N protein promotes NLRP3 inflammasome activation to induce hyperinflammation [J]. Nat Commun, 12 (1): 4664.

Rodrigues TS, de Sá KSG, Ishimoto AY, et al, 2021. Inflammasomes are activated in response to SARS-CoV-2 infection and are associated with COVID-19 severity in patients [J]. J Exp Med, 218 (3): e20201707.

第 9 章　微生物与寄生虫的两面性

近年来的研究表明，食物过敏与人体肠道内微生物群的组成和功能变化有关。微生物群与宿主的相互作用对免疫系统的调节起着重要作用。肠道微生物群和免疫系统的相互作用在生命早期已经开始，例如婴儿在自然分娩过程中的阴道接触及吸食母乳时的母婴接触，都可以接触到母体微生物群，并对婴儿的免疫系统建立产生影响。肠道微生物的数量变化及菌群多样性改变，都可以通过与免疫细胞的相互作用，最终影响机体对食物的敏感性。然而，肠道微生物的一些代谢终产物，如短链脂肪酸，已被证明对食物过敏有保护作用。抗生素的不正当使用会破坏肠道内环境稳定，并显著增加过敏性疾病的风险。在动物模型和临床试验中加入某些微生物，如梭菌，可以预防或缓解过敏症状。但是，微生物的抗过敏作用机制及肠道微生物和免疫系统之间的相互作用仍然不十分清楚。

人体微生物对免疫系统具有两面性，大多表现为条件性致病微生物的特征。当免疫系统正常工作和饮食得当的时候，微生物起着保护作用；当免疫系统紊乱、偏离正常饮食后，体内的微生物有可能会变成致病原。很多正常菌群都可能是条件致病菌。铜绿假单胞菌（*Pseudomonas aeruginosa*）是众所周知的一种伤口和肺部感染的条件致病菌。它的毒力与其监控宿主化学信号的潜能及形成生物膜黏附于表面的潜能有关。铜绿假单胞菌在自然环境中广泛存在且容易对抗生素产生耐药性，使其能够在各种环境中生存。铜绿假单胞菌很少在正常宿主中引起感染，但它具有两面性，可在机械通气患者、免疫功能低下患者及恶性肿瘤或艾滋病病毒感染患者中引起严重感染。在这些风险群体中，症状最严重的是中性粒细胞减少症患者和机械通气患者。铜绿假单胞菌感染导致的肺损伤是由生物体在炎症条件的肺实质破坏，导致更深一步的宿主免疫反应引起的。

本章系统分析了人体微生物和寄生虫在机体免疫系统中的两方面作用，将传统的卫生假说拓展到微生物群假说的范畴，从而全面阐述人体微生物和寄生虫调控机体免疫系统和健康状况的机制。

第一节　人体微生物群概况

一、人体微生物群背景

人体环境每时每刻都与多种微生物接触并产生相互作用。有些微生物可以正常定植于我们的身体而不会造成任何伤害，而有些微生物会造成健康危害。近年来，随着科学认知的进步，研究者发现微生物群在宿主免疫中起到关键作用。原始微生物群落组成的破坏（失调）与食物过敏的发展有很大关系。生活方式的改变，包括从农村搬到城市，从以高纤维饮食为主转变为高脂肪和蛋白质饮食，以及选择剖宫产分娩和奶瓶喂养等，都会影响微生物群落组成，从而影响婴幼儿免疫系统的建立及成人免疫系统的完善。分子生物技术的进步，如细菌16S rRNA基因测序用于细菌群落的系统发育研究和分类评估，提高了对人体菌群及其代谢产物的分析效率和准确度，同时提供了某些细菌在食物耐受性中的重要信息。短链脂肪酸（short-chain fatty acid，SCFA）是肠道微生物群发酵膳食纤维的最终产物，已被证明对食物过敏具有多重保护作用。通过不同的机制，这些脂肪酸参与到免疫系统表观遗传的调节。上述研究结果为开发预防和治疗食物过敏的创新策略提供了理论基础。此外，肠道益生菌因具备调节人体免疫环境和肠道微生物群的潜力，引起了人们浓厚的研究兴趣，近10年来有近10万篇相关文献被PubMed收录。

二、卫生假说的延伸——微生物群假说

在过去100年里，急剧增加的过敏性疾病已成为世界范围内日益增加的健康负担。在如此短的时间内，遗传倾向并不能够很好地解释过敏性疾病患病率逐年上升的现实。1989年，根据当时的研究成果，引入了"卫生假说"的概念：过敏性疾病发病率的上升是由于微生物的暴露不足导致，即微生物与宿主的相互作用驱动免疫调节。现阶段，随着研究的进一步深入，新出现的数据表明，人体外微生物群与人体内微生物群的相互作用，在调节免疫过程中起着更重要的作用。因此，卫生假说的范围最近被进一步扩大延伸，继而提出了"微生物群假说"，包括共生微生物在过敏性和炎症性疾病调节中的关键作用，强调肠道微生物群在早期调节宿主免疫中的重要性。

研究显示，生后3～6个月是婴儿肠道微生物群形成的重要时间窗口，将决定儿童期对牛奶等食物过敏与否。其中，丰富的梭菌属（Clostridia）和厚壁菌门（Firmicutes）是缓解儿童期食物过敏的重要菌群。有研究发现，由血吸虫诱导的阻断抗体IgG可以与Ara h 1等花生过敏原发生交叉反应，体内应用可以阻断花生过敏原引起的过敏反应。同时，体内寄生虫可以通过分泌TGF-β诱导Treg细胞，它们可以潜在地抵消IgE作用并阻断过敏反应中肥大细胞上的FcεRI受体的传导作用。这些研究发现为卫生假说和食物过敏之间的关系提供了另一种可能的解释。

除了暴露于体外的寄生虫之外，多达100万亿的微生物定居在体内屏障部位，其中大多数位于肠道。微生物群的组成是动态变化的，受到外部因素如饮食、生活方式、抗生素使用、出生方式、喂养方式、疫苗接种和病原体暴露等作用的强烈影响。人与共生微生物的接触最早始于胚胎时期，并贯穿一生。这个过程对于机体免疫系统持续学习如何应对外界的刺激十分重要。此过程中任何一个环节的中断都会导致免疫系统发生紊乱，使得机体不仅对有害的病原微生物做出反应，而且对无害的物质（如花粉或食物蛋白质）也会产生过激的免疫应答。譬如，无菌小鼠的Treg细胞大量减少，结果对很多食物产生强烈过敏反应。因此，微生物群落多样性和功能的破坏，即所谓生物失调，导致人体共生微生物刺激机体免疫系统持续学习和正常应答失衡，可能在食物过敏的发展中起重要作用。

第二节　微生物群对人体的有利作用

一、微生物群对上皮细胞的控制

宿主维持其与微生物群落稳态关系的一个核心策略是尽量减少微生物与上皮细胞表面之间的接触，限制微生物移位，从而抑制组织炎症。在胃肠道中，共生菌密度最大，受到上皮细胞、黏液、IgA、抗菌肽和免疫细胞的协同调节作用。肠黏液产生可以限制微生物群和宿主组织之间的接触，防止微生物移位。除杯状细胞产生黏液之外，所有肠上皮细胞都可以产生抗菌肽，这些抗菌肽可以发挥抗微生物功能，包括对细菌细胞壁的攻击，或者对细菌内膜进行破坏，从而进一步限制了共生微生物群的无限扩张。最具特征的黏膜抗微生物肽是Reg Ⅲ γ，这种凝集素的表达由菌群介导上皮细胞以MyD88依赖性的信号通路严格控制，并对革兰氏阳性菌有强烈杀菌作用。抗菌肽在黏液中的积累有助于维持微生物群之间的隔离，这种隔离被称为安全区。通常情况下，黏膜免疫应答由上皮细胞直接感知微生物或微生物的衍生物来控制，这些上皮细胞通过特异性膜表面受体整合不同信号通路以确保屏障的完整性和组织稳态，包括Toll样受体、NOD样受体和短链脂肪酸受体等。此外，肠道上皮细胞也可以受到微生物群的间接影响。微生物定植诱导机体先天免疫和适应性免疫细胞产生多种细胞因子，通过上皮细胞表达的细胞因子受体对肠道上皮发挥调控作用，包括上皮细胞增殖分化、损伤修复及黏液分泌和功能蛋白表达等。

二、微生物群对造血系统和先天免疫的辅助控制

尽管宿主免疫系统的作用限制了机体共生的微生物群向无菌组织系统（如循环系统）直接扩散，但外周的非共生组织中仍可检测到细菌代谢物。微生物代谢物的分布是由机体主动转运还是被动扩散目前还不是很清楚。有实验证据表明，共生微生物群产物或代谢物有助于造血系统的稳态。抗生素治疗在30多年前即被证明可以抑制粒细胞-巨噬细胞集落形成，无菌环境饲养的动物会显示出先天免疫细胞的整体缺陷；微生物群可以影响卵黄囊和干细胞衍生的髓样细胞的发育，骨髓中的髓系细胞池的大小与肠道微生物群的复杂性相关。同时，通过微生物来源脂多糖浓度的检测监控机体共生微生物群的波动，发现其可以调控骨髓中单核细胞膜表面CCR2水平，从而在特异性趋化因子作用下，促进单核细胞向髓外组织器官的定向迁移。

细菌代谢的产物也能影响造血细胞发育。哺乳动物依靠细菌分解难以消化的食物成分（如纤维素），这一过程除了为肠细胞提供能量来源外，还会产生一类常见代谢物短链脂肪酸（SCFA），这是普遍存在的细菌发酵产物。SCFA能激活上皮细胞和造血细胞表达的G蛋白偶联受体，并能抑制组蛋白去乙酰化酶。因此，SCFA是可直接作用于不同免疫细胞并调节其功能的共生微生物衍生物。随着膳食纤维的增加或在直接丙酸盐治疗后，循环SCFA的升高可以导致造血功能发生改变，特征是巨噬细胞和树突状细胞（DC）前体的生成增强，以及具有强吞噬能力的树突状细胞游走到肺部。除此之外，微生物群及其代谢产物还可以影响外周组织内的先天免疫细胞功能。例如，在肠道中，

SCFA可以通过抑制组蛋白去乙酰化酶活性改变组织局部巨噬细胞的基因表达谱。有研究发现，小鼠经抗生素治疗后，共生真菌物种的生长程度和前列腺素E_2循环水平的升高密切相关，从而影响了肺泡巨噬细胞极化。微生物群还可以控制肠黏膜中巨噬细胞的数量；嗜碱性粒细胞也受机体共生微生物群的影响。同时，微生物群还可以通过对细胞膜表面分子TLR的刺激，促进中性粒细胞衰老。

三、微生物群与固有淋巴细胞相互作用

固有淋巴细胞包括ILC、γδT细胞、MAIT细胞（黏膜相关肠道T细胞）、NKT或NK细胞，它们通常位于外周组织中，可以很好地协调宿主与其微生物群的相互作用。已有研究证明，非经典淋巴细胞在生命早期的屏障部位富集，提示先天淋巴细胞与微生物群的动态接触并在其中发挥特殊作用。

（一）ILC3

黏膜和屏障部位富含固有淋巴样细胞（ILC）。虽然已经确定了ILC的几个亚类，但很多研究特别聚焦于ILC3与微生物群的相互作用。ILC3在免疫应答过程中能产生IL-22，这是一种对维持组织免疫和生理十分重要的细胞因子，具有促进抗微生物肽产生、增强上皮再生、增加黏液产生和辅助伤口修复等多方面作用。ILC3细胞产生IL-22，可以遏制存在于黏膜淋巴结构中的微生物群落的特定成员，如产碱杆菌属的细菌。与此同时，微生物群可以促进ILC的发育，以适应肠道环境中的生理变化。最近的研究表明，共生微生物群可能优先影响ILC3，但是微生物群如何影响ILC3的细胞功能尚不十分清楚。例如，肠道分节丝状菌的定植可以通过IL-23依赖的方式促进ILC3产生IL-2；ILC3还可以通过MHC Ⅱ清除一些共生抗原特异性CD4$^+$ T细胞，从而调节其对微生物群的免疫反应性。此外，ILC3还可以促进共栖特异性反应，但现阶段对其机制仍不清楚。

（二）γδT细胞

γδT细胞在暴露于微生物产物或代谢物的部位（如肝脏）高度聚集。尽管γδT细胞识别抗原的机制仍是未知的，但这些细胞被认为在识别脂质抗原中起着重要作用，与共生微生物的潜在识别密切相关。皮肤γδT细胞除了通过TCR介导的免疫反应外，还可以被微生物群通过特定细胞因子（如IL-1和IL-23）依赖的方式激活和扩增。有研究还发现，共生微生物群可以通过脂质抗原或CD1d依赖性途径激活γδT细胞。

（三）MAIT细胞

除了经典的MHC Ⅰ类分子和MHC Ⅱ类分子，还存在非经典MHC代表，称为非经典MHC。非经典MHC分子具有识别特定化学修饰或氨基酸基序的抗原的能力，使其作为微生物抗原或代谢物的重要识别分子。MAIT细胞具有非经典的MHC和高度进化保守MHC Ⅰ类的相关蛋白。这些细胞对细菌和酵母物种具有广泛的反应性，因为它们能够识别微生物核黄素合成途径的代谢中间体。研究发现，MAIT细胞在无菌小鼠中缺失，因此，MAIT细胞的发育高度依赖于微生物群的作用。

（四）非经典淋巴细胞

非经典淋巴细胞和微生物群之间的互作，也可以阻止潜在致病效应物的积累。自然杀伤T细胞（NKT细胞）在CD1d（一种MHC Ⅰ类分子）的帮助下，可以识别内源性和微生物来源的脂质抗原。如前所述，妊娠期间母体微生物集群增加了后代中ILC3细胞群体的大小，进一步支持非经典淋巴细胞在介导免疫系统与微生物群相互作用中的重要性。这一相互作用在早期生命阶段尤为重要；在成人阶段，非经典淋巴细胞参与的适应性免疫在控制宿主与微生物群相互作用中占主导地位。

四、微生物群对宿主组织稳态的调节作用

维持组织稳态对宿主生存至关重要。这一基本过程依赖于一组复杂而协调的先天和适应性反应，包括宿主、食物、共生微生物和病原体的多重反应。特定的细胞群体必须响应组织局部的不同活性物质，如特定的代谢物、细胞因子或激素，并按照不同组织的生理和功能要求进行严格的正负反馈调控。

在肠道，微生物暴露区域、食源性抗原、代谢物和病原体水平的调节紊乱可导致从炎性肠病到代谢综合征等一系列严重病理后果。调节性T细胞（Treg细胞）在控制这种复杂的平衡中起主导作用。这些细胞在宿主的整个生命周期中维持外周和黏膜的动态平衡；破坏这些细胞在胃肠道中的动态平衡会导致机体丧失口服耐受性和肠道内异常效应的发生。虽然Treg细胞可以从胸腺中分化而来，但是，肠道相关淋巴组织是口服抗原等外源物质诱导产生Treg细胞的重要器官。已经有研究证明，结肠组织中有一部分外周诱导的Treg细胞，是专门针对共生微生物来源的抗原，而维持机体对共生微生物抗原和环境微生物抗原的最佳耐受，需要tTreg和pTreg细胞的联合作用。肠道相关淋巴组织诱导Treg细胞的特异性，主要体现在黏膜中提呈特定抗原的细胞群，特别是表达CD103的细胞，它们可以产生诱导Treg细胞所需要的细胞因子，如TGF-β和维生素A代谢物视黄酸（RA）。

在结肠中富集了外周诱导的Treg细胞，一部分在微生物群的控制下表达RORγt$^+$受体。大部分RORγt$^+$ Treg细胞可以表达IL-10和高水平的CTLA-4，并能有效抑制异常T$_H$2型和T$_H$17型超敏反应。在肠腔，有一部分Treg细胞可以表达转录因子GATA3，该转录因子通过正反馈方式上调Foxp3和IL-33R/ST2的表达，促进Treg细胞适应性。剩余的Treg细胞不受肠道微生物群的影响，但在喂食无抗原饮食的无菌小鼠中是不存在的。这些不同类型的Treg细胞亚群对维持微生物群耐受性的相对贡献尚不清楚，但可能与微生物群落、宿主发育阶段和宿主的炎症状态密切相关。

皮肤含有体内大部分的Foxp3$^+$ Treg细胞。在小鼠和人的皮肤中，Foxp3$^+$ Treg细胞都存在于真皮，其中很大一部分Treg细胞可以在毛囊附近发现，而毛囊是皮肤上寄生微生物的自然栖息地。有趣的是，新生儿的皮肤和毛囊被一大群激活的Treg细胞填充。这一观察结果提出了一种可能性，即微生物占据毛囊的同时，可能伴随限制异常反应性Foxp3$^+$ Treg细胞的调节诱导。事实上，表皮葡萄球菌水平与新生儿皮肤过敏呈负相关，其可能机制在于表皮葡萄球菌能够诱导特异性Foxp3$^+$ Treg细胞，后者在组织损伤的情况下限制了对微生物的超敏反应。

第三节　微生物群对人体的负向作用

一、肠道微生物与食物过敏

食物过敏症状是由肥大细胞和嗜碱性粒细胞脱颗粒，通过高亲和力IgE受体FcεRI与IgE结合，IgE发生交联而产生的。IgE的产生受T_H2淋巴细胞的控制。T_H2淋巴细胞产生IL-4，是IgE同型转换所必需的细胞因子。调节性T细胞可抑制T_H2免疫生成和IgE产生。微生物群对这些途径中的任何一个调节都可能有助于改变对食物过敏的敏感性。

在缺乏完整肠道微生物暴露的情况下，IgE水平会升高，血液循环中的嗜碱性粒细胞也会升高；同时，B细胞中MyD88的缺失也导致IgE产生增加，这表明共生微生物可能直接作用于B细胞产生抑制IgE的作用。B细胞表达多种TLR受体，参与调节IgE等多种免疫球蛋白。TLR4和TLR9已被证明能调节小鼠IgE的产生，它们的缺失可以导致机体对食物过敏的敏感性。有研究表明，IgE类别转换发生在肠道的派尔集合淋巴结（Peyer patch）中，无菌小鼠的IL-4水平升高，同时在派尔集合淋巴结中有IgE类别转换的发生。微生物群对IgE产生的抑制只能在生命早期的时间窗口内发生，这再次表明了肠道微生物群早期免疫印记的重要性。

有研究发现，无菌小鼠接受各种肠道共生微生物的移植后，可以诱导$Foxp3^+$ Treg细胞在结肠中的增加。梭状芽孢杆菌菌株对炎症性肠道疾病和食物过敏的抑制也被证明与结肠中Treg细胞的增加有关。共生微生物的定居对Treg细胞的影响主要在结肠，而不是在小肠，在那里可以对食物抗原进行提呈。目前尚不清楚定位于结肠的Treg细胞是否负责抑制小肠的免疫反应。最近有研究表明，微生物信号促进了RoRγt Treg细胞的分化增殖。这些表达RoRγt型Treg细胞对于抑制食物抗原的反应是必需的。

总之，肠道共生微生物在形成Treg与T_H2平衡中起到关键作用。

二、肠道微生物与肠道应激

除了免疫效应外，微生物群还可能通过其他机制影响机体对食物过敏的敏感性，如肠道屏障功能的控制。肠道上皮在肠腔内容物和免疫系统之间形成物理屏障，是宿主和微生物相互作用的第一场所。肠上皮细胞通过紧密连接蛋白，调节抗原从管腔进入固有层。有研究证明，梭状芽孢杆菌的定植增加了IL-22的表达，IL-22是一种促进上皮屏障功能的细胞因子，可以降低肠道通透性。梭状芽孢杆菌定植还会引起其他变化，包括IgA增加、Treg细胞增加等。因此，共生微生物可能诱导多种涉及免疫和肠道屏障功能的保护机制。

有研究在小鼠的高纤维饮食模型中，证明了微生物组成的变化可能对食物过敏的敏感性产生影响。膳食纤维在结肠中由厌氧菌发酵，释放短链脂肪酸（SCFA），SCFA可被肠道上皮细胞作为能量利用。通过喂食高纤维食物，可减少小鼠食物过敏的可能性。在缺少SCFA受体中的两种受体GPR43或Gpr109a之后，小鼠对食物过敏的敏感性增强。高纤维饲料可提高肠道$CD103^+$ DC细胞的耐受性，增加Treg细胞，增加IgA。饮食中纤维的对食物敏感性的影响同时依赖于饮食中摄入的维生素A。因此，饮食和微生物群共同作用，可以通过调节黏膜免疫系统的耐受性来改变对食物过敏的敏感性。

来自人类研究和小鼠模型的数据表明了肠道微生物在食物过敏中的调节作用，但仍有许多问题有待回答。需要使用明确的食物过敏人类队列进行前瞻性研究，以确定微生物组成的变化是否先于食物过敏的发展。早期生命中微生物的动态组成需要进行多次取样，以评估微生物群在易感性时间窗口中的具体作用。我们需要更好地了解保护性微生物的一般特征（如产生短链脂肪酸的倾向），以及能够调节微生物群落发育的保护性环境因素，以实现调控肠道微生物群来预防或治疗食物过敏的目标。

第四节　寄生虫的两面性

一、寄生虫能引起人类疾病

寄生虫是一种从宿主中获取营养并对宿主造成伤害的生物。寄生虫从与人类这种关系中受益，常以牺牲人类健康为代价。人类寄生虫包括体内寄生虫和体外寄生虫，它们是许多疾病的罪魁祸首，人类通过摄入被寄生虫污染的食物和水，或者被寄生虫叮咬而造成感染。寄生虫病是由寄生虫引起的传染病。

寄生虫病是当今世界重要的健康问题之一，据估计，全球30多亿人生活在寄生虫流行区域中。寄生虫病不仅局限于人类，也影响许多家畜和野生动物，给许多国家带来了巨大的经济损失。寄生虫病持续增加的主要原因是卫生环境差、健康教育不到位、防制措施不足、世界人口流动和重新分布、全球旅行增加，以及对用于治疗或控制病媒的药物产生抗药性，为寄生虫的生存、传播和繁殖提供了理想的环境。

寄生虫病是由原生动物和蠕虫入侵人类和动物引起的。致病的原生动物可侵入血液循环系统及肝脏、脾脏、口腔、胃肠道和阴道等器官。蠕虫的主要种群寄生在胃肠道中，而另一些则寄生于淋巴管、结缔组织、皮下组织、眼睛、肺、肝等。大部分肠外寄生虫感染是通过昆虫媒介的叮咬获得的，该媒介在吸食宿主的血液时注射了具有感染性的寄生虫幼虫。人体内的寄生虫疾病可通过食物、饮料或粪便摄入蠕虫虫卵或通过皮肤穿透性感染而获得。另一种感染方式是通过节肢动物媒介的叮咬，或是将腿和手臂暴露在被感染幼虫污染的环境中。

发生在人类身上常见的寄生虫病包括以下几种：①疟疾。专家认为超过2亿人患有疟疾。疟原虫寄生虫、原生动物通过被感染的蚊子叮咬经血液传播。绝大多数疟疾病例存在于撒哈拉以南的非洲。疟疾表现为高热和寒战等，如果不治疗，会导致贫血、脑型疟、器官衰竭和死亡。②血吸虫病。血吸虫是一种蠕虫，通过人体排泄物传播，因接触被尿液和粪便污染的水而获得。血吸虫感染非常普遍，全球近2.6亿人感染血吸虫病，主要分布在非洲、南美、加勒比海地区、中国和中东等。症状包括皮疹、营养不良、贫血、器官衰竭等。③土壤传播的寄生虫，包括蛔虫、鞭虫、钩虫、圆线虫等所致疾病。通过被粪便污染的土壤传播。近15亿人被这些寄生虫感染，在撒哈拉以南的非洲、东亚和美洲的患病率最高。感染可导致胃肠道症状、营养不良、生长发育障碍和肠梗阻。④利什曼病。利什曼病是通过白蛉叮咬宿主，传播利什曼原虫而发生的疾病。每年约有100万人接触到这种寄生虫，主要分布在热带和亚热带地区。这种寄生虫可以通过皮肤或内脏感染。皮肤利什曼病导致皮肤疼痛，而内脏感染会导致器官损伤，严重者会导致死亡。⑤非洲锥虫病。非洲锥虫病又称昏睡病，每年影响撒哈拉以南非洲地区约30万人。舌蝇通过叮咬宿主传播锥虫而发生感染，最初表现为相对轻微的症状，包括发热、头痛和关节痛。继发中枢神经系统感染后开始出现神经系统病变和睡眠障碍，严重者会致死。⑥淋巴丝虫病。淋巴丝虫病在世界范围内感染了约1.2亿人，也被称为象皮病，是由线虫和蛔虫诱发的感染。由蚊子叮咬传播至体内，再循环到淋巴管，从而损害肾脏、淋巴系统和免疫系统，导致毁容性淋巴水肿和象皮肿。⑦阿米巴病。阿米巴寄生虫引起阿米巴病，宿主通过接触受污染的水和食物而感染。这种寄生虫每年在亚洲、非洲和拉丁美洲感染3000万～5000万人。阿米巴病最常见的症状是胃部不适和腹泻，严重者会发展成痢疾。⑧科罗病。通过携带盘尾丝虫的黑蝇叮咬传播。有约2500万人感染了这种寄生虫，感染率最高的是30个非洲国家、也门、委内瑞拉和巴西的部分地区。症状包括皮肤结节、皮疹和眼部损伤，受感染的人有很高的导致失明的风险。由于传播这种寄生虫病的黑蝇常在河流中繁殖，故这种感染也被称为河盲症。

二、寄生虫可用作免疫治疗

在过敏反应中，螨虫是人类重要的过敏原来源，也是21个主要过敏原之一。由于可以与多种过敏原发生交叉反应，故常用其天然提取液或重组蛋白作为脱敏治疗的常用药剂。

在全世界范围内，螨虫是导致特应性过敏和过敏性疾病的最主要原因。引起过敏反应的粉尘螨和屋尘螨都是蛛形纲的八足动物。它们约有3个月的寿命，包括卵期、幼虫期、原虫期、三翅期和成虫期，成虫的大小为0.25～0.33mm，肉眼可见。尘螨生长于有足够湿度的地区和季节，而且生长环境需要避光。通过接触眼睛、鼻子、呼吸道、皮肤和肠道上皮，含有螨过敏原成分的颗粒可在这些器官中诱发过敏和特应性症状。螨过敏原主要在螨粪中，但也包含在脱落的螨外骨骼和腐烂的螨体碎片中，其致敏性质包括蛋白水解活性、与脂多糖结合成分的同源性、与其他无脊椎动物原肌球蛋白的同源性，以及几丁质切割和结合活性。螨蛋白酶具有直接的上皮效应，包括破坏紧密连接和刺激蛋白激酶受体，从而诱导瘙痒、上皮功能障碍和细胞因子释放。螨虫致敏导致的临床症状包括鼻炎、鼻窦炎、结膜炎、哮喘和特应性皮炎。另外，摄入能与螨虫产生交叉反应的无脊椎动物（如虾或蜗牛）或意外摄入受螨虫污染的食物也会出现全身过敏症状。

螨虫可以与多种已知过敏原发生交叉反应，因此常将其天然提取液或重组蛋白用于脱敏治疗的常用药剂。据报道，尘螨与节肢动物、甲壳动物（虾、蟹和龙虾）、昆虫（蟑螂、蚱蜢），以及软体动物门成员（蜗牛、蛤蜊、牡蛎和鱿鱼）之间存在交叉反应，临床症状包括口腔过敏、哮喘和严重过敏反应等。以尘螨中Der p10为代表的原肌球蛋白被认为是与无脊椎动物产生交叉反应的"泛过敏原"，其与虾原肌球蛋白Pen a1、美洲大蠊原肌球蛋白Per a7和龙虾原肌球蛋白Hom a1具有序列同源性。然而，有些尘螨敏感患者对虾过敏但对蜗牛不过敏，对蜗牛过敏但对虾不过敏，因此有理由相信原肌球蛋白不是螨虫唯一产生交叉反应的过敏原。此外，20kDa大小的过敏原，以及其他过敏原，已在对体内无原肌球蛋白特异性IgE，同时对虾和屋尘螨敏感的患者中得到鉴定和分离。因宗教原因从不吃贝类的尘螨过敏患者对虾原肌球蛋白有特异性IgE，而从未接触过尘螨的冰岛居民，体内的虾特异性IgE对螨有阳性反应。在城市人群中，虾特异性IgE与蟑螂暴露的相关性大于与尘螨暴露的相关性。另外，值得注意的是，在引入复杂民族类食品和新来源膳食蛋白质时，需要先进行过敏原性评价。有报告称，两名鼻炎、哮喘和甲壳类动物过敏的螨虫过敏患者在首次摄入墨西哥烤蚱蜢菜肴后出现严重过敏反应。利用螨虫的泛过敏原的特性，常利用其天然提取液或重组蛋白，通过皮下或舌下免疫疗法进行特异性脱敏治疗。有研究表明，在高剂量舌下螨虫免疫疗法后，虾过敏反应明显减少。

小结

人体微生物在免疫系统具有两面性。当免疫系统正常和饮食得当时，微生物起的是保护作用，当免疫系统紊乱、偏离正常饮食后，体内的微生物有可能会变成致病原。人体环境时时刻刻都与多种微生物接触、相互作用，肠道微生物群在早期调节宿主免疫中作用非常重要，作为原始卫生假说的延伸，有研究人员提出了"微生物群假说"。微生物群对人体的有利作用：微生物群控制上皮细胞产生抗菌肽，这些抗菌肽限制了共生微生物群的移动，这些多肽可以发挥抗微生物等功能。微生物群对人体的负向作用：肠道微生物群的种类与分布发生改变，都有可能增加人体对食物的敏感性。我们需要更好地了解保护性微生物的一般特征，以及能够调节保护性微生物群落发育的环境因素，以实现通过调控肠道微生物群来预防或治疗食物过敏的目标。寄生虫对人类有双面性：一方面，寄生虫能引起的人类疾病；另一方面，以螨虫为代表的过敏原因其"泛过敏原"性质，常用作免疫治疗。

参 考 文 献

Borges MS，Niero LB，da Rosa LDS，et al，2022. Factors associated with the expansion of leishmaniasis in urban areas：a systematic and bibliometric review（1959—2021）[J]. J Public Health Res，11（3）：22799036221115775.

Cossu M，Beretta L，Mosterman P，et al，2018. Unmet needs in systemic sclerosis understanding and treatment：the knowledge gaps from a scientist's，clinician's，and patient's perspective [J]. Clin Rev Allergy Immunol，55（3）：312-331.

Davis TJ，Karanjia AV，Bhebhe CN，et al，2020. Pseudomonas aeruginosa volatilome characteristics and adaptations in chronic cystic fibrosis lung infections [J]. mSphere，5（5）：e00843-20.

Deshpande R，Zou C，2020. Pseudomonas aeruginosa induced cell death in acute lung injury and acute respiratory distress syndrome [J]. Int J Mol Sci，21（15）：5356.

Garn JV，Wilkers JL，Meehan AA，et al，2022. Interventions to improve water，sanitation，and hygiene for preventing soil-transmitted helminth infection [J]. Cochrane Database Syst Rev，6（6）：CD012199.

He Y，Liu X，Huang Y，et al，2014. Reduction of the number of major representative allergens：from clinical testing to 3-dimensional structures [J]. Mediators Inflamm，2014：291618.

Inklaar MR，Barillas-Mury C，Jore MM，2022. Deceiving and escaping complement - the evasive journey of the malaria parasite [J]. Trends Parasitol，38（11）：962-974.

Pays E，Radwanska M，Magez S，2023. The pathogenesis of African trypanosomiasis [J]. Annu Rev

Pathol，18：19-45.

Tirados I，Thomsen E，Worrall E，et al，2022．Vector control and entomological capacity for onchocerciasis elimination ［J］．Trends Parasitol，38（7）：591-604.

Wells K，Flynn R，2022．Managing host-parasite interactions in humans and wildlife in times of global change ［J］．Parasitol Res，121（11）：3063-3071.

越来越多的过敏患者希望得到更精准、高效的诊断和治疗，在临床上单纯使用过敏原提取物作为诊治过敏性疾病的原材料显然已不能满足患者的需求。

过敏性疾病在临床上采用的诊断方法主要有特异性IgE检测、皮肤点刺试验、皮内试验、激发试验等，而我国目前开展这些试验所依赖的原材料大多为过敏原提取物。同样的，过敏原特异性免疫治疗（allergen-specific immunotherapy，ASIT）作为过敏性疾病唯一的对因治疗方法应用已超过百年，但是目前所用的脱敏制剂基本上也是过敏原提取物。然而，过敏原提取物成分复杂，不仅含有过敏原物质，还含有非过敏原物质，而且不同实验室或厂商生产的过敏原提取物中过敏原蛋白的含量和种类难以保持一致。在过敏原诊断时，使用这些非标准化的过敏原提取物容易出现假阳性或假阴性结果。此外，由于来自同一物种的过敏原可以包含很多种不同的过敏原蛋白，如粉尘螨，目前已鉴定的过敏原蛋白就有30多种。若仅使用过敏原提取物作为诊断材料，则只能知道患者对哪些物种过敏，并不能判断患者是对哪一种确切的过敏原蛋白过敏。因此，为了弥补过敏原提取物的不足，需要寻求更加精准的材料用于过敏性疾病的诊断和治疗。

近年来，随着社会的发展与现代医学的进步，研究者对组分过敏原有了比较深入的认识，组分过敏原正越来越多地应用到临床诊断和治疗中。组分过敏原的检测有助于查出引起过敏反应的真正过敏原成分，并在预测过敏反应严重程度和过敏性疾病发展进程、制订个性化的特异性免疫治疗方案等方面具有突破性意义，正好满足精准医疗的需求。更进一步地说，从数量庞大的组分过敏原中筛选出具有代表性的主要过敏原进行集中研究，以少数主要代表性过敏原涵盖几乎所有过敏原的特征特性，可减少过敏原研究的工作量，加快临床应用步伐，这比无选择性地研究组分过敏原具有更加重要的意义。

第一节　组分过敏原

随着DNA重组技术和蛋白纯化技术的发展，单一的过敏原蛋白可以通过纯化天然过敏原或基因重组表达的方法获得，称为过敏原组分。对过敏原组分的深入研究不仅有助于过敏性疾病的诊断和治疗，而且有助于研究者洞悉过敏原的致病机制，从而解析过敏原分子可能在人体中产生的多种生理效应。由于不同的过敏原分子具有不同的生物学活性及结构特征（比如有的过敏原分子具有酶活性），因此，过敏原分子除了能引起IgE介导的T_H2相关免疫反应以外，还可能不依赖IgE直接促发组织炎症。过敏原引起过敏反应可以通过多条通路实现，涉及多种类型的细胞，包括上皮细胞及最近新发现的固有淋巴样细胞（innate lymphoid cell，ILC）。关于过敏原分子引起不同免疫学反应及其机制的详细内容请见第3章。

一、组分过敏原中的交叉反应性和泛过敏原

在不同的过敏原组分之间，交叉反应十分常见。所谓交叉反应，是指两种不同的物质由于引起过敏反应的过敏原在分子组成上相同或类似，对一种物质过敏后再接触另一种类似过敏原物质时也会引起过敏反应。交叉反应通常发生在同属的物质之间，如大部分尘螨过敏患者同时对屋尘螨和粉尘螨过敏。不同种属的物质之间也可以产生交叉反应，如桦树花粉过敏症患者在食用芹菜后可以引起过敏症状的发生，这种临床表现称为"花粉-食物过敏综合征"（pollen food allergy syndrome，PFAS），引起这种症状的物质基础正是具有交叉反应性的过敏原组分。

植物性食物过敏原蛋白主要属于3个蛋白超家族，分别为醇溶蛋白超家族、cupin 超家族和病程相关（PR）蛋白质家族。其中，醇溶蛋白超家族又可以分为2S清蛋白和脂质转移蛋白（LTP）。

LTP是许多水果、蔬菜等食物中的泛过敏原，Mal d 3（苹果）、Pru p 3（桃子）、Act c 10（猕猴桃）、Api g 2（芹菜）、Ara h 9（花生）、Gly m 1（大豆）、Cor a 8（榛子）、Jug r 3（核桃）和Tri a 14（小麦）等都属于LTP。另外，Pla a 3（英国梧桐）、Art v 3（艾蒿）、Hev b 12（橡胶树）、Amb a 6（短豚草）等气源性过敏原也是属于LTP。研究表明，由于LTP能够与脂质分子结合，从而保护其免受降解，因此具有较高的热稳定性且耐消化，苹果过敏原Mal d 3经过90℃ 20分钟的热处理仍保留有IgE的反应性。一项针对LTP的过敏原组分诊断分析发现，大多数LTP过敏患者识别出6种以上的LTP，其中Pru p 3和Mal d 3是最常见的。Palacin A等研究发现，Pru p 3作为初始的致敏物导致了患者对LTP的多重敏感。

PR蛋白质家族在PFAS中起着重要作用，其中最受关注的是PR-10，一类与核糖核酸酶有相似结构的蛋白。PR-10蛋白质家族主要包括一些树木的花粉过敏原及食物过敏原。其中，气源性过敏原主要有Bet v 1（桦树）、Aln g 1（桤木）、Fag s 1（榉木）、Car b 1（角树）和Que a 1（白栎）。食物过敏原包括Mal d 1（苹果）、Pru av 1（樱桃）、Pru ar 1（杏）、Pyr c 1（梨）、Api g 1（芹菜）、Dau c 1（胡萝卜）、Gly m 4（大豆），Cor a 1（榛子）和Ara h 8（花生）。与LTP不同，这些Bet v 1同源物的热稳定性较低，在烹饪或食品加工过程中容易变性，但食用新鲜的食物会引起过敏症状。例如，一些花粉症患者进食未经深度加工的大豆粉会出现过敏症状，这是由大豆-桦树花粉的交叉过敏反应引起的。Mittag D等经过敏原组分分析发现，Gly m 4（大豆）与Bet v 1（桦树）具有高度同源性。通过血清学筛查显示，在对Bet v 1高度敏感的患者中，有67名（71%）患者的血清IgE能够与Gly m 4结合，其中9例（9.6%）有大豆过敏病史。研究还表明，Bet v 1与Mal d 1（苹果）、Ara h 8（花生）、Cor a 1（榛子）等上述多种食物过敏原都存在交叉反应，能引起PFAS。

Profilins 是引起 PFAS 的另一个蛋白质家族，也是植物食物中的泛过敏原。Profilins 很容易被胃消化降解，因此由胃肠道引起过敏的可能性较低，主要表现为口腔过敏综合征（oral allergy syndrome，OAS）。属于 Profilins 的气源性过敏原有 Bet v 2（桦树）、Hev b 8（橡胶树）、Ama r 2（藜草）、Art v 4（艾蒿）、Amb a 8（豚草）、Phl p 12（梯牧草）等，食物过敏原包括 Mal d 4（苹果）、Api g 4（芹菜）、Dau c 4（胡萝卜）、Pru p 4（桃子）、Cor a 2（榛子）、Gly m 3（大豆），Ara h 5（花生）等。Profilins 之间的氨基酸序列和三级结构都是高度保守的，氨基酸序列的同源性在 70% ～ 85%，在所有花粉过敏的患者中至少有 20% 对 Profilins 过敏。长期以来 Profilins 被认为是泛过敏原，不会引起严重的食物过敏反应，也不会引起呼吸道症状或乳胶过敏。然而，近年来的多项研究对此质疑，认为 Profilins 是一种不应再被忽视的过敏原，有可能导致患者呼吸系统症状。Asero R 等报道了一名 32 岁妇女患有持续性鼻炎和结膜炎而且在食用番茄后会出现全身性瘙痒，该患者的 SPT 结果显示对黑麦草、车前草、橄榄和桦树花粉等多种花粉的提取物呈阳性反应，而且对富含 Profilin 的枣椰花粉提取物也有明确的阳性反应。令人惊讶的是，在 ImmunoCAP 的组分过敏原检测中，对花粉主要过敏原的检测均为阴性或弱阳性，但是对草类的 Profilin 为强阳性（12.6kUA/L），ISAC 的过敏原芯片检测也呈现了相似的结果。这一病例提示了 Profilin 可能是引起该患者过敏症状的真实过敏原。Ruiz-Garcia M 等使用了 nPho d 2（枣椰树的 Profilin）对 23 例 Profilins 过敏患者进行了鼻腔和支气管激发试验，阳性率分别为 43% 和 77%，进一步提供了 Profilins 可引发过敏患者鼻部和支气管症状的证据。

二、过敏原组分诊断

基于过敏原组分的过敏性疾病诊断方法称为组分诊断（component-resolved diagnostics，CRD）。过敏原组分诊断对过敏性疾病的诊断和治疗有着突破性意义。

（一）过敏原组分在诊断中的应用

通过组分诊断可以查出患者对哪一种或哪些种过敏原蛋白真正过敏，并避免由交叉反应性过敏原分子造成的误判。由于同一物种来源的过敏原中蛋白质分子具有不同的致敏性，通过组分诊断可以预测出患者发生严重过敏反应的风险，以及预测其过敏性疾病的发展进程。而重要过敏原的联合检测则能显著提高诊断效率（表 10-1）。

过敏原组分的检测能有效区分是真正过敏还是由交叉反应引起的阳性结果。在乳胶过敏患者中，与乳胶提取物相比，检测乳胶过敏原组分 Hev b 1、Hev b 3、Hev b 5 和 Hev b 6.02 更能反映患者是否真正对乳胶过敏。如果患者对上述其中任意一种组分呈阳性反应，则提示患者确实对乳胶过敏，可以排除假阳性的检测结果。但如果患者只对乳胶的 Hev b 8（属于 Profilin）过敏，那么大部分患者在接触乳胶后并不会出现过敏反应的临床症状。

在预测过敏反应严重程度方面，花生过敏原组分诊断的应用就是一个很好的例子，若患者通过传统检测查出对花生提取物过敏，那么该患者是否会发生危及生命的全身性过敏反应呢？通过对花生过敏原各组分蛋白的检测，或许能得到答案。如果对花生过敏原组分 Ara h 1、Ara h 2、Ara h 3、Ara h 6 的检测呈阳性，特别是 Ara h 2 和 Ara h 3，提示该患者有发生全身性过敏反应的较高风险，包括过敏性休克。如果Ara h 9呈阳性，那么发生全身性过敏反应的风险是中等的，常伴有对其他花生过敏原组分过敏，并与桃子等水果有交叉反应，因为Ara h 9为LTP的同源蛋白。如果Ara h 8呈阳性，则提示患者发生全身性过敏反应的风险最低，过敏症状较轻微，而且是局部发生，通常表现为嘴唇、口咽的瘙痒或刺痛，并会与桦树花粉发生交叉反应。通过对相关交叉反应分子Profilin（Bet v 2）、CCD（MUXF3）的检测可以进一步确定对花生发生全身性过敏反应的低风险。

表10-1　重要过敏原的组合能提高检测效率

物种	过敏原组合	阳性率	参考文献
屋尘螨	Der p 1＋Der p 2	95%	CEA，2004，34（4）：597-603.
榛树	Cor a 1.04	＞75%	JACI，2009，123（5）：1134-1141
藜草	Che a 1＋Che a 2＋Che a 3	93.8%	Mol Biol Rep，2012，39（3）：3169-3178
蜂毒	Ves v 5＋Ves v 1＋Ag 5S	92%	JACI，2012，129（5）：1406-1408
猕猴桃	Act d 1＋Act d 2＋Act d 3＋Act d 4＋Act d 5＋Act d 8＋Act d 9	＞77%	JACI，2010，125（3）：687-694
胡萝卜	Dau c 1（0104/0201）＋Dau c 4＋CCD	＞98%	Allergy，2012，67（6）：758-766
芹菜	Api g 1.01＋Api g 4＋Api g 5	＋20%	Mol Immunol，2011，48：1983-1992
樱桃	Pru av 1＋Pru av 3＋Pru av 4	＞92%	JACI，2002，110（1）：167-173
桃子	Pru p 3	＞88%	JIACI，2009，19（1）：13-20

通过过敏原组分检测可以帮助临床医师为患者提供更细致的指导建议，以下是临床常见病例。

鸡蛋中含有丰富的蛋白质，是人们特别是儿童重要的营养摄取来源。但流行病学研究显示，鸡蛋是婴幼儿及青少年第二大最常见的过敏原。但是检测出鸡蛋过敏的患儿是否完全不能进食鸡蛋呢？通过对鸡蛋过敏原的组分检测可以做出判断。鸡蛋由蛋壳、蛋清和蛋黄组成，蛋清中的主要过敏原有Gal d 1（卵类黏蛋白）、Gal d 2（卵清蛋白）、Gal d 3（卵转铁蛋白）、Gal d 4（溶菌酶）。蛋黄中的主要过敏原为Gal d 5（α-卵黄球蛋白）和Gal d 6（卵黄生成素前体）。因此，可以根据组分诊断的结果，选择吃蛋清或蛋黄。此外，Gal d 1热稳定性高且不容易被蛋白酶分解，摄入微量即可引发过敏症状。Lemon-Mule H等研究发现，Gal d 1的sIgE水平与对熟鸡蛋的过敏反应性呈正相关，Alessandri C等的研究也显示，当检测Gal d 1的sIgE呈阴性时，94%的患儿能耐受煮熟的鸡蛋。因此，Gal d 1的sIgE水平较高的患者，不建议吃熟鸡蛋。

对于养宠物的过敏患者，可以通过检测猫过敏原组分Fel d 1、Fel d 2、Fel d 4和犬过敏原组分Can f 1、Can f 2、Can f 3、Can f 5，明确该患者是否对犬毛、猫毛其中之一过敏，还是对两者都过敏。犬毛过敏的患者可进一步判断是否可以耐受雌性犬？如果患者在过敏原组分检测中只有Can f 5为阳性，那么答案是肯定的。因为Can f 5是只在雄性犬的前列腺中出现的蛋白，当雄性犬排尿时，尿液中会分泌这种蛋白，随后会附着在犬的全身皮毛上。Basagana M等在一项犬毛过敏患者的血清sIgE检测中发现，有47例（67%）对Can f 5有反应，这表明Can f 5是主要的犬过敏原组分。

通过过敏原组分检测还可以发现，在不同地理区域引发过敏反应的主要过敏原组分存在差异。在西班牙南部，对橄榄树花粉的次要过敏原Ole e 7和Ole e 9过敏的人群比主要过敏原Ole e 1更普遍。

（二）过敏原组分在治疗中的应用

由于组分诊断能够识别真正的和交叉反应的过敏原成分，这种方法将有助于ASIT的疗效预测及个性化治疗方案的实施。因为如果患者对真正的过敏原表现出过敏反应症状，才应该进行ASIT。例如，在一些地区的人群中发现桦树花粉的Bet v 1不是主要过敏原，对于桦树花粉主要过敏原Bet v 1不过敏的患者，仍使用以Bet v 1为主要成分的提取物进行特异性免疫治疗，通常不能达到预期的治疗效果。而且，在ASIT时使用患者真正过敏的蛋白替代过敏原提取物作为脱敏试剂，可以避免由其他过敏原组分或非过敏物质引起的不良反应，达到精准治疗的目的。

对梯牧草过敏原提取物检测呈阳性的患者进一步做组分分析，将有助于判断是否应该进行ASIT。首先，如果Phl p 1的IgE检测为阳性，则应进行ASIT；若为阴性，则需进一步检测Phl p 2、Phl p 5和Phl p 11的sIgE，若为阳性，则可进行ASIT，若这三种组分的sIgE检测仍为阴性，则不应进行ASIT。此外，若Phl p 7的sIgE为阳性，则提示患者的疾病进程可能向更差的方向发展，导致哮喘的风险较高。若Phl p 12的sIgE为阳性，则容易发生OAS。因为Phl p 12属于泛过敏原Profilin家族，与众多植物Profilin有交叉反应，这也能更好地解释这部分患者在进行SPT或IgE检测时，对其他花粉提取物或蔬菜的检测结果也是阳性。

（三）过敏原组分在预防中的应用

通过对过敏原组分的监测可以预测过敏性疾病发展的进程。在出现过敏症状前对某些标记性过敏原组分进行干预治疗，有助于防止过敏性鼻炎、哮喘等过敏性疾病的发生。研究发现，3岁之前的幼儿期就能检测出梯牧草花粉过敏原Phl p 1的sIgE水平有轻微升高，此时并未出现过敏反应的症状。6岁左右，Phl p 1的sIgE水平进一步升高，同时Phl p 2和Phl p 4的sIgE也呈阳性，此时患儿开始出现过敏症状，表现为季节性过敏性鼻炎。一旦过敏症状出现后，随着时间的推移，各梯牧草过敏原组分的sIgE反应就更为强烈，Phl p 5、Phl p 6和Phl p 11的sIgE也有所升高。因此，Phl p 1可以作为预测未来是否会发生花粉过敏的起始标记分子。

Wickman M等对786名儿童进行了132种过敏原分子筛查，确定了与青少年时期发生哮喘和（或）过敏性鼻炎呈正相关的4种危险过敏原分子，分别为Ara h 1（花生）、Bet v 1（桦木花粉）、Fel d 1（猫毛）和Phl p 1（梯牧草花粉）。在儿童4岁时，如果这4种过敏原分子中有3种及以上的sIgE水平升高，那么在16岁发生突发性或持续性哮喘和（或）过敏性鼻炎的概率分别为87%和95%。

在目前的临床实践中，ASIT通常在过敏症状出现数年后才开始实施，一般为10岁左右。有研究者提出假设，如果在发病的起始时间点（约6岁）就开始进行ASIT可能更有效。此外，还可以进一步研究在更早的时间点（在梯牧草过敏的案例中为3岁）进行免疫治疗干预是否能够更好地改变过敏疾病的自然进程，阻止或延迟疾病的发生。

（四）过敏原组分的检测形式

过敏原组分诊断的商业化产品主要有两种类型，分别为Singleplex检测和Multiplex检测。Singleplex检测是指一个试验只检测一种过敏原组分sIgE的方法。这与传统过敏原提取物的sIgE检测方法相似，同样基于标准化的三明治夹心法，通过免疫荧光或免疫化学发光法读取数据。不同的是在载体上包被的是单一的过敏原蛋白，这些过敏原蛋白可以是重组蛋白，或者是由天然过敏原纯化得到的单一组分蛋白。大致流程为：单一过敏原组分蛋白共价偶联到载体上，与血清样本中的特异性IgE发生反应。在清除非特异性IgE后，加入酶标记的抗IgE抗体，形成复合物。然后，通过孵育和洗涤后，加入显影剂。终止反应后，用荧光或化学发光分析仪读取数据。目前被广泛应用的商业化产品是ImmunoCap（Thermo Fisher Scientific/Phadia，Uppsala，Sweden），已研发出超过100种定量的过敏原组分sIgE检测试剂，涵盖了食物过敏、吸入性过敏原及职业接触性过敏原的单一组分。Singleplex检测有较高的灵敏度和特异性，但对于多重过敏患者，通常需要检测很多过敏原组分才能得到准确的结果，因此所需费用相当高。

Multiplex检测也是基于免疫荧光检测，能够同时测出广泛的过敏原组分的sIgE浓度，与Singleplex检测的不同之处在于过敏原蛋白包被的载体及读数的方法。过敏原组分以微阵列形式固定在固体基质上，最后用合适的微阵列扫描仪采集图像，所得结果必须使用专有软件进行分析。Singleplex检测中过敏原组分的选择一般是基于患者的既往病史、临床表现和SPT的结果。Multiplex的微阵列分析同时测定众多过敏原组分的sIgE，不仅可以获得一定人群的过敏原致敏谱，还能发现一些临床上容易被忽视的过敏原分子。市场上最常用的微阵列产品是ImmunoCAP ISAC（Thermo Fisher Scientific/Phadia，Uppsala，Sweden），最近有其他厂家推出了另一个微阵列检测平台Microtest（Microtest Matrices Ltd，London，UK），生产商的测试显示Microtest得出的检测结果与ISAC相当。ImmunoCAP ISAC是半定量的结果，并以ISAC standardized units/ISU为单位。ISAC芯片仅需一滴血或是30μl血清/血浆即可同时检测多达112种过敏原组分的sIgE，来自48种不同的过敏原来源，包括食物、花粉、螨虫、宠物、霉菌、甲壳类动物、昆虫毒液等，同时还含有交叉反应性糖类决定簇（CCD）。

ImmunoCAP ISAC的缺点是芯片上的过敏原蛋白组合是固定的，其中某些过敏原组分的检测对一些患者来说并非实际需求，而且这种刚性组合不允许加入最新的过敏原蛋白。因此，将来仍需研发更加灵活的过敏原成分组合方式满足不同患者的需求。

第二节　主要代表性过敏原

在过敏原组分的研究中可以看出，同一物种的过敏原存在数种甚至数十种的过敏原组分。不同的过敏原组分具有不同的致敏性和患病率，产生的过敏症状也有所不同。在过敏原数据库（https: //allergenia.gzhmu.edu.cn/）中涉及的过敏原序列达 2600 多条。面对如此海量的过敏原蛋白信息，如果要把每个过敏原组分都研究透彻并获得单一的组分蛋白，这显然是不现实的。因此，目前的研究大多集中在主要过敏原（major allergen）上。Nordlee J 等将能与 50% 以上过敏患者的特异性 IgE 结合的蛋白定义为主要过敏原。对主要过敏原的定量将有助于过敏原提取物的质控和标准化，从而保障过敏性疾病的诊断和治疗更准确有效地进行。但是，主要过敏原的数量依然众多，获得所有主要过敏原的工作量仍然巨大，而且许多不同物种来源的过敏原组分蛋白的氨基酸序列存在高度同源性，使得这些过敏原蛋白之间发生交叉反应，从而使过敏原诊断变得更加复杂不可控。因此，优先获得具有代表性的主要过敏原，可减少过敏原研究的工作量，有利于加速过敏原诊断及脱敏治疗制剂的标准化。

近年来，随着生物信息学的发展，已出现了许多有核酸与氨基酸序列同源比对、亲缘进化聚类分析、蛋白质三级结构模拟等功能的生物信息学软件。通过对过敏原氨基酸序列的比对分析发现，不同物种来源的过敏原存在很多高度相似的序列，众多过敏原隶属于少数几个过敏原家族，如 PR-10 家族、LTP 家族、Profilins 家族等。

陶爱林等把花粉过敏原基因序列经聚类后，形成了 9 个大簇，选定每一簇中优先聚类的过敏原基因序列为核心序列做进一步分析。结果显示，这些过敏原都能找到许多与其存在高度同源的不同类型的过敏原。如梯牧草花粉过敏原 Phl p 5a（NCBI 登录号：X70942）与多种花粉过敏原具有同源性，不仅其本身具有较丰富的微观不均一性，还存在 20 多种同种型过敏原。同时，X70942 与来自肯塔基莓系牧草（*Poa pratensis*）、一年生黑麦草（*Lolium perenne*）、鸭茅草（*Dactylis glomerata*）、大麦（*Hordeum vulgare*）、鹅绒草（*Holcus lanatus*）等草花粉中的过敏原具有较高的同源性（*E* 值小于 $2e^{-25}$）。

陶爱林等进一步分析了从矮豚草中克隆获得的过敏原 Profilin D106（NCBI 登录号：AY268426）与其他物种之间的系统发育关系，发现 Profilin D106 与不同花粉过敏原（从艾蒿 CAD12862 到苹果 Q9XF41）的相似性高达 54% ～ 89%，与不同食物过敏原（从花生 Q9SQI9 到桃子 Q8GT39）的相似性高达 79% ～ 89%。

随后，陶爱林等根据序列相似性将主要过敏原的数量逐渐收缩至较少数量且代表性较好的过敏原上，提出了过敏原收缩及主要代表性过敏原的概念，依据序列同源性将公共数据库中筛查到的数百份过敏原收缩至 21 种过敏原，并称之为"主要代表性过敏原"（major representative allergen）如图 10-1 所示。

从过敏原数据库中的收缩、分类并归纳至 21 种主要代表性过敏原的过程如下：首先，研究者从 WHO/IUIS 的过敏原网站（http: //www.allergen.org/）中收集到来自 241 个物种的 727 个非冗余的过敏原序列。通过初步的收缩聚焦到 59 个主要过敏原上，对这 59 个过敏原序列的聚类分析，可以得到亲缘关系较远的 7 个大簇，在同一簇中的不同物种来源的过敏原氨基酸序列有较高的相似性。通过进一步的聚类分析直到所得的树形图中的过敏原之间均以单线相连而聚为一簇为止，最终收缩到相似度极低的 21 个主要代表性过敏原上，分别是：Der p 1（尘螨）、Bet v 1（桦树）、Equ c 1（马）、Cra g 1（牡蛎）、Phl p 1（梯牧草）、Api m 3（蜜蜂）、Lep d 1（仓库螨）、Par j 1（欧蓍草）、Hor v 1（大麦）、

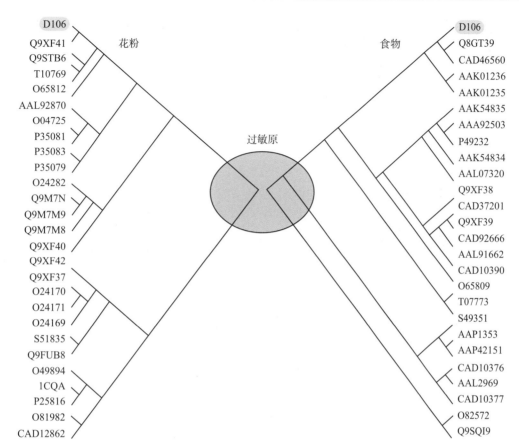

图 10-1 Profilin D106 与花粉及食物过敏原的系统发育关系分析

（引自：Tao AL，He SH. World J Gastroenterol，2004）

Mal d 3（苹果）、Mal f 1（真菌）、Fel d 1B（猫）、Jun a 2（杉木）、Lig v 1（女贞）、Cry j 1（日本柳杉）、Fel d 1A（猫）、Len c 1（扁豆）、Sar s 1（疥螨）、Asc s 1（蛔虫）、Sco j 1（鲭鱼）、Lol p 5b（黑麦草）。

通过 SWISS-MODEL 软件对 21 个主要代表性过敏原的蛋白质三维结构进行建模（图 10-2）。有趣的是，这 21 个主要代表性过敏原又被归到了 7 个结构大类中。研究者还回顾分析了 3335 例过敏患者针对 62 种过敏原提取物的皮试结果，印证了提出主要代表性过敏原概念的临床意义。在临床免疫治疗制剂的研制工作中，主要代表性过敏原的提出可大大缩减临床研制的工作量，把无穷无尽的过敏原研究收缩到有限的范围内，集中力量攻关主要代表性过敏原，将有助于过敏原致病机制的深入研究及脱敏治疗制剂、预防疫苗的加速开发。

小结

随着现代分子生物学技术的发展，过敏原诊断与脱敏治疗的原材料从过敏原粗提物发展到组分过敏原是精准诊断与治疗所必需的。但是同一物种的过敏原可含有多至数十种的组分过敏原，不同物种的组分过敏原蛋白之间存在高度同源的序列，可发生交叉反应，这无疑大大增加了过敏原研究的难度。"主要代表性过敏原"概念的提出可以解决

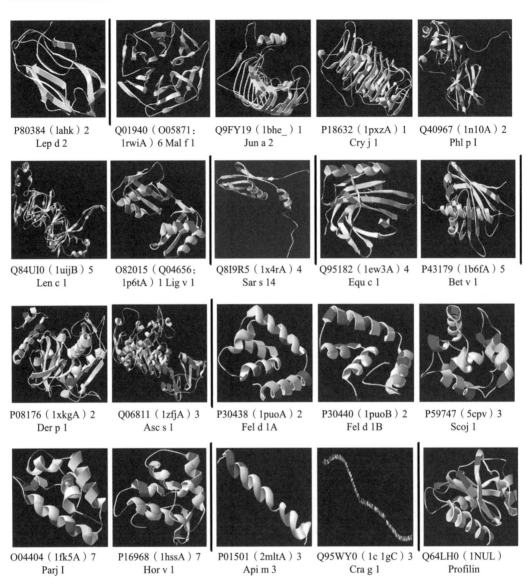

图 10-2　Profilin（Q64LH0）和 21 种主要代表性过敏原中 19 种的三维结构分析。每一结构类之间用竖线分隔，主要代表性过敏原可以分为七大类，由于空间有限，省略了 Mal d 3（Q9M5X7）和 Lol p 5b（Q40237）

（引自：He Y，Tao AL.Mediators of Inflammation，2014）

这一难题，将氨基酸序列同源性高、蛋白质三级结构相似的序列归集在同一类别，再从中选取代表性序列作为优先的研究对象，可最大限度地缩减临床研制的工作量。主要代表性过敏原有望快速应用到过敏原诊断与脱敏治疗上。

参 考 文 献

陶爱林，何韶衡，2004. 豚草花粉泛过敏原同源基因克隆与序列分析［J］. 中华微生物学和免疫学杂志，24（3）：169-173.

Akdis CA，Arkwright PD，Bruggen MC，et al，2020. Type 2 immunity in the skin and lungs［J］. Allergy，75（7）：1582-1605.

Carlson G，Coop C，2019. Pollen food allergy syndrome（PFAS）：a review of current available literature ［J］. Ann Allergy Asthma Immunol，123（4）：359-365.

Dodig S，Cepelak I，2018. The potential of component-resolved diagnosis in laboratory diagnostics of allergy［J］. Biochem Med（Zagreb），28（2）：020501.

Liccardi G，Calzetta L，Salzillo A，et al，2018. Dog allergy：can a prevalent or exclusive sensitization to Can f 5 be considered a lucky or negative event in real life?［J］. Eur Ann Allergy Clin Immunol，50 （6）：283-285.

Matricardi PM，Dramburg S，Potapova E，et al，2019. Molecular diagnosis for allergen immunotherapy ［J］. J Allergy Clin Immunol，143（3）：831-843.

Olcese R，Silvestri M，Del Barba P，et al，2019. Mal d 1 and Bet v 1 sensitization pattern in children with pollen food syndrome［J］. Allergol Int，68（1）：122-124.

Steering Committee A，Review Panel M，2020. A WAO - ARIA - GA（2）LEN consensus document on molecular-based allergy diagnosis（PAMD@）：update 2020［J］. World Allergy Organ J，13 （2）：100091.

Tao AL，He SH，2004. Bridging PCR and partially overlapping primers for novel allergen gene cloning and expression insert decoration［J］. World J Gastroenterol，10（14）：2103-2108.

第 11 章

过敏原性评估与改造

蛋白质的过敏原性评价可分为生物信息学方法、体外细胞学评价法和动物模型评价法。抗原表位是指抗原分子中决定抗原特异性的特殊化学基团。根据与抗原结合的不同可分为B细胞表位和T细胞表位。目前大部分基于生物信息学方法预测的是线性表位，但这只占B细胞表位中很少一部分，约90%为构象表位。构象表位是由蛋白质一级结构上不完全连续但在折叠的三级结构表面上相互邻近的一些氨基酸组成。而T细胞表位都是由线性表位构成的，为T细胞受体所识别。虽然目前评价蛋白质过敏原性的方法有很多，但是迄今为止还没有一种独立的方法能够完全有效地评价蛋白质的过敏原性。因此，在进行过敏原性评价时需要根据具体情况，多种评价方法相结合，建立一套快速、高效、精准的过敏原性评价方法。大部分引起过敏性疾病的过敏原都为蛋白质成分，通过分子生物学、分子遗传学、食品加工生物学等方法对具有致敏性的蛋白质进行改造，减少和降低其过敏原性具有非常重要的现实意义和应用价值。通过突变技术定点突变蛋白的DNA编码序列，对天然蛋白质的一个或多个氨基酸进行修改，从而达到降低蛋白总体过敏原性的目的。

根据生物信息学方法判定为过敏原的蛋白，通过细胞实验和动物模型明确其过敏原性之后，可以针对生物信息学软件预测得到的MHC-Ⅱ类分子结合位点和B细胞表位，对过敏原的氨基酸序列进行定点突变改造，以降低蛋白质的过敏原性。评估蛋白质过敏原性的方法包括体外细胞和动物模型。体外细胞模型包括利用肥大细胞与嗜碱性粒细胞激发试验、树突状细胞、T细胞的方法评估蛋白的过敏原性。目前针对蛋白质过敏原性的改造主要是通过氨基酸定点突变技术。

第一节　过敏原性评估

一、利用生物信息学方法评估过敏原性

抗原表位是指抗原分子中决定抗原特异性的特殊化学基团。抗原通过抗原表位与相应淋巴细胞表面的抗原受体结合，从而激活淋巴细胞，引起免疫应答；抗原也借表位与相应抗体或致敏淋巴细胞发生特异性结合而发挥免疫效应。

根据与抗原结合的不同可分为B细胞表位和T细胞表位。B细胞表位是抗原中可被B细胞抗原受体或抗体特异性识别并结合的线性片段或空间构象性结构，因此可分为线性表位和构象表位。线性表位由一段连续的抗原氨基酸序列构成，与抗原的交互作用的

基础是其一级结构。目前大部分基于生物信息学方法预测的是线性表位，但是这只占 B 细胞表位中很少的一部分，另有约 90% 为构象表位。构象表位是由蛋白质一级结构上不完全连续但在折叠的三级结构表面上相互邻近的一些氨基酸残基组成。而 T 细胞表位都是由线性表位构成，为 T 细胞受体所识别。

（一）B 细胞线性表位的预测

B 细胞线性表位的预测方法是基于蛋白质的一级结构进行的，代表性软件有 PEOPLE、BEPITOPE、BcePred（http://www.imtech.res.in/raghava/bcepred/）以及 DNAStar 旗下的 Protean。

Protean 是 DNAStar 旗下的一个软件，能够预测和解释蛋白质序列的结构特征，并提供可视化的图表数据。运用单参数和二级结构预测综合考虑的方法，可以对 B 细胞抗原表位进行预测。

（二）B 细胞构象性表位的预测

由于已知抗原-抗体复合体晶体结构的数量有限，抗原-抗体结合机制研究不够清楚及预测算法设计的困难性等原因，B 细胞构象性表位预测研究进展一直较为缓慢。近几年来，随着生物信息学的发展，出现了一些预测 B 细胞构象性表位的预测软件。2005 年 Kolaskar 等发布了 B 细胞构象性表位在线预测软件 CEP（http://bioinfo.ernet.in/cep.htm），以机器学习为基础的预测方法，这是第一个以抗原蛋白的三级结构 PDB 文件作为输入条件，以构象性表位预测为主要目的的网上免费服务软件，同时也能预测线性表位，并且能用图解直观地表示出来，其公布的预测精度达 75%。此后，还出现了 ElliPro、EpitopePrediction 等基于机器学习方法的预测软件，机器学习方法能够揭示数据集中的复杂非线性关系，适合数据量大、含有噪声并且缺乏统一理论的领域。

非机器学习的计算预测方法，主要指的是使用蛋白质抗原结构的几何特征或使用几何特征与理化特征的联合，通过计算直接实现预测（不使用机器学习）。这类方法直观明确，受到一些研究人员的信赖。代表性的软件有 DiscTope、PEPITO 等。其中，2006 年 Andersen 等发布的 DiscTope（http://www.cbs.dtu.dk/service）是第一个仅针对非连续性表位的 B 细胞表位预测工具。

基于噬菌体展示数据识别的预测方法是使用抗体筛选噬菌体肽库，获取抗体亲和性模拟肽，对模拟肽集合进行比对处理获得探针序列基序，然后在抗原三级结构分子表面搜索最佳匹配的氨基酸序列作为预测结果。其代表性软件有 Findmap、SiteLight、3DEX、Mapitope、PepSurf、Pep-3D-Search、MIMOX、MIMOP 和 Pepitope 等。噬菌体展示肽库技术结合计算机建模进行构象性表位预测，有较坚实的实验基础，预测更可靠。其主要局限在于只能预测出确定的单克隆抗体的亲和表位，算法没有考虑抗原-抗体结合的构象契合关系和分子相互作用机制，不能进行更广泛的表位预测。

蛋白质-蛋白质界面预测是指对参与蛋白质相互作用的特定残基及其位置的预测。它们依赖于在蛋白质复合物界面中发现的残基所具有的特性。代表性软件有 ClusPro、PatchDock、PPI-PRED、PIER 等。

（三）T细胞构象性表位的预测

1994年，Polly Matzinger提出"危险模式理论"，认为T细胞必须接受双信号（即抗原刺激信号和共刺激信号）才能活化，其控制权在抗原提呈细胞（APC）；各种导致宿主细胞损伤的触发剂（即危险信号），均可诱导APC活化并表达共刺激分子，从而提供T细胞活化的第二信号。危险信号理论特别强调免疫耐受，认为任何T细胞若其T细胞受体（TCR）接受刺激而缺乏第二信号，均将失能。

T细胞受体在识别APC或者靶细胞上的MHC分子所提呈的抗原肽时，既要识别抗原肽，也要识别自身MHC分子的多态性部分，才能产生T细胞激活信号，此现象即MHC限制性（MHC restriction）。在适应性免疫系统中，肽与MHC II类分子的结合在防御免疫应答过程中起着主要作用。MHC II类分子的细胞外肽段使得免疫系统可以在细胞外部检测到外源微生物的提呈。因此，预测与MHC II类分子结合的肽对于理解免疫反应宿主–病原体相互作用至关重要。由于过敏原一般为外源性抗原，因此过敏原的T细胞表位预测以辅助性T细胞抗原表位为主，即预测抗原肽段与MHC II类分子的结合力。

按照建模方式划分，基于肽段序列信息的方法可以细分为结合基序方法、定量矩阵方法和机器学习方法。

SYFPEITHI（http://www.syfpeithi.de/）是基序建模的代表性方法。TEPITOPE（http://www.imtech.res.in/raghava/propred/）是定量矩阵方法的典型代表，已经广泛用于各种亚单位疫苗的研究中。

机器学习方法是近几年来预测辅助性T细胞表位比较先进的方法，能够揭示数据集中的复杂非线性关系，弥补了基序法和矩阵法的不足，具有较高的特异性、准确性和适应性，因而被广泛应用。NetMHC II pan（http://www.cbs.dtu.dk/services/NetMHC II pan-2.0/）是一种改进的泛HLA-DR结合力预测方法，使用了新的并发对齐和权重优化训练程序。该方法是早期发布的等位基因特异性NN-align算法的泛特定版本，并且不需要对输入数据进行预对准，即不需要训练数据中有足够的MHC分子相关数据来得出准确的特异性等位基因预测，这使得该方法有利于预测已知结合数据有限的等位基因。

（四）通过蛋白质氨基酸序列的同源性分析评估蛋白质的过敏原性

应用生物信息学方法评价蛋白质过敏原性主要包括分析蛋白质氨基酸序列的同源性、交叉反应性和刺激机体的反应性。同源性分析是一种最简单快捷的致敏性的预测方法，常用来比较蛋白质是否同已知的过敏原蛋白具有同源性。Fast和Blast等方法是比较常见的方法，两者都采用局部比对策略，功能基本相同。目前已知过敏原的氨基酸序列都被过敏原数据库收录（如ALLERGENIA、ALLERGENONLINE、COMPARE、IUIS、Allergome、SDAP等），过敏原同源性分析主要以这些数据联合检索的过敏原序列为基础进行。目前国际上比较常用的过敏原判别软件有FAO/WHO、EVALLER、AlgPred（amino acid）、AlgPred（dipeptide）、AlgPred（ARPs BLAST）、AllerHunter、SORTALLER等。过敏原序列判别软件SORTALLER各项性能优于国际上现有各类过敏原判别软件与方法，处于国际领先地位。该项成果的论文发表后，已经有全球三十几个国家和地区的研究者使用该软件（http: //sortaller.gzhmc.edu.cn），在评价蛋白质过敏原性方面具有明显的优势。

（五）过敏原的三级结构与空间结构分析及预测

蛋白质结构预测是近几十年来的研究热点，通过在线软件SwissModel Automatic Modelling Mode（Bairoch Apweiler，2000）（http: //swissmodel.expasy.org/workspace/ ）、PDB数据库（https: //www.rcsb.org/ ）、Phyre2（http: //www.sbg.bio.ic.ac.uk/phyre2/ ）可以对蛋白质的三维结构进行预测。

二、利用体外细胞和动物模型评价蛋白质过敏原性

（一）利用肥大细胞与嗜碱性粒细胞激发试验评估蛋白质的过敏原性

在Ⅰ型超敏反应中，肥大细胞起着关键作用，因此，体外肥大细胞的激发在过敏性疾病检测中起着重要作用。Ⅰ型变态反应中的致敏抗体sIgE与肥大细胞结合，引起组胺释放，引发血管扩张等一系列的机体反应，因此肥大细胞/嗜碱性粒细胞脱颗粒与释放炎症介质检测也是过敏原性评价的常用方法。目前用于科研及临床检测的主要有分离的原代细胞及肥大细胞系。原代细胞可以从手术标本，最常见的是扁桃体切除术得到的组织，再者是切除的包皮、肺癌、肠癌等标本的癌旁组织中分离得到单个细胞。用于过敏原体外评价的肥大细胞系主要有LAD2、HMC-1和RBL-2H3。当肥大细胞被激活后，检测肥大细胞/嗜碱性粒细胞在体外脱颗粒时，主要对其释放的一系列介质进行检测，包括组胺、β-己糖胺酶、类胰蛋白酶等。

组胺由组氨酸脱羧产生，是一种分子量小、半衰期短的生物胺。随着肥大细胞的激活，组胺随细胞脱颗粒释放至胞外而发挥作用，其在机体主要引起支气管平滑肌收缩、黏液分泌增加、毛细血管扩张、血管通透性增加等生物学功能。目前检测组胺的常用方法为酶联免疫吸附试验（enzyme-linked immunosorbent assay，ELISA）和组胺仪（型号Hisreader501）。

β-己糖胺酶也是肥大细胞/嗜碱性粒细胞激发后释放的主要介质之一。因组胺的半衰期短，生理环境下，仅存在几分钟即被降解，并且不稳定。用β-己糖胺酶来反映肥大细胞脱颗粒的过程，比组胺具有更稳定、更精确的优势，检测方法简单，试剂容易获得且价格低廉。

类胰蛋白酶是肥大细胞的主要蛋白酶，也是肥大细胞中含量最多的介质。人肥大细胞类胰蛋白酶分为α-类胰蛋白酶和β-类胰蛋白酶及其亚类。α-类胰蛋白酶主要以酶原形式存在于血液中；β-类胰蛋白酶主要存在于肥大细胞分泌颗粒中。它是一种中性丝氨酸蛋白酶，由4个单体和肝素糖蛋白组成，分子量为134kDa，单体分子量为32kDa，其生物活性依赖于四聚体结构的完整性，肝素或其他带负电荷的糖蛋白能够稳定其四聚体结构。类胰蛋白酶的血浆半衰期达1.5～2.5小时，具有比组胺更长检测窗的优势。

（二）嗜碱性粒细胞活化试验

嗜碱性粒细胞（basophilic leukocyte）存在于外周血中，其数量较少，约占血液中白细胞总数的0.2%。嗜碱性粒细胞和肥大细胞均是介导Ⅰ型超敏反应的重要效应细胞。近年来，基于流式细胞仪的嗜碱性粒细胞活化试验（basophil activation test，BAT）逐渐取代了传统的组胺和其他介质释放法测量嗜碱性粒细胞脱粒，其原理为：在体外用待测过敏原刺激患者外周血，当过敏原通过IgE或非IgE依赖的途径活化嗜碱性粒细胞后，嗜碱性粒细胞会脱颗粒。通过流式细胞技术检测嗜碱性粒细胞膜表面CD63/CD203等表面脱颗粒标志的上调情况，可判断嗜碱性粒细胞的受激活程度。可认为BAT试验是一种基于细胞功能的体外激发试验，与体内激发试验相比，这种方法对过敏性疾病的检测具有适用性广、重复性好、安全、省时等优势，更重要的是能够避免体内激发试验引起的严重过敏反应。与体外血清过敏原sIgE检测相比，BAT试验的结果更能够准确地反映患者当前状态下对过敏原的敏感性，而且待测的过敏原范围也更广，包括小分子药物等。

（三）基于树突状细胞的过敏原体外评价方法

树突状细胞（DC）是迄今为止发现的功能最强大的、唯一能刺激初始T细胞活化增殖的专职性抗原提呈细胞（antigen presenting cell，APC），能够摄取抗原进行加工，而后表达高水平的MHCⅡ分子及共刺激分子，有效激活T细胞应答。辅助性T细胞的激活除了需要第一信号抗原肽/MHCⅡ分子复合物外，还需要第二信号。成熟的树突状细胞表面能同时增加CD80和CD86蛋白分子的表达，CD80和CD86能够与辅助性T细胞表面的CD28受体的不同结合域结合，形成第二信号，激活辅助性T细胞。因此，树突状细胞可用于评价蛋白质过敏原性，构建小鼠骨髓细胞来源及人急性单核细胞白血病细胞来源的树突状细胞评价模型，采用流式细胞技术检测诱导后细胞表面分子表达以对其进行鉴定，并用该细胞模型评价蛋白质过敏原性，分析过敏原刺激后树突状细胞，流式细胞技术分析MHCⅡ、CD86等分子表达是否上调。

（四）基于T细胞的过敏原体外评价方法

作为中心免疫细胞的辅助性T细胞，特别是T_H2型细胞在过敏反应中起到重要作用，Ⅰ型超敏反应中T_H1/T_H2平衡打破，使体内反应朝向T_H2型发展，产生更多IgE而加重过敏反应。实验室诊断可采用ELISPOT技术、ELISA、流式细胞技术等检测T_H1/T_H2型细胞因子水平（IL-4、IL-5、IL-13、IFN-γ）来反映体内T细胞分化失衡，作为体外评价过敏原性的方法。

（五）利用动物模型方法评价蛋白质过敏原性

通过动物模型模拟人体的过敏反应，根据动物体内的特异性抗体和细胞因子的变化情况或者过敏反应症状的强弱来评估潜在过敏原蛋白的致敏性强弱，不仅可以克服个体差异带来的观察上的困难，更可以避免一些违反伦理原则的人体试验。常用的模型动物有大鼠、小鼠和豚鼠等，这些动物与人类免疫反应机制类似，并且体积较小，繁殖周期短、价格较低，因此应用动物模型来进行蛋白质的过敏原性评价具有很大优势。在利用动物模型评价蛋白质过敏原性时，合理地设置对照组非常重要。

根据过敏原的种类不同，又分为利用哮喘相关动物模型评估吸入性过敏原的过敏原性、利用食物过敏相关动物模型评估食品的过敏原性和利用过敏性皮炎相关动物模型评估蛋白的过敏原性。

第二节　过敏原性改造策略

目前针对蛋白质过敏原性的改造主要有以下一些方式：①氨基酸定点突变。蛋白质是由不同氨基酸按一定顺序通过肽键连接而成的肽链构成，氨基酸序列就是蛋白质的一级结构，它决定着蛋白质的空间结构和生物功能。而氨基酸序列是由合成蛋白质的基因的DNA序列决定的。通过突变技术定点突变蛋白质的DNA编码序列，对天然蛋白质的一个或几个氨基酸残基进行修改，从而达到降低蛋白质总体的过敏原性的目的。②RNA干扰技术。RNA干扰是正常生物体内抑制特定基因表达的一种现象，是指在进化过程中高度保守的、由双链RNA诱发的同源mRNA高效特异性降解的现象。这种现象发生在转录后水平，因此也称为转录后基因沉默。由于RNA干扰能够高效特异地降解靶mRNA，因此通过RNA干扰技术能够对过敏中的一些蛋白质致敏组分进行干扰，使其mRNA发生高效特异性降解，进而使其过敏性降低。③糖基化修饰。糖基化是蛋白质的一种最常见和重要的翻译后修饰，会对蛋白质的结构和功能产生诸多重要影响。糖基化修饰与蛋白质的过敏原性密切相关，通过一定方式控制蛋白质的糖基化程度或通过加工过程去掉蛋白质中与致敏密切相关的糖基化基团对降低蛋白质的过敏原性具有重要意义。

一、氨基酸定点突变技术

基因定点突变技术是用人工的方法，合成在某一点或某几个点上碱基顺序改变的突变DNA，然后通过突变DNA的转录、翻译和表达获得其氨基酸顺序的某一点或几点发生改变的技术。基因定点突变技术的关键是合成一种特殊的引物DNA，这种引物DNA的碱基顺序除了在设计的突变位点处的碱基与模板DNA不互补外，其余部分均与模板DNA互补。体外定点突变技术是研究蛋白质结构和功能之间的复杂关系的有力工具。蛋白质的结构决定其功能，二者之间的关系是蛋白质研究的重点之一。对某个已知基因的特定碱基进行定点改变、缺失或插入，可以改变对应的氨基酸序列和蛋白质结构，对突变基因的表达产物进行研究有助于我们了解蛋白质结构和功能的关系。比如野生型绿色荧光蛋白（wtGFP）在紫外光激发下发出微弱的绿色荧光，经过对其发光结构域的特定氨基酸定点改造，现在的GFP能在可见光的波长范围被激发（吸收区红移），而且发光强度比原来强上百倍，甚至还出现了黄色荧光蛋白、蓝色荧光蛋白等。定点突变技术的潜在应用领域很广，比如改造蛋白质抗原性和过敏原性，研究蛋白质相互作用位点的结构，改造酶的不同活性或动力学特性，改造启动子或DNA作用元件，提高蛋白质的抗原性或稳定性、活性，研究蛋白质的晶体结构，以及药物研发、基因治疗等。

二、定点突变的目的

氨基酸定点突变是指按照设计的要求使基因的特定序列发生插入、删除、置换和重排等变异，从而使表达后的蛋白质氨基酸序列发生改变。定点突变技术是研究蛋白质结构和功能关系的有力工具，对某个已知基因的特定碱基进行定点改变、缺失或插入，可以改变对应氨基酸序列与蛋白质结构和功能，改变蛋白质的一些免疫学性质如抗原性过敏原性等。

三、定点突变的原理

定点突变是指通过聚合酶链反应（PCR）等方法向目的DNA片段（可以是基因组，也可以是质粒）中引入所需变化（通常是表征有利方向的变化），包括碱基的添加、删除、点突变等。定点突变能迅速、高效地提高DNA所表达的目的蛋白的性状表征，是基因研究工作中一种非常有用的手段。体外定点突变技术是研究蛋白质结构和功能之间复杂关系的有力工具，也是实验室中改造/优化基因常用手段。蛋白质的结构决定其功能，二者之间的关系是蛋白质组研究的重点之一。对某个已知基因的特定碱基进行定点改变、缺失或插入，可以改变对应的氨基酸序列和蛋白质结构，对突变基因的表达产物进行研究有助于了解蛋白质结构和功能的关系。在进行核苷酸定点突变实验时，首先合成一段寡聚脱氧核糖核苷酸作为引物，其中含有所需要改变的碱基，使其与带有目的基因的单链DNA配对，然后合成寡核苷酸引物，除短的错配区外，与目的基因完全互补；再用DNA聚合酶使寡核苷酸引物延伸，完成单链DNA的复制，由此产生的双链DNA，一条为野生型亲代链，另一条为突变型子代链，将获得的双链分子通过导入宿主细胞，并筛选出突变体，其中基因已被定向修改。

四、体外定点突变的方法

20世纪80年代以来，基因克隆技术与DNA化学合成方法相结合，建立和发展了定点突变技术。可以按照预定设计，在已知DNA序列中增删或转换核苷酸，精确地在目的基因的特定位点发生碱基序列的变化，进而使基因表达及调控，基因产物发生相应改变。这种快速精确的基因突变已经被广泛应用于基因工程和蛋白质工程中。定点突变有多种方法，有的改变特定核苷酸，有的则是对一段最可能影响蛋白质功能的基因序列进行随机突变，产生一系列突变蛋白质。

寡核苷酸诱导的定点突变基本分为两类：一类是用单链噬菌体M13作载体的寡核苷酸介导的单链模板定点突变；另一类是用双链质粒作载体，双引物法定点突变。为了在体外导入特定的点突变，小的限制性片段可以切除，并被包含所需要突变的合成接头所替代（称为盒式诱变）。如果不行，插入片段可以克隆到产生单链DNA的噬菌粒载体中，由所设计的错配引物指导DNA复制，产生异源双链的复制型，并在下面的复制循环中产生野生型和突变的复制型。

（一）单链噬菌体作载体的定点突变

单链噬菌体作载体的定点突变的基本原理：用已知序列的环状DNA变性后为模板，

人工合成一段引物，将所要设计的定点突变寡核苷酸置于引物中，也就是说人工所合成的引物不是完全和模板互补，而是在某个位点有意识地让碱基突变，和模板上的碱基不能配对，由于其他碱基是互补的，所以仍然可以通过复性，使引物和模板特异性结合。在M13单链环状模板上杂交一段寡核苷酸引物，利用DNA聚合酶和连接酶的作用，从引物延伸合成链，得到一个闭合环状的异源双链分子。由于预先在寡核苷酸引物中人为地引入碱基的错配对，插入或缺失，再将杂合双环DNA转化到细菌中，因此异源双链DNA经转化和筛选就可以分离到带有相应突变的DNA克隆。由于是半保留复制，经克隆后将有一半的后代环状DNA产生定点突变，另一半与正常的亲代链一样。

单链噬菌体作载体的定点突变步骤包括：①将待突变基因克隆到突变载体上；②制备含突变基因的M13 DNA单链模板；③引物与模板退火，5′端磷酸化的突变寡核苷酸引物和待突变的寡核苷酸引物与待突变的核苷酸形成一小段碱基错配的异源双链的DNA；④合成突变链，在DNA聚合酶催化下，引物以单链DNA为模板合成全长的互补链，而后由连接酶封闭缺口，产生闭环的异源双链DNA分子；⑤转化和初步筛选异源双链DNA分子转化大肠埃希菌后，产生野生型、突变型的同源双链DNA分子，可以用限制性酶切法、斑点杂交法来初步筛选突变的基因；⑥对突变体基因进行序列分析。

改进型双引物诱变原理是将目的基因克隆到M13噬菌体载体中，提取M13单链DNA，作为PCR的模板；设计两个引物，这两个引物分别与M13同一条单链的不同DNA片段互补，其中一个引物（引物1）与目的基因的一部分互补，但是含有一个核苷酸的突变；另一个引物（引物2）中含有一个酶切位点，但该酶切位点的一个核苷酸被诱变。对引物1的5′端进行磷酸化，引物2的新生链的3′端与引物1的磷酸化后5′端相遇，两端DNA在T4 DNA连接酶的作用下连接。这样引物1的磷酸二酯键起到封接作用，保护引物1不会被新生链所替换。用未被引物2诱变时的限制性内切酶位点所对应的限制性酶解PCR产物，然后用该酶解产物转化修复缺陷型大肠埃希菌。由于不含有引物2诱变的DNA都被切割成线性，不能在大肠埃希菌中稳定存在，所以得到的转化子都是同时含有两个突变位点的。通常引物2选择在抗性基因中，这样除用限制酶排除非突变体外，还可以抗性变化来进一步筛选。这种方法较为简便易行，且得到突变体的概率较高，因此是现在较常用的一种获得突变体的方法。

（二）PCR介导的定点突变法

利用PCR技术进行定点突变，不仅可以使突变体大量扩增，还可以提高突变率。以PCR为介导的定点突变为基因修饰和改造提供了另一条途径，例如通过改变引物中某些碱基而改变基因序列，从而有目的地改造蛋白质结构，研究蛋白质的结构与功能之间关系。还可以在所设计的引物5′端加入合适的限制性内切酶酶位点，为PCR扩增产物后续的分子克隆提供方便。

寡核苷酸介导的PCR突变的一种常用方法是将目的基因克隆到质粒载体上，质粒分置于两管中，每管各加入两个特定的PCR引物，一个引物与基因内部或其附近的一段序列完全互补，另一引物和另一段序列互补，但有一个核苷酸发生了突变；两管中不完全配对的引物与两条相反的链结合，两个突变引物是互补的。

由于两个反应中引物的位置不同，所以PCR扩增后，产物有不同的末端。将两管

PCR产物混合、变性、复性，则每条链会与另一管中的互补退火，形成有两个切口的环状DNA转入大肠埃希菌后，这两个切口均可修复。若同一管中的两条DNA链结合，会形成线性DNA分子，它不能在大肠埃希菌中稳定存在。只有环状DNA才能在大肠埃希菌中稳定存在，而绝大多数环状分子都含有突变基因。这种方法不用将基因克隆到M13载体上，也不用特殊的载体系统，而且不用将M13上的突变基因再亚克隆到表达载体上，方法简单实用。

PCR介导的定点突变法需要4种扩增引物，进行3次PCR反应。在前两次PCR反应中，应用两个互补的并在相同部位具有碱基突变的内侧引物，扩增形成两条双链DNA片段，其中一段可以彼此重叠，去除未反应的多余引物之后，这两条双链DNA片段经过变性和退火可以形成具有3′凹末端的异源双链分子，在 *Taq* DNA聚合酶的作用下，产生含有重叠序列的双链DNA分子。这种DNA分子再用两个外侧寡核苷酸引物进行第三次PCR扩增，便产生突变体DNA。

（三）盒式突变

盒式突变是1985年Wells提出的一种基因修饰技术，一次可以在一个位点上产生20种不同氨基酸的突变体，可以对蛋白质分子中重要氨基酸进行"饱和性"分析。利用定位突变在拟改造的氨基酸密码两侧造成两个原载体和基因上没有的内切酶切点，用该内切酶消化基因，再用合成的发生不同变化的双链DNA片段替代被消化的部分。这样一次处理就可以得到多种突变型基因。

盒式突变具体是利用一段人工合成的含有基因突变序列的寡核苷酸片段，取代野生型基因中相应序列。这种突变的寡核苷酸是由两条寡核苷酸组成的，当它们退火时，按设计要求产生克隆需要的黏性末端，由于不存在异源双链的中间体，因此重组质粒全部是突变体。如果将简并的突变寡核苷酸插入到质粒载体分子上，在一次实验中便可以获得数量众多的突变体，大大减少了突变需要的次数。这种方法适合研究蛋白质分子中不同位点的氨基酸作用。

其方法是合成两套分别与靶DNA两条链互补的寡核苷酸，其中一套由单一的与野生型靶DNA一条链的序列精确互补的寡核苷酸组成，另一套则由一系列互补于另一条链同一位置带有目标突变的寡核苷酸组成，这样有利于形成合适的突变末端，直接插入到重组质粒中置换同源的野生型序列。如果在重组质粒中目的序列两端无合适的限制性内切酶位点，可用前述定点突变的方法引入，要求引入酶切位点对载体质粒是单一的，而且对目的基因编码没有影响。这样含有目的突变的一系列盒式双链片段可以按需要在目的基因上任意置换，引入需要的突变。

（四）容错PCR

容错PCR（error-prone polymerase chain reaction）是在人为控制的条件下，通过改变PCR的反应条件，如提高Mg^{2+}浓度、加入Mn^{2+}、使用非均等的dNTP浓度、加入乙醇、与核苷酸类似物的三磷酸衍生物对反应进行干扰，提高错误率、增加循环数等方法来增加错误碱基掺入DNA链的频率，以实现基因的定向进化的一种PCR方法。由于普通DNA聚合酶缺乏3′→5′的校正活性，因此，在PCR过程中插入的错误碱基不能得到纠正。当人为增加错配碱基时，突变的DNA序列会得到积累，克隆后便可得到检测。

小结

核苷酸引物介导的定点突变法，优点是保真度比PCR突变法高，经过改进后该方法突变成功率大大提高。缺点是操作过程环节复杂，周期长，而且在克隆突变基因时会受到限制酶酶切位点的限制。

PCR介导的定点突变的优点是操作比较简单，突变成功率高，缺点是后续工作较复杂，PCR扩增产物通常需要连接到载体分子上，然后才能对突变基因进行转录、转译等方面的研究；*Taq* DNA聚合酶的保真性偏低，因此PCR方法产生的DNA片段要经过核苷酸序列测定方可确证有无发生其他改变。

盒式突变的优点是比前两者简单易行，突变效率高，同时在一对限制酶酶切位点内一次性突变多个位点；缺点是合成多条引物的成本较高。而且在一般情况下，靶DNA片段的两侧往往难以满足存在一对限制酶酶切位点的要求，限制了该方法的广泛应用，但一旦具备了这样的条件，该方法则为首选。

容错PCR的目的是基因的定向进化，创造有用的突变，对已知酶或蛋白质的功能进行研究。而容错PCR所产生的突变是随机的，因此所得产物是一个包含多种突变的混合物。因此，克隆时，应当使用较好的连接和转化条件，以提高克隆效率，使突变基因被克隆的比例尽可能提高。同时，在挑选阳性克隆时，应当注意选择多个优良的克隆进行测序分析，以避免有用克隆的丢失。

参 考 文 献

Ferdous S，Kelm S，Baker TS，et al，2019．B-cell epitopes：Discontinuity and conformational analysis［J］．Mol Immunol，114：643-650．

Hemmings O，Kwok M，McKendry R，et al，2018．Basophil activation test：old and new applications in allergy［J］．Curr Allergy Asthma Rep，18（12）：77．

Jensen KK，Andreatta M，Marcatili P，et al，2018．Improved methods for predicting peptide binding affinity to MHC class Ⅱ molecules［J］．Immunology，154（3）：394-406．

Larsen LF，Juel-Berg N，Hansen KS，et al，2018．A comparative study on basophil activation test，histamine release assay，and passive sensitization histamine release assay in the diagnosis of peanut allergy［J］．Allergy，73（1）：137-144．

Zhang L，Huang Y，Zou Z，et al，2012．SORTALLER：predicting allergens using substantially optimized algorithm on allergen family featured peptides［J］．Bioinformatics，28（16）：2178-2179．

第 12 章

过敏性疾病的诊断

过敏性疾病的诊断其实就是查找过敏原，找出引起患者过敏的"罪魁祸首"的过程。即明确患者对什么物质过敏，以及因什么过敏而导致患者过敏性疾病的发生。只有明确诊断过敏原，才能有针对性地开展脱敏治疗和避免接触。虽然临床医师从过敏患者既往病史中，通过询问患者环境暴露及过敏原摄入与症状的发生关系，可以帮助患者筛选出可疑的过敏原，缩小待测过敏原的范围，但如果要真正锁定过敏原还必须借助过敏原诊断方法。过敏原诊断方法主要有两大类：体内试验和实验室检测。体内试验包括皮肤试验及体内激发试验。实验室检测包括过敏原特异性IgE检测及外周血体外激发试验等。现就目前常见的过敏原诊断方法进行简单介绍。

第一节　皮 肤 试 验

皮肤试验是较早进行的过敏原诊断方法。因为皮肤组织含有丰富的肥大细胞，而肥大细胞是介导速发型超敏反应发生的主要效应细胞，当过敏原通过点刺或注射进入皮肤后，效应细胞活化，引起速发型皮肤反应，皮肤会因渗出肿胀而出现风团及红斑，并伴有明显的痒感。对于迟发型超敏反应患者来说，斑贴试验往往也能够很好地反映患者的真实情况。

一、过敏原皮肤点刺试验

过敏原皮肤点刺试验操作方便简单，且具有较高的敏感性和特异性。一般在患者前臂掌侧或背部皮肤进行。将一滴过敏原提取物置于预先清洁的皮肤表面，然后用点刺针刺穿皮肤，使过敏原渗入到皮肤，约15分钟后观测点刺部位的风团大小。通过与阴性（一般为溶媒或生理盐水）以及阳性对照液（组胺）形成的风团大小进行比较，从而判断患者对哪些过敏原过敏，以及过敏程度的强弱。

二、过敏原皮内试验

过敏原皮内试验是使用注射器将一定量体积的过敏原制剂打到皮肤组织真皮中，形成皮丘来进行皮内测试。通常用于皮内注射的过敏原提取物浓度通常为皮肤点刺试验的过敏原提取物浓度的1/1000 ~ 1/100。皮内测试通常在前臂掌侧进行，也需要采用阳性和阴性对照。读取方法与皮肤点刺试验类似，除了观测风团的大小，风团周围的红斑也应注意观察。

过敏原皮内试验的灵敏度和可重复性比皮肤点刺试验要高。当皮肤点刺试验结果为阴性时，通常采用皮内试验。而且皮内试验制剂的标准比点刺的要低，当没有合适的过敏原制剂用于皮肤点刺试验时，往往可以选择皮内试验。皮内试验对药物的过敏反应更为灵敏。例如，皮内试验可用于青霉素和破伤风疫苗的过敏反应诊断。另外，对于患者而言，过敏原皮内试验比点刺试验要痛苦。

三、斑贴试验

斑贴试验是将过敏原通过斑试器贴敷于患者背部皮肤表面，通过观察一定时间内的皮肤反应（一般是48～72小时）来辅助接触性皮炎及皮肤过敏的诊断，斑贴试验的基础是依赖迟发型超敏反应的发生。受到过敏原成分、斑试物浓度、受试个体敏感性差异等因素的影响，斑贴试验贴敷和反应出现的最佳时间并无严格的限定，只需要按照各自产品的使用说明即可。通过观察皮肤红斑的形成、浸润程度，以及丘疹、水疱的出现等来判断试验结果及等级。斑贴试验需要准确区分刺激性反应或是过敏性反应，尤其在弱阳性反应情况下撤去斑贴物后，刺激反应往往能够很快消失。

四、影响过敏原皮肤试验结果的因素

患者服用的某些药物，如抗组胺药、三环类抗抑郁药、色甘酸钠等肥大细胞膜稳定剂药物及局部使用糖皮质激素等都会干扰皮肤点刺试验及皮内试验的结果，甚至会出现假阴性。对于有划痕症的患者，皮肤试验则容易出现假阳性结果。

第二节　实验室检测

过敏原实验室检测是指体外进行的，依赖人体样本（如外周血）或体液（如泪液、鼻分泌物）等来检测人体过敏的物质基础及分子生物学证据，以达到判断患者对什么物质过敏的目的。常见过敏原实验室检测包括过敏原特异性IgE的检测以及外周血过敏原激发试验等。

一、过敏原特异性IgE的检测

IgE是介导速发型超敏反应的主要效应分子。致敏的患者会针对特定的过敏原产生特异性IgE，当过敏原通过特异性IgE与肥大细胞或嗜碱性粒细胞表面的IgE受体（FcεRI）结合后，会引起肥大细胞或嗜碱性粒细胞脱颗粒，从而释放组胺、白三烯等过敏介质，介导过敏反应的发生。血清总IgE和过敏原sIgE是过敏性疾病诊断中最重要的检测项目。过敏性疾病患者总IgE一般会升高，然而总IgE升高也可以见于其他疾病，因此总IgE的升高可以辅助过敏性疾病的诊断。但要判定患者是对什么物质过敏，需要检测过敏原特异性IgE。1967年，Wide等率先建立了放射性过敏原吸附试验来检测过敏原sIgE。此后随着生物技术的发展，免疫酶法、胶体金法、化学发光法、微流控芯片等技术也应用于过敏原特异性IgE的检测。同时检测仪器也趋向于半自动或全自动化，检测时间大大缩短，准确性也有很大的提高。为了使IgE检测结果判定具有统一性，世

界卫生组织（WHO）还制定了国际标准的IgE通用定量单位IU，并拟定了人血清IgE 75/502标准。

1.UniCAP全自动体外诊断系统　UniCAP全自动体外诊断系统是国际上先进的过敏原特异性IgE检测系统。UniCAP系统的核心要件是ImmunoCAP。ImmunoCAP是装在小胶囊中的亲水性载体聚合物，由一种经CNBr活化的纤维素衍生物合成，与过敏原结合有极高的能力。过敏原共价结合于ImmunoCAP固相载体上，并与患者血清样品中的特异性IgE抗体反应。其优良的反应条件和较短的扩散距离，使过敏原的检出率较以往方法提高15%。UniCAP检测方法属于荧光酶联免疫法范畴。UniCAP系统的操作包括加样、加试剂及ImmunoCAP、孵育、清洗和计算等步骤，全部实现了自动化，可快速得出检测结果，避免了人为误差。UniCAP系统提供了国际认可的定量单位，符合WHO所制定的IgE75/502标准。研究表明，与独立的皮试结果相比，UniCAP系统得出的结果与变态反应专家的临床诊断有更好的相关性。UniCAP方法因其高灵敏度、高特异性、高检出率，得到了WHO的认可，被国际上誉为"过敏原体外检测的金标准"，并成为全球体外检测的参考系统。UniCAP系统目前可提供包括吸入、食物等600多种过敏原的检测。

2.其他检测IgE的方法　UniCAP是经典的过敏原特异性IgE检测方法，除此之外尚有以下几种方法。①酶联免疫法：最常见的是在96孔酶标板上进行检测，技术门槛不高，操作简单，普通医院都可以开展。酶联免疫检测可以灵活搭配待检测或筛查的过敏原，可完全手工操作，也可以配合ELISA工作站/全自动酶免疫仪实现全自动化操作，以实现高通量过敏原检测。②免疫印迹法：将过敏原预先包被在固相膜条上（一般是硝酸纤维素膜），然后与待测血浆或血清一起孵育，加上漂洗及显色过程即可以判定结果。免疫印迹法所需要的样品量相对较少，一次可同时检测30余种过敏原的sIgE，也可以配合全自动免疫印迹仪实现自动化检测。免疫印迹法是一种半定量的过敏检测方法，检测成本较低，比较适合过敏原的初步筛查，因此在临床上的使用受到了一定的限制。③胶体金法：是以胶体金作为示踪标记物应用于过敏原特异性IgE的检测。将过敏原包被于纤维素膜上，加入血清及标记的检测抗体、标记胶体金的抗体，通过抗原抗体反应在检测线、质控线上聚集，从而形成可以被肉眼观察到的条带。胶体金法操作快捷简便，判断方法简单，适用于一般实验室或中小型医院的体外过敏原的初步筛查。胶体金法敏感性较高，但特异性较差，容易出现假阳性情况。④微阵列芯片法：随着液相芯片及分子生物学技术在体外诊断中的更多运用，微阵列芯片也已经应用于过敏原的检测。越来越多的基因重组表达的过敏原蛋白，被用于芯片的检测，可以实现过敏原组分的诊断。相比其他方法，微阵列芯片仅需要少量的血标本即可以实现高通量的筛选。

二、外周血过敏原激发试验

外周血过敏原激发试验是指依托患者的外周血，用过敏原来刺激外周血细胞，检测外周血嗜碱性粒细胞的活化情况。过敏原会引起致敏患者外周血嗜碱性粒细胞脱颗粒并释放组胺等介质，目前检测外周血嗜碱性粒细胞脱颗粒的方法主要是流式细胞技术，ELISA方法检测嗜碱性粒细胞释放的组胺水平。

1.基于流式细胞检测的嗜碱性粒细胞活化实验　外周血嗜碱性粒细胞表达表面抗原如CCR3、CD123、FcεR、CD203c等，不表达HLA-DR，因此一般流式细胞技术圈选嗜碱性粒细胞时，采用两标法如CD123$^+$HLA$^-$DR$^-$，或三标法如CD123$^+$FcεRⅰ$^+$HLA$^-$DR$^-$、CD123$^+$HLA$^-$DR$^-$CCR3$^+$，也有单标CCR3$^+$配合低SSC来圈选嗜碱性粒细胞。CD63与CD203c是目前比较公认的反映嗜碱性粒细胞活化的标志。CD63锚定在静息的嗜碱性粒细胞胞内颗粒上，细胞膜上一般检测不到，当活化脱颗粒后，颗粒的膜与细胞膜融合在一起，因此CD63才能在细胞膜上被检测到。检测嗜碱性粒细胞中CD63阳性细胞的比例，就可以评估嗜碱性粒细胞活化脱颗粒的情况。CD203c在嗜碱性粒细胞膜上组成性表达，当嗜碱性粒细胞活化后，CD203c会进一步增加，因此CD203c既是嗜碱性粒细胞的识别标志，又是活化标志。检测CD63阳性的嗜碱性粒细胞比例，或CD203c的增加，就可以反映嗜碱性粒细胞的活化情况。研究认为CD203c、CD63与嗜碱性粒细胞活化及脱颗粒的模式有关。

嗜碱性粒细胞激发不仅可以用于判断是否对待测过敏原过敏，也可以通过过敏原剂量-活化效应曲线来反映过敏的程度。研究表明，脱敏治疗的患者，即使在外周血特异性IgE水平不发生变化的情况下，仍然可以降低嗜碱性粒细胞活化的敏感性，表现为外周血嗜碱性粒细胞对过敏原的浓度效应曲线右移。这与临床上的症状改善能够很好地呼应。

随着技术的提升，嗜碱性粒细胞激发试验已然成为一个敏感而特异的体外诊断方法，是传统特异性IgE定量及皮肤试验的补充。嗜碱性粒细胞活化试验已经被证明对IgE介导的过敏反应，包括户内外过敏原、食物过敏、乳胶过敏、蜂毒过敏及药物过敏的诊断是有效的。

因为嗜碱性粒细胞在外周血白细胞中占比较少（0%～1%），而大多数患者为0.2%～0.4%，因此流式细胞抗体的选择、荧光补偿的设置、圈门策略对流式细胞检测BAT都有一定的考验。此外，对于进行激发的制剂也需要形成一定的标准。有些制剂本身或杂质成分可能会以非IgE依赖的途径活化嗜碱性粒细胞。总之，如何对整个过程形成统一标准，且被检验人员所掌握，并在各医院推广还需要时间。

2.基于组胺检测的嗜碱性粒细胞活化实验 在流式细胞检测嗜碱性粒细胞活化技术面世之前，检测嗜碱性粒细胞活化多通过检测嗜碱性粒细胞脱颗粒释放的介质如组胺、白三烯、β-己糖胺酶等来判断，最常见的就是检测组胺。因为组胺的半衰期很短，容易降解，因此一般检测时需要先进行酰化处理。组胺一般采用酶联免疫ELISA方法来检测。预先在96孔板中包被组胺捕获抗体，与激发液上清/血清共孵育后，组胺被捕获，加入检测抗体和酶显色试剂，最终通过酶标仪进行定量检测。德国某公司开发了一套半自动组胺检测仪，将全血激发与组胺检测结合在一起进行，其检测板孔内有一特殊材质能够与游离组胺结合，方便后续定量检测。检测环节原理与ELISA类似。

第三节 IgE检测在过敏原诊断中的局限性

早在1967年，人类从豚草花粉症患者血清中分离出抗花粉的特异性抗体，并将其命名为免疫球蛋白E（IgE），该抗体的发现极大地加深了人们对过敏性疾病特别是Ⅰ型超敏反应的认识，同时也将过敏性疾病的诊断从病理诊断推进到分子诊断。健康成人血清中IgE含量为2～150kU/L，平均值27.2kU/L，说明适量的IgE对人类发挥正常免疫功能可能是有利的。另外，寄生虫感染和高IgE综合征等非过敏性疾病患者体内血清IgE也会异常升高，其中葡萄膜炎患者体内IgE检出率更是高达69%，说明IgE升高并非过敏性疾病的专有特征。过敏患者血清中IgE含量超过150kU/L。过敏患者血清中IgE的含量与过敏性疾病的严重程度有一定的关联，因此临床诊断时可以根据过敏患者血清中过敏原特异性IgE的种类和含量来评估诱发患者过敏的过敏原及患者过敏症状的严重程度。

虽然IgE检测截至目前一直都被视为过敏性疾病诊断的标准，但是大量的临床数据揭露了一个现实：IgE检测在过敏诊断中仍然存在很大的局限性。

一、过敏原IgE检测阳性率偏低

早在2011年，北京协和医院王瑞琦等分析了20万项次过敏原特异性IgE检测结果，发现过敏原的阳性检出率普遍很低，常见吸入物过敏原sIgE检测的阳性率仅为30%～50%，而大多数食物sIgE检测的阳性率更低，多在20%左右。

过敏原IgE检测阳性率偏低，一方面受制于IgE检测项目与方法的问题，即血浆中有针对某些过敏原的IgE但现有手段检测不出来。由于现有检测方法需要包被预制的过敏原粗提物，受过敏原过敏成分蛋白丰度的影响，某些低峰度过敏原蛋白的过敏原特异性IgE检测限较低，导致不能被有效检出，尤其是针对小分子半抗原物质的sIgE，更是缺少有效的检测方法。而且受制于分子表位的限制，难以准确检测出针对所有表位的特异性IgE。这可能就是为什么总IgE往往很高，而把能够检测出来的sIgE加在一起，却总是远低于总IgE水平。

另外一个重要的方面就是，过敏性疾病发病机制非常复杂，正如本书前面提出来的过敏原多靶向性理论所述，IgE是过敏原介导Ⅰ型超敏反应的重要介质，但是除了IgE途径外，还有很多非IgE途径在过敏性疾病发生发展中也发挥了作用。IgE诊断对这些非IgE依赖途径介导的过敏性疾病的诊断鞭长莫及。也就是说，IgE升高可以协助过敏性疾病的诊断，但是IgE阴性又绝对不能排除过敏性疾病的存在。针对非IgE介导的过敏反应，体内激发或外周血激发试验应该比IgE检测更具说服力。

二、交叉反应对过敏原IgE检测的影响

过敏原蛋白存在家族分布特征，因为共同表位的存在，会导致交叉反应的发生。交叉反应在IgE检测结果上同样也会有所反映。如桦树花粉与花生过敏，桦树花粉的特异性IgE升高可能是由交叉反应花生过敏导致的。目前已知常见过敏原交叉反应容易被人识别，但是少见、罕见交叉反应的存在，会导致误诊、漏诊的发生。因此，结合患者的临床病史，以及潜在交叉反应的可能，并对其进行有效鉴别，会提高过敏原诊断的准确率。

综上所述，IgE检测在过敏原诊断中具有良好的应用价值，然而我们必须对其局限性有清醒的认识。IgE的检测结果需要结合它的局限性进行审慎评估与解读。现代医疗的发展有赖于精准诊断，过敏性疾病的诊断需要通过包括过敏原特异性IgE检测在内多种检测方法来综合诊断，同时人们也在寻找过新的生物标志物用于过敏性疾病的诊断，为过敏性疾病的诊断和治疗开辟新的疆域。

第四节 体内激发试验

当高度怀疑患者为IgE介导的Ⅰ型变态反应性疾病，但皮肤试验及体外过敏原sIgE检测为阴性结果时，可以通过模拟发病时的自然暴露途径，如经鼻黏膜（过敏性鼻炎）、支气管（过敏性哮喘）、结膜（过敏性结膜炎）、消化道（食物过敏）等将最可疑的过敏原刺激人体，模拟自然发病的情况，通过观测过敏原暴露是否会引起患者出现症状或体征改变，来判断患者是否过敏及过敏的类型。体内激发试验包括鼻黏膜激发试验、支气管激发试验、结膜激发试验及口服食物激发试验等。

一、鼻黏膜激发试验

鼻黏膜激发试验（nasal provocation test，NPT）是最早进行的过敏原体内激发试验，主要用于辅助过敏性鼻炎的诊断。对于符合过敏性鼻炎症状与体征的患者，当皮试及血清学结果为阴性的时候，鼻黏膜激发试验的价值就体现出来了。鼻黏膜激发试验相对比较安全。将待测过敏原通过滤纸法、喷雾法或气雾吸入法经鼻给药，观测给予过敏原后一定时间内（一般是15～20分钟），患者是否会出现鼻痒、打喷嚏、流涕、鼻塞等症状；并可取鼻分泌物做涂片检查，观察是否有大量嗜酸性粒细胞渗出。配合鼻功能分析仪还可以通过比较激发前后鼻阻力、鼻呼吸流量的变化来判断是否呈阳性反应。

鼻黏膜激发试验不仅可用于过敏性鼻炎的诊断及鉴别诊断，包括职业性鼻炎的诊断，还可以作为评价脱敏治疗前患者对过敏原敏感性的指标。然而鼻黏膜激发试验尚缺少标准化的方案和判断标准，因此有待进一步完善。

二、支气管激发试验

支气管激发试验（bronchial provocation test，BPT）主要应用于过敏性哮喘的诊断，还可以作为了解过敏性哮喘患者在免疫治疗前对过敏原耐受性的工具。支气管激发试验前基础肺通气功能的指标FEV_1占预计值的70%以上才能进行激发试验。受试者应为哮喘患者病情稳定时或缓解期。因支气管激发试验具有一定危险性，试验时患者经口或经面罩吸入激发物浓度应从小剂量开始，逐渐增加剂量，吸入抗原后15～20分钟复查FEV_1，无反应者可加大抗原量继续试验。支气管激发试验的场所需备有急救器械和药品，试验时需要有经验的临床医师在场。

三、结膜激发试验

结膜激发试验（conjunctival provocation test，CPT）主要用于过敏性结膜炎的过敏原检查，也可用作其他过敏性疾病的黏膜反应性的替代测试。在患者一侧眼结膜滴入一滴待测过敏原，于另一侧滴入生理盐水作为对照，15～20分钟后观察，试验侧是否出现结膜充血、水肿、分泌增加、痒感，眼睑红肿等现象，若无反应，则依次提高过敏原浸液的浓度；当出现阳性反应时，停止滴注过敏原滴剂。结膜激发试验操作较简便，安全，易于接受，对于年龄较小的儿童同样适用。

四、口服食物激发试验

口服食物激发试验主要用于判定患者对某种食物是否存在过敏反应，且可以获得引起临床过敏反应症状所需食物的最低摄入量及患者对食物的耐受情况。为了排除主观及心理因素影响，口服食物激发试验多采用双盲安慰剂对照试验，试验食物中含食物蛋白成分的剂量逐渐递增，间隔时间不少于20分钟。观察患者诱发食物过敏的最小食物剂量和未发生食物过敏时的最大食物剂量。食物激发试验的结果分为速发型和迟发型，口服食物激发试验过程中摄入任何一个剂量的试验食物后在2小时内出现食物过敏，可判断为速发阳性，2小时后到2～4周出现反应称为迟发型食物过敏反应阳性。

五、药物体内激发试验

药物体内激发试验主要用于药物过敏的诊断。一般药物过敏反应发生迅速，往往比较凶险。如果能开展药物体外激发试验，就不要进行体内激发试验。药物激发试验一般应权衡利弊，在利大于弊，而且不得不进行体内激发的情况下才开展。例如：患者要进行手术，但术前对多种麻醉药过敏，为了选择一种安全的麻醉药，必须进行鉴别；又或者面对一种严重的细菌感染，在可选药物不多，又面对药物过敏的情况时，就需要开展药物体内激发试验。开展药物体内激发试验需要有足够的安全措施，包括给药后的严密观察，以及出现药物过敏后及时的抢救。

六、体内激发试验的风险控制与优势

体内激发试验的结果最准确，因为它模拟的是自然发病的暴露途径，即使体外检测某一过敏原阳性，但体内激发试验仍然有可能是阴性的，只能说明患者对该过敏原过敏，但该过敏原不是导致患者发病的主要原因。同时，体内激发试验的风险也是最大的，而且体内激发试验都有相应的注意事项及禁忌证。体内激发试验需要患者的高度配合，在试验前需要充分告知患者该试验存在的风险，并获得知情同意。正因为高风险的存在，才要充分权衡利弊，确保体内激发试验对患者利大于弊的情况下才能开展。另外，体内激发试验效率较低，耗时长，且缺乏统一的方案和判断标准。激发试验的结果也会受到患者身体状态及是否使用了干扰药物等多种因素的影响。但总体来讲，从患者利益的角度出发，权衡利弊，将激发试验的风险降低到最低，才能造福更多的过敏患者。

第五节 诊断方法及诊断流程

为了提高过敏原诊断安全性及诊断效率，过敏原诊断需要依赖患者的临床病史并按照正确的流程，选择合适的检测方法。目前能够形成共识的过敏原诊断流程如图12-1所示。

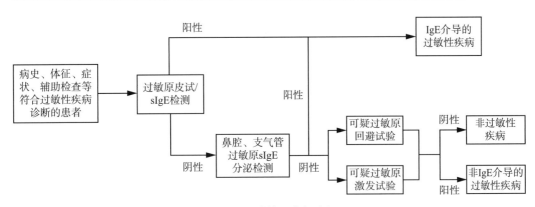

图 12-1　过敏原诊断流程

小结

过敏原的准确诊断是过敏性疾病有效诊断与治疗的前提。过敏原皮肤试验和过敏原特异性 IgE 检测是常用的过敏原诊断和筛查方法,简单可行。体内激发试验的结果较为准确,能够模拟自然发病的暴露途径,然而体内激发试验的风险较大,只有在权衡利弊,做好相关准备,并获得患者良好支持的情况下才能开展。基于外周血的过敏原体外激发试验相比 IgE 检测及体内激发试验有其特殊优势,待成熟应用并形成规范后,有望成为过敏原体内激发试验的重要替代。综合患者的临床病史、体征、发病特点、地区过敏原暴露情况等因素,在遵循规范的过敏原诊断流程下,选择合适的检测方法,能够在注重安全性的同时提高诊断效率。

参 考 文 献

王瑞琦,张宏誉,2012. 20 万项次过敏原特异性 IgE 检测结果 [J]. 中华临床免疫和变态反应杂志,6(1):18-23.

中华预防医学会过敏疾病预防与控制专业委员会预防食物药物过敏学组,2018. 口服食物激发试验标准化流程专家共识 [J]. 中国全科医学,21(27):3281-3284.

中华预防医学会过敏疾病预防与控制专业委员会预防食物药物过敏学组,2020. 药物激发试验专家共识 [J]. 中华预防医学杂志,54(10):1060-1068.

Breiteneder H,Hendler PN,Kraft D,2020. Legends of allergy and immunology:Clemens von Pirquet [J]. Allergy,75(5):1276-1277.

Chen H;Li J;Cheng L,et al,2021. China consensus document on allergy diagnostics [J]. Allergy Asthma Immunol Res,13(2):177-205.

Maurer M,Altrichter S,Schmetzer O,et al,2018. Immunoglobulin E-mediated autoimmunity [J]. Front Immunol,9:689.

第 13 章

回避过敏原不是终极解决方案

过敏是指已致敏的机体再次接受到相同或相似过敏原刺激时所发生的组织损伤或功能紊乱的反应,可导致一种或多种过敏性疾病的发生,包括危及生命的过敏性休克、食物过敏、过敏性哮喘/鼻炎、过敏性结膜炎、血管性水肿、荨麻疹、特应性皮炎(湿疹)、嗜酸性粒细胞性食管炎以及药物和昆虫毒液过敏等。"过敏性三联征"是最为常见的三种过敏性疾病,即哮喘、过敏性鼻炎和特应性皮炎三者之间存在的临床关系。哮喘和过敏性鼻炎是特应性皮炎最常见的共患病。一系列针对儿童时期过敏症状表现的研究发现,特应性皮炎通常发生在婴儿期,在儿童时期多伴发过敏性鼻炎,最后发展为哮喘,如此有特征性的发病顺序被称为"过敏性疾病的自然进程"。其中,约30%的特应性皮炎患儿可出现哮喘,近66%出现过敏性鼻炎症状。绝大多数(约80%)哮喘患者可同时患有过敏性鼻炎,而19%~38%的过敏性鼻炎患者可同时患有哮喘。过敏性疾病通常在婴幼儿时期表现出来,而在儿童和青年时期疾病的复杂性和严重性持续增加,对大部分患者来说这可能成为终身负担。

到目前为止,世界上已有超过20亿的人口患有过敏性疾病,占总人口数的30%~40%。过敏性疾病俨然已经成为一个严重危害社会公共卫生健康的问题。20世纪初,过敏性疾病还相对罕见。20世纪中叶,过敏性疾病开始变得常见,第一波过敏性疾病主要以哮喘和过敏性鼻炎为主导,而到了20世纪90年代,食物过敏和特应性皮炎逐渐取代了哮喘和过敏性鼻炎成为第二波常见的过敏性疾病。由21世纪开始,过敏性疾病的发病率明显增加,尤其是在西方发达国家。预计到2025年,欧洲50%的人口将会有过敏性疾病的困扰。过敏性疾病发病率上升的原因尚未被阐明,但从时间趋势上看,生活方式和环境暴露很可能是这一现象发生的基础。

第一节　卫生假说的提出

众所周知,从新生儿到老年人的各个年龄阶段,过敏性疾病都有可能发生,且往往具有明显的遗传倾向。遗传因素往往被认为是过敏性疾病易感性的决定因素,但近年来随着人类基因组计划的不断深入和流行病学调查的不断完善,发现过敏性疾病的发病率有明显升高的趋势,尤其是在西方国家或现代化国家中,而相应的人类基因突变比率并没有发现有明显大幅度的上升。这一现象表明单一的遗传易感性不足以解释过敏性疾病迅速上升的原因。于是,有些学者开始致力于探究人类生活环境和过敏性疾病之间的关系，从而形成了"环境卫生假说"。该假说最早起源于 1989 年，英国学者 David P Strachan 在花粉症和哮喘、特应性皮炎等过敏性疾病的流行病学研究基础上，提出了以下假设：家庭卫生条件改善可减少儿童交叉感染的机会，后者可能与过敏性疾病的增加有关。他认为，在儿童时期，由于兄弟姊妹之间的不卫生接触或胎儿时期的获得性感染可抑制过敏反应的发生。这一假说首次揭示了家庭规模、家庭环境与过敏性疾病发病率之间的负相关关系。当时，普遍认为感染是促进过敏反应而非抑制过敏反应的一个重要因素。因此，这一假说一经发表就引起了激烈争论。直到 1994 年，Romagnani 认为过敏性疾病逐年升高的趋势与儿时感染疾病的概率大幅降低有关，尤其是 T_H2 分化的结核病感染逐渐减少是过敏儿童渐增的重要因素。其后该假说才逐渐被广大学者所接纳，并成为过敏反应和抗感染免疫的重要基础之一。经过了一系列基于卫生假说的研究，现在广义上的卫生假说已将原有保护性感染因素（病毒、细菌、真菌和寄生虫）进一步拓展到了非感染性因素（肠道正常菌群、生活环境、外源摄入的食物药物等），并且通过大量研究证实了上述非感染性因素对于预防过敏性疾病的发生有很好的保护作用。虽然卫生假说至今仍然无法解释所有与过敏性疾病有关的现象，有一些学者甚至对此假说提出反驳，但支持卫生假说的证据远比反驳者的证据多，多数学者都认为此假说有一定的正确性及参考价值。总的来说，如今的观点普遍认为过敏性疾病的发生发展是由环境和遗传因素的相互作用决定的。

第二节　环境暴露与过敏性疾病

随着国家的工业化、城市化、个人卫生条件和生活环境的改善，传染性病原体及过敏原的接触机会明显减少，过敏性疾病的地理差异正在发生改变。依据卫生假说，感染性疾病的发病率和过敏性疾病的发病率似乎成反比关系，感染性疾病的高发病率似乎可以预防过敏性疾病和自身免疫病的发生，而避免接触相关病原体或过敏原则可促进过敏性疾病的发生。越来越多的证据表明，孕妇在妊娠期间及婴幼儿（6 月龄）的饮食、母乳喂养、早期营养、生活环境等对婴幼儿的免疫系统成熟及后期过敏性疾病的发生都产生着巨大影响。因此，在过敏性疾病的发展与微生物和过敏原暴露之间似乎存在着某种联系。

一、特应性皮炎

特应性皮炎（atopic dermatitis，AD）是一种常见慢性炎症性瘙痒性皮肤病，其特征主要表现为在干燥的皮肤上突然出现湿疹和瘙痒的病灶。AD 在婴幼儿及儿童中的发病率远远高于成人的发病率，据统计，到目前为止，有 2.3 亿人患有特应性皮炎，在儿童中的发病率为 15% ～ 20%，而在成人中则仅为 1% ～ 3%。约有 50% 的 AD 患者在出生后一年内同时可出现其他过敏症状，其中 85% 的患者在 5 岁以内发病，通常在儿童晚期就会痊愈。在儿童期发病的患者中，70% 在青春期前有自发性缓解。早期 AD 的发病通常是儿童后期哮喘和（或）过敏性鼻炎（花粉症）发病的最初迹象。AD 发病机制复杂，发病原因不仅涉及患者自身因素（如遗传易感性、心理压力、皮肤屏障功能受损、细胞免疫功能失调等），还涉及众多外界因素，如刺激物（羊毛织物和碱性洗涤剂）、气候变化、感染、接触食物和其他吸入性过敏原等。上述因素均可导致特应性皮炎的发生、恶化和加重。在过去的几十年里，对比发展中国家，发达国家的AD发病率增长了2～3倍。卫生假说认为，西方发达国家的感染率下降是导致过敏性疾病发病率上升的主要原因。早期接触环境微生物及相关过敏原的暴露可能有助于不成熟的免疫系统远离AD和其他过敏性疾病。对于孕妇而言，在妊娠期间接触农场动物或猫、犬等宠物有利于增强下一代的免疫力，降低下一代儿童期AD的患病风险，也有助于预防其他过敏性疾病。相反，生活在尘螨和动物皮屑浓度较高家庭的AD儿童比生活在浓度较低家庭的儿童其过敏症状更为严重。这一现象说明，不同时期的宠物毛屑暴露可能对AD有不同的影响，过敏原早期暴露可能有利于预防AD，而AD发病后暴露可能促进疾病恶化。此外，孕妇产前抗生素的使用与婴儿湿疹的增加有关，抗生素在子宫内的暴露与1岁以后的湿疹发生密切相关，而孕妇增加维生素D、维生素C、视黄醇、钙和锌的摄入并在围生期服用益生菌则可降低下一代AD的风险。在一项研究中，分析了分娩方式和新生儿最初微生物群落结构之间的关系，经阴道分娩的婴儿可获得类似于其母亲阴道的微生物细菌群落，这些菌落可随着分娩遍布于婴幼儿身体各个部位，如皮肤、口腔、鼻咽和肠道，而剖宫产出生的婴儿，特别是需要辅助分娩的婴儿，日后患哮喘、湿疹的可能性更大。早期接触年长的兄弟姐妹或较早进入日托幼儿园，可增加幼儿与外界环境微生物的接触，也可预防特应性皮炎的发生。在婴幼儿喂养上，母乳喂养的婴儿肠道菌群微生物多样性，比非母乳喂养者更为丰富，早期丰富的菌群有益于婴幼儿免疫系统趋向成熟，并证实能有效预防过敏性疾病。与其他喂养方式相比，纯母乳喂养3～4个月以上或早期食用过敏性食物可降低2岁以下儿童患湿疹的风险，而早期使用牛奶或牛奶配方与湿疹或AD的发展之间没有明确的关联。总而言之，在生命不同时期的环境暴露可能对AD的发生产生不同的影响。在生命早期暴露于微生物和（或）过敏原有助于预防和（或）改善AD。然而，目前某些环境因素与AD发生之间的关系还缺乏有力的证据，确切的干预措施还需要更多证据来支持。

二、过敏性鼻炎

过敏性鼻炎（allergic rhinitis，AR）是致敏患者因接触过敏原而引起的鼻黏膜炎症性疾病。它是最常见的慢性鼻炎形式，临床表现为鼻漏（流鼻涕）、打喷嚏、鼻塞、鼻痒、眼睛发痒、水样和红眼/灼烧症状的结膜炎等症状。AR的发病率在全球范围内不断上升，这似乎与西方生活方式有关。据统计，全球范围内成人的发病率为10%～40%，3～5岁儿童发病率为2%～25%，这使得AR成为最普遍的慢性非传染性疾病。在西方发达国家，AR的发病率在19世纪70年代到20世纪50年代就呈现了上升趋势。而在发展中国家，AR的发病率则是到了20世纪80年代末到90年代初才开始有所上升。卫生假说认为，卫生条件的改善减少了儿童接触微生物的机会，从而增加了过敏性疾病的发病率。从19世纪末到20世纪中期，在西方化的国家，过敏性鼻炎发病率的急剧上升确实与卫生方面的有效改善相吻合。Strachan也通过探究家庭规模与儿童的花粉症（即过敏性鼻炎）发展成负相关的关系，进一步支持了这一假说。相似地，2013年欧洲的一项研究描述了家庭规模和农场暴露对儿童AR的综合影响，结果显示AR的患病率在兄弟姐妹超过两个的农民子女中为2%，在没有农场暴露或没有兄弟姐妹的儿童中患病率为

12%，这表明童年早期的农场接触与终身预防 AR 有关。此外，在瑞典的一项大规模研究中即使发现，在所有年龄组中即使是最年长的 75 岁以上组，生活在农场的人患 AR 的概率都较低，这说明早期接触过敏原确实可以避免过敏性鼻炎的发生。AR 患病率升高可能是环境因素与潜在遗传易感性相互作用的结果，而早期暴露于细菌和过敏原中则可能是预防 AR 的重要环境决定因素。

三、哮喘

哮喘是一种伴有气道炎症、支气管高反应性和反复发作的可逆性气流阻塞的慢性肺部疾病，伴随反复发作的咳嗽、气喘、呼吸困难和胸闷的临床症状。近几十年来，哮喘的患病率仍在不断上升，超过 3.39 亿人患有哮喘，在儿童中的上升比例尤为显著，据统计，目前约有 1/10 的儿童正受此影响，哮喘已逐渐成为最普遍的儿童疾病。值得注意的是，在世界上不同地区，哮喘患病率为 1%～18%。美国的一份流行病学调查结果显示，1999～2009 年被诊断为哮喘患者的比例上升了 15%。在其他西方发达国家如加拿大、澳大利亚和英国，哮喘的患病率更高，在某些国家甚至高达 30%，而东欧和亚洲等绝大多数发展中国家哮喘的发病率则低得多，仅有 5% 左右。哮喘发病率的快速增长及明显的地区差异，表明其病因或许比人群遗传变异更为复杂。卫生假说认为，生命早期缺乏接触微生物会改变生命早期的免疫系统启动，从而增加对哮喘的易感性。这一假说为目前评估微生物暴露在哮喘和其他过敏性疾病发展过程中的作用奠定了基础。Ruokolainen 等认为生物环境的多样性对过敏反应有保护作用。研究显示，在 6 个月以内的儿童早日进入日托幼儿园有利于减少学龄儿童患哮喘的风险。在传统农场中长大的儿童长期暴露于高浓度的过敏原、各种植物和动物以及环境中的细菌、真菌、病毒等微生物中，这些暴露因素对学龄前期喘息和学龄期哮喘的发作具有极强的保护性作用。低收入和中等收入国家的人口研究表明，生活在热带农村地区的儿童比生活在城市地区的儿童的特异反应性和哮喘患病率要低。婴幼儿时期存在喘息症状的儿童长大后持续暴露于动物棚中，哮喘的发病风险可以降低 80%。暴露于动物棚内和农场内的各种环境微生物群及营养因素，如食用未经加工的牛奶，可能是预防哮喘的有效方式。以上流行病学调查揭示了环境暴露与哮喘之间的关系，暴露因素或许可以转变成预防手段。关于孕期营养与哮喘发生概率的一系列研究显示，妊娠期母体摄入的食物药物可能影响肠道微生物群的组成和新生儿免疫系统的发育，从而影响儿童哮喘和过敏的易感性。Beckhaus 等报道母亲在妊娠期摄入维生素 D、维生素 E 和锌可降低下一代的早期发生喘息的风险，但对儿童期发病的哮喘或其他特应性疾病没有保护作用。另一项研究发现妊娠期间食用特定食物，如煮熟的绿色蔬菜和鸡蛋，可以预防儿童喘息和哮喘，而孕妇摄入较多的肉类则会增加儿童患哮喘、过敏性鼻炎和特应性皮炎的风险。抗生素可以破坏 1 岁以内婴幼儿的肠道菌群，可使其患哮喘的风险增加 200%。然而，有回顾性分析显示，在孕妇妊娠期间或婴幼儿早期口服益生菌补充剂对婴幼儿的喘息和哮喘的发展没有保护作用。此外，关于母乳喂养是否可预防哮喘的发生也存在争议，有学者认为母乳喂养对预防儿童过敏性疾病不具有明显的保护作用，但也有学者发现婴幼儿时期母乳喂养时间越长，儿童罹患特应性皮炎、过敏性鼻炎和哮喘的风险降低。综上所述，还需要进一步的研究来证实孕妇营养与哮喘等过敏性疾病发生发展的相关机制。

四、食物过敏

食物过敏（food allergy，FA）是指摄入一种或多种特定食物后引起的异常免疫反应，可在摄入食物后几分钟至数小时内发生，以皮肤（红斑、瘙痒、荨麻疹、湿疹）、呼吸道（气喘、咳嗽、咽痒、呼吸困难）和胃肠道（吞咽困难、恶心、呕吐、腹泻、便血）等部位的症状较为多见，症状可轻微亦可危及生命。FA好发于儿童，在婴幼儿人群中尤为常见，其中儿童的发病率约为8%，而成人的发病率则为4%～10%。2005～2012年，澳大利亚0～4岁儿童食物诱发过敏反应的患病率增加了5倍。2006～2015年，新西兰儿童因食物过敏的入院人数增加了2.8倍。美国食品药品监督管理局的数据显示，全球90%的食物过敏由以下食物引起：牛奶、鸡蛋、大豆、小麦、花生、坚果（如杏仁、腰果、榛子和核桃）、鱼类和贝类等，在儿童食物过敏中又以鸡蛋、牛奶、小麦、花生过敏最常见，分别占比39.0%、21.8%、11.7%和5.1%。在儿童时期，牛奶、鸡蛋、大豆和小麦等诱发的过敏反应通常在成年时期便可消失且预后良好，而花生、树坚果、种子和海鲜等诱发的过敏反应则会一直持续到成年时期，成人期的预后在很大程度上还是未知的。目前，大部分学者认为食物过敏反应的发生是遗传因素与环境暴露之间相互作用的结果，遗传因素决定了FA的易感性，但流行病学调查结果显示环境因素已经逐渐成为近年来FA患病率上升的主导因素。一系列研究证实了早期食物摄入对预防FA的有效性，即早期避免摄入食物过敏原并不能预防FA，反而促进了FA发病率的增加。女性妊娠期和哺乳期采用无过敏原饮食，不能降低婴幼儿FA的发生率，反而更容易引起过敏反应。一项大型横断面研究也表明，延迟（出生后10个月）摄入煮熟鸡蛋的婴幼儿比在早期（出生后4～6个月）摄入的婴幼儿发生鸡蛋过敏的风险更高。另一项研究对比了4～5个月婴儿（患有湿疹且之前从未摄入过鸡蛋）从6个月时开始循序渐进地摄入鸡蛋（以热鸡蛋粉的形式）或安慰剂后发生过敏反应的情况。在连续摄入12个月后，与安慰剂对照组相比，摄入鸡蛋者过敏患病率显著降低，且卵清蛋白特异性IgE水平显著降低，而卵清蛋白特异性IgG1、IgG4和IgA浓度升高。相似地，一项大型前瞻性出生队列研究评估了初次摄入牛奶蛋白和其他食物的时间与2岁以内的幼儿过敏反应（特异性IgE水平）之间的关系。研究者发现延迟引入牛奶蛋白和其他固体食物与特应性疾病（湿疹和复发性喘息）发病风险增加密切相关。另一项大型前瞻性研究比较了婴幼儿人群早期（出生后14天内）摄入和延迟（出生后105～194天）摄入牛奶蛋白的耐受情况，发现早期接触牛奶蛋白和母乳喂养可促进婴幼儿对牛奶蛋白的耐受。一项观察性研究评估了婴幼儿（从出生到4.7岁）首次接触谷物（燕麦、小麦、大麦或黑麦）的时间与小麦过敏的发展之间的关系。在随访结束时，1%的儿童确诊小麦过敏，并且发现与早期（出生6个月内）摄入小麦的婴幼儿相比，延迟（出生6个月后）摄入小麦的婴幼儿发生小麦过敏的概率增加了4倍。同样，芬兰的一项出生队列研究也发现5～5.5个月的婴幼儿尽早摄入小麦可降低5岁时发生哮喘、过敏性鼻炎的风险。花生过敏（PA）的发病率低于牛奶鸡蛋和小麦过敏，但随着时间的推移，花生诱发的严重过敏反应发生率较高且持续时间较长。其中，最为经典的一项观察性研究比较生活在以色列的犹太儿童与生活在英国的犹太儿童的花生过敏患病率，在以色列生活的犹太儿童通常在1岁前就已摄入了花生，而生活在英国的犹太儿童则是在3岁以后才开始摄入花生。这项研究发现，与生活在英国的犹太儿童相比，以色列的犹太儿童花生过敏症显著减少。2015年，具有里程碑意义的研究评估了患有严重湿疹、鸡蛋过敏或两者兼有的婴幼儿花生过敏反应的严重程度，试验证明，与延迟摄入花生相比，早期摄入花生的高危儿童在5岁时发生花生过敏的相对风险降低了81%。总而言之，延迟摄入食物过敏原并不能预防食物过敏，而在婴儿的饮食中尽早（出生6个月内）摄入食物过敏原的原则可能是一种增加食物耐受性且有效降低发病风险的措施。

小结

成年人暴露于过敏原浓度较高的环境中会加重过敏反应，避免接触过敏原对于成人患者而言，只能暂缓症状，是一个暂时的妥协方案，从婴幼儿期开始避免接触过敏原更是无法降低以后患上过敏性疾病的风险。《健康与疾病的发展起源》（DOHaD）认为从受孕开始到2岁（约1000天）内儿童所处的环境与儿童后期患慢性疾病风险密切相关。这一说法被广泛应用于免疫相关疾病，如哮喘和特应性皮炎等的研究。近年来，越来越多的证据支持了这一观点：生命早期是影响个体健康和过敏性疾病发展的关键时期。新生儿早期暴露于微生物环境中则会长期改变免疫功能，有利于预防过敏性疾病的发生。最近在小鼠模型研究中也证实了上述推论，新生儿期的相关环境因素的暴露不仅可以在短期内调节免疫反应，而且可以贯穿成年期，影响过敏性疾病的发展。这与流行病学数据一致，即出生后第一年接触农场环境可显著降低过敏和哮喘的风险，幼儿在1岁以后才第一次接触农场环境则易引发过敏性疾病。未来迫切需要解决的问题是明确生命早期能预防过敏性疾病最佳的"时间窗口"，将暴露因素转变成有效的预防手段。

参 考 文 献

Bunyavanich S，Berin MC，2019. Food allergy and the microbiome：current understandings and future directions［J］. J Allergy Clin Immunol，144（6）：1468-1477.

Chatenoud L，Bertuccio P，Turati F，et al，2020. Markers of microbial exposure lower the incidence of atopic dermatitis［J］. Allergy，75（1）：104-115.

D'Amato G，Chong-Neto HJ，Monge Ortega OP，et al，2020. The effects of climate change on respiratory allergy and asthma induced by pollen and mold allergens［J］. Allergy，75（9）：2219-2228.

Gerlich J，Benecke N，Peters-Weist AS，et al，2018. Pregnancy and perinatal conditions and atopic disease prevalence in childhood and adulthood［J］. Allergy，73（5）：1064-1074.

Gupta RS，Warren CM，Smith BM，et al，2019. Prevalence and severity of food allergies among US adults［J］. JAMA Netw Open，2（1）：e185630.

Langan SM，Irvine AD，Weidinger S，2020. Atopic dermatitis［J］. Lancet，396（10247）：345-360.

Lunjani N，Satitsuksanoa P，Lukasik Z，et al，2018. Recent developments and highlights in mechanisms of allergic diseases：microbiome［J］. Allergy，73（12）：2314-2327.

Natsume O，Kabashima S，Nakazato J，et al，2017. Two-step egg introduction for prevention of egg allergy in high-risk infants with eczema（PETIT）：a randomised，double-blind，placebo-controlled trial［J］. Lancet，389（10066）：276-286.

von Mutius E，Smits HH，2020. Primary prevention of asthma：from risk and protective factors to targeted strategies for prevention［J］. Lancet，396（10254）：854-866.

第 14 章

过敏性疾病的预防

全世界的过敏发病率在过去的二三十年里显著增加。随着现代社会的发展，儿童食物过敏的发病率也逐年攀升，目前影响了8%的3岁以下儿童。几十年来，为了阻止儿童食物过敏的上升趋势，婴幼儿喂养指南及在校儿童饮食指导意见在应对儿童食物过敏中的主要策略是减少过敏食物的摄入。美国的学校甚至出台实行"不共享食物"政策，为的就是避免意外摄入可能引起儿童过敏的食物。而保健医生也会通过敦促父母避免让孩子在生命早期摄入鸡蛋、花生和鱼类等食物来应对食物过敏，这项建议是基于早期接触会导致过敏的指导思想。然而，近年来，大量研究发现儿童早期细菌或病毒感染的减少可能使儿童易患过敏，接触微生物制品如内毒素可降低儿童早期过敏的风险。此外，多个独立临床试验也揭示婴儿期早期食用花生与后期豌豆-坚果过敏的低患病率相关；妊娠期母亲摄入较多的花生、牛奶和小麦与儿童期中期过敏和哮喘的发病率降低有关。因此，饮食的作用已被强调为影响免疫稳态和过敏性疾病发展的关键因素，通过早期接触花生等容易导致过敏的食物而诱导婴幼儿免疫耐受，从而可以大大降低后期发展为花生过敏的风险。基于这些证据，来自10个国家和国际医学学会的联合共识信息发布了通识意见，为如何在高危婴儿中引入花生作为主要预防策略提供了指导。吸入性过敏反应性疾病的发病因素研究也得出了类似的结论，出生后第一年接触宠物和兄弟姐妹数量增加都与学龄儿童过敏性鼻炎和哮喘发病率降低有关。因此，目前免疫耐受研究方面的专家形成共识，适当提早接触靶向过敏原可以诱导免疫耐受并避免预期的超敏反应的发生，本章将对提前接触与免疫耐受的已知机制进行综述。

第一节　提前接触与口服途径诱导免疫耐受

在婴幼儿饮食中提早引入花生等过敏原可以降低儿童食物过敏风险，这是通过口服耐受实现的。口服耐受性定义为主动抑制胃肠道中遭遇到的抗原的特异性免疫反应。此过程可以防止对来自胃肠道中遭遇的食物或共生物的大量外来抗原产生不适当的免疫反应。当没有口服耐受性时，对食物或微生物的免疫反应会分别导致食物过敏或炎性肠病。口服耐受性是通过降低抗原特异性抗体水平，降低体外抗原再刺激后淋巴结细胞的细胞因子水平，或体内过敏原攻击后变态反应症状减轻或超敏反应延迟来实现并衡量其耐受成功与否的。近年来，在预防和治疗食物过敏中应用口服耐受性越来越引起人们的兴趣并获得支持。

一、消化道上皮细胞在口服耐受中的作用

经口到达肠道上皮的抗原可以通过不同的途径传递至免疫系统，并诱导耐受性或免疫性。M细胞（microfold cell）是覆盖在Peyer斑块上的吞噬性肠扁平上皮细胞，专门用于摄取颗粒状抗原，如病毒和细菌。M细胞对抗原摄取取样与诱导机体产生IgA有关，其通过中和管腔中的抗原有助于免疫排斥。

可溶性抗原被肠细胞吸收，并按照两条主要途径运输：跨细胞途径（在囊泡中）和旁细胞途径（在细胞之间）。上皮细胞从管腔中取样抗原，在胞吞作用期间尽管某些抗原可以释放到基底外侧空间，但它在溶酶体区室中被降解。内吞囊泡中部分降解的抗原可以加载到MHCⅡ受体上，这些外泌体从基底外侧膜释放出来，与树突状细胞相互作用诱发耐受。杯状细胞在可溶性抗原运输中也起重要作用。体内注射到肠腔的低分子量可溶性抗原优先填充了与杯状细胞相对应的上皮细胞亚群，产生了杯状细胞相关抗原通道（GAP）。这些GAP仅将抗原提呈至CD103$^+$CX3CR1$^-$固有层树突状细胞，目前的研究认为树突状细胞的某些亚型与耐受性反应的发展密切相关。杯状细胞的黏蛋白分泌增加，导致GAP频率增加和抗原提呈量增加，有利于与CD103$^+$树突状细胞进行抗原传递，从而诱导口服耐受。此外，IgA的产生也与口服耐受有关，提前接触后IgA水平的上升被认为与蛋白水解酶消化能力及细胞旁运输密切相关，然而以上途径的相互作用及对免疫耐受的贡献仍未完全清晰。

二、抗原提呈细胞在口服耐受中的作用

除了通过上皮运输外，肠巨噬细胞还直接从内腔肠上皮细胞之间扩展细胞突触从而捕捉抗原，而不会破坏细胞之间的紧密连接。CX3CR1$^+$巨噬细胞从肠腔中有效吸收可溶性抗原。它们以依赖于CX3CR1表达的机制向抗原样本中伸出突起。相比之下，CD103$^+$树突状细胞在吸取可溶性抗原方面效率较低，尽管已显示它们通过使用上皮内树突捕获细菌。CX3CR1高表达的巨噬细胞在稳定状态下不会迁移到肠系膜淋巴结，而是与CD103$^+$树突状细胞协作传递抗原信号后由迁移性CD103$^+$树突状细胞传递至肠系膜淋巴结并激活淋巴细胞。抗原摄取后，CX3CR1$^+$巨噬细胞通过间隙连接将肽-MHCⅡ复合物转移至CD103$^+$DC，后者迁移至肠系膜淋巴结并将抗原提呈给幼稚T细胞，使其分化为不同辅助性T细胞亚型再归巢至肠黏膜中发挥作用。

三、T细胞分化在口服免疫耐受中的作用

近年来通过动物实验，借助消耗CD4$^+$T细胞或过继转移CD4$^+$T细胞显示T细胞在介导口服耐受中发挥重要作用。研究表明，尽管口服耐受不需要胸腺来源的调节性T细胞（Treg细胞），但口服耐受需要外周诱导的抗原特异性CD4$^+$CD25$^+$Foxp3$^+$Treg细胞。Foxp3基因的突变和外周耐受的丧失与人类严重食物过敏的发展相关，Foxp3$^+$细胞缺失后的小鼠无法获得口服耐受性。这些结果支持了诱导的Foxp3$^+$Treg细胞在口服耐受中的关键作用。

目前的研究在口服耐受的背景下解析了不同Treg细胞种群，包括T_H3和Tr1细胞在耐受诱导中的重要作用。抗原喂食后或口服抗CD3抗体诱导了表达TGF-β的T_H3细胞［通过潜伏期相关肽（latency-associated peptide，LAP）的表面表达检测］。Foxp3$^+$和

LAP/T_H3细胞之间的关系尚不清楚，然而两者均通过依赖于TGF-β的机制才能诱导分化，而且T_H3细胞可通过产生TGF-β诱导Foxp3$^+$细胞。此外，激活的Foxp3$^+$ Treg细胞可以在其表面表达LAP。因此，这些Treg亚群之间可能存在一定的可塑性和正反馈作用，并且它们具有重叠的功能。Tr1细胞通过IL-10抑制免疫反应，Tr1细胞在预防结肠炎中起着关键作用，但它们在口服耐受中的作用尚不清楚。目前在不同抗原建立的口服耐受小鼠模型中已经可以检测到不同亚型的Treg细胞参与，然而不同亚型Treg细胞之间的关系尚不清楚，因为它们都具有产生IL-10的能力，并且它们呈现重叠的表面标记。Foxp3$^+$ Treg细胞可以通过依赖IL-27的机制调节树突状细胞和诱导IL-10分泌的Tr1细胞，再次显示了这些Treg亚型之间的潜在相互作用。除了诱导Treg细胞外，还显示出T细胞失能和T细胞消耗是口服耐受的机制。失能是指T细胞对抗原无反应，而T细胞消耗是抗原特异性T细胞的凋亡。高剂量的抗原暴露会导致无反应或耗竭，而低剂量的抗原则会导致Treg细胞的诱导。尽管口服耐受领域的许多焦点都集中在Treg细胞的主动抑制上，但是最近人类研究支持了T细胞无反应性和缺失在免疫耐受中的作用。

四、肠系膜淋巴结在口服耐受中的作用

当前的研究发现口服耐受诱导的部位中肠系膜淋巴结（MLN）具有重要作用，而Peyer小结并不是必需的，因为在没有Peyer小结小鼠中仍然可以建立口服耐受。目前对于口服耐受诱发研究认为CD103$^+$树突状细胞发挥重要作用，该树突状细胞的亚型可以捕获固有层中的抗原并迁移至肠系膜固有层，在那里它们通过依赖TGF-β和视黄酸的机制下诱导幼稚T细胞分化为Treg细胞。CD103$^+$树突状细胞表达高水平的RALDH2（一种将视网膜代谢为视黄酸的酶）。此外，还需要视黄酸通过趋化因子受体CCR9和整联蛋白α4β7的表达将新启动的T细胞编程至肠道。来自肠系膜淋巴结的基质细胞也表达高水平的RALDH2，并且发现它们是体内诱导肠归巢T细胞所必需的。另外，CD103$^+$树突状细胞表达高水平的吲哚胺2,3-二加氧酶（IDO），是一种涉及色氨酸分解代谢的酶，与Foxp3$^+$ Treg细胞的诱导有关。在肠系膜淋巴结中诱导Treg细胞后，抗原特异性Treg细胞迁移至固有层，在此处它们被继续刺激并增殖发挥抑制过敏原诱导的炎症细胞的作用。Treg细胞迁移至固有层是成功诱导口服耐受的必要条件，因为缺乏β7整联蛋白小鼠及*CCR9*缺陷型小鼠（T细胞迁移至固有层所需的标志物）会削弱口服耐受性。表达高水平IL-10的CX3CR1$^+$巨噬细胞对于固有层中Treg细胞的增殖也是必需的，一旦缺少刺激组织中特异性T细胞增殖的扩增条件，以上口服耐受便会受到阻滞。

五、肝脏与扁桃体在口服耐受中的作用

肝脏和肠系膜淋巴结的互补作用已通过动物模型证实。暴露于高剂量的抗原后，可通过缺失抗原特异性CD8$^+$和CD4$^+$ T细胞来诱导口服耐受性。这种机制由肝脏和肠系膜淋巴结中存在的浆细胞样树突状细胞介导，并在肝脏中发生。作为暴露的早期部位，肝脏中的浆细胞样树突状细胞参与血液中抗原特异性T细胞的快速清除，随后CD103$^+$树突状细胞在肠系膜中产生Treg细胞，从而完全抑制延迟型接触性超敏反应。扁桃体是位于口咽和鼻咽的次要淋巴器官，由于其优越的解剖位置，在口服耐受的发展中具有十分重要的意义。人类扁桃体高度富含总CD4$^+$Foxp3$^+$ Treg细胞和过敏原特异性Treg细胞。

在扁桃体的不同树突状细胞亚群中,浆细胞样树突状细胞在体外可以诱导Foxp3⁺ Treg细胞,特应性皮炎等过敏患者供体的扁桃体中浆细胞样树突状细胞数量有所减少。小鼠口腔黏膜和黏膜下层的树突状细胞也能够在宫颈淋巴结中产生抑制性Treg细胞,表达IFN-γ和IL-10。这些结果表明,来自扁桃体和舌下黏膜的树突状细胞可以参与口服诱导食物和气道过敏原的第一步,并可影响远处全身淋巴器官中T细胞的分化。

第二节 非消化道途径的提前接触与诱导免疫耐受

食物过敏原的提早引入可以通过口服诱导免疫耐受,而吸入性过敏原等导致的过敏反应也可以通过提早接触而降低发病风险,除了卫生假说理论提倡的自然接触外,还可以通过过敏原疫苗等主动免疫的方式提早接触并在体内建立免疫耐受体系。此外,微生物诱导的免疫耐受及垂直传播诱导的免疫耐受也逐渐引起全世界变态反应研究的关注。

一、过敏原疫苗的主动免疫

研究表明,过敏原提早接触诱导的免疫耐受与过敏原剂量紧密相关。耐受机制受抗原蛋白的生物物理特性(即可溶性与颗粒性)或剂量的影响。吸入性抗原的自然暴露通常是通过摄取载有抗原的颗粒引起的。然而,大多数已知的吸入过敏原是从吸入颗粒中快速释放的可溶性蛋白质,如植物花粉、孢子、动物皮屑或昆虫排泄物。研究表明,在自然环境暴露中,例如通过呼吸摄入空气中的烟尘、屋尘螨或植物花粉衍生的蛋白质的量非常少,低剂量的可溶性蛋白通常很容易被免疫系统忽略,因为当被抗原提呈细胞摄取时,可能无法达到T细胞活化的临界阈值,经常无法有效诱导Treg细胞反应,因此仅靠自然暴露的提早接触无法绝对获得免疫耐受。

随着过敏原提早接触降低过敏风险的意识逐渐深入人心,通过注射过敏原疫苗的方式做到主动提早接触从而达到免疫耐受,已经得到过敏研究领域多个实验室与临床试验中心的关注。主动摄入过敏原制剂的特异性免疫疗法在过敏性疾病(如过敏性鼻炎、哮喘)治疗中发挥越来越显著的功效。近年来过敏原制剂的特异性免疫治疗除了皮下注射外,还不断开发出淋巴管注射、扁桃体注射等摄入方式。而过敏原制剂的制备除了蛋白提取物之外,也在生物工程技术的支持下不断提升,过敏原蛋白的重组表达、低过敏原性蛋白的改造、过敏原肽段的合成等均成为当前特异性免疫治疗材料的制备手段。相比过敏原通过自然的方法提早接触,过敏原提早接触疫苗可以通过单一或混合的方式将过敏原蛋白提取物有剂量标准地暴露于婴幼儿早期甚至母体。借助基因工程技术改造后重组表达的低过敏原性过敏原蛋白或过敏原蛋白的有效肽段制备的过敏原疫苗将更有效精准地达到提早接触与诱导免疫耐受的目的,是一种需要时间更短、更安全、更方便的诱导免疫耐受策略。

二、过敏原疫苗的交叉反应性

大量研究表明,对于人类免疫反应而言,交叉反应是目前被低估的一个重要因素。通过T细胞混合培养的方式,对过敏原特异性T细胞和健康人群T细胞进行比对,发现健康人群未受过刺激的T细胞也获得扩增,甚至表现出同特异性T细胞相似的细胞因子分泌。这表明经过长时间体外混合培养，由于交叉反应未受特定过敏原刺激的T细胞从记忆库扩增而被激活。目前的分析认为健康受试者虽然未受过特异性过敏原的刺激，然而曾自然暴露于许多不同的过敏原，并导致了广泛记忆的TCR记忆库的积累。因为特定的TCR可以识别多个配体，所以在未暴露的受试者中具备识别新抗原的交叉反应性记忆T细胞是一种常见现象。

　　因此，过敏原特异性记忆T细胞本身的存在并不是唯一评价过敏原诱导免疫耐受与否的可靠指标，交叉反应性会使非特异性记忆T细胞活化并发挥诱导免疫耐受的作用。尽管这类记忆T细胞比率很低，并且过敏原特异性和克隆扩增力都没有特异性记忆T细胞强，然而其交叉反应性克隆促进其在特定过敏原刺激下的作用发挥。在此支撑下用于预防与治疗的过敏原疫苗的开发又获得新的思路，通过数据库比对，获得引发过敏性疾病的主要代表性过敏原，甚至通过过敏原性软件分析，合成诱导抗原提呈细胞活化与T细胞激活的过敏原肽段，注射至体内后形成广泛的TCR谱库，该TCR谱库不仅可以诱导疫苗中已包含的过敏原的免疫耐受，还可以通过交叉反应产生针对广谱过敏原蛋白的免疫反应。

三、过敏原疫苗佐剂

　　卫生假说认为微生物与病原菌的提早接触可以协助免疫系统的成熟与稳态形成，其中发挥作用的包括微生物的内源性物质及其代谢产物，而微生物内源物往往经过Toll样受体发挥促进免疫稳态的作用。因此，特异性免疫治疗的过敏原制剂中已经尝试添加微生物内容物作为免疫佐剂协同抑制炎症与促进免疫稳态。例如，富含CpG序列的细菌DNA寡核苷酸与主要豚草变应原联合应用，可以诱导更多Treg细胞增殖达到免疫治疗的效果；Toll样受体4激动剂单磷酰脂质A与花粉过敏原联合应用可以靶向治疗花粉过敏。除了微生物来源的免疫佐剂外，还可以针对T细胞选择性地促进过敏原特异性IgG反应的细胞表位或基于B细胞表位的策略来进行免疫佐剂的添加，以及使用针对上皮细胞因子IL-33、IL-25或胸腺基质淋巴细胞生成素的抗体靶向先天免疫应答的佐剂。

　　总而言之，以上各种佐剂不仅可以应用于特异性免疫治疗中，也可以在提早接触的过敏原疫苗中添加，组合成更有效的免疫耐受诱导策略，促进更具耐受性的DC表型的分化，使提早接触的过敏原疫苗达到更有效诱导免疫耐受的效果。

第三节　提前接触与免疫耐受在过敏性疾病防治中的应用

一、免疫耐受治疗的评价

　　诱导的耐受性，无论是口服还是通过其他途径，都可以有效预防包括食物过敏在内的免疫反应。在确定免疫耐受过程是否可以抑制现有的免疫反应方面有很多评价途径，这对于免疫耐受在治疗中的应用至关重要。低剂量过敏原免疫疗法用于气道过敏原的免疫治疗已有多年历史。近些年来基础研究与临床试验正在积极通过口服、舌下、表皮和皮下途径对IgE介导的食物过敏进行特异性免疫治疗。是否达到免疫耐受状态的一个关键问题是过敏原免疫疗法是否会引起脱敏，是临床反应性降低的短暂脱敏还是真正免疫耐受性，需要通过多方面评估。一般将临床试验测试持续的无反应性的存在，定义为停药一段时间后的临床保护。对于确定是否诱导真正的耐受性，在诱导耐受治疗时间长短上仍然存在分歧。目前免疫耐受诱导治疗已经在全球多个中心进行食物过敏的治疗与临床改善，当前公布的数据表明口服耐受诱导免疫疗法可以有效改善食物过敏患者的临床症状。

食物过敏免疫治疗的临床前模型已经确定了几种有助于治疗性免疫耐受的新型调节机制。学界也正在探索通过表皮或舌下途径诱导对食物的治疗耐受性。在小鼠模型中，使用 Viaskin® 贴剂的表皮免疫疗法（subcutaneous immunotherapy，EPIT）可有效诱导对过敏性胃肠道炎症和过敏反应的保护作用，EPIT 的作用机制可以产生一群肠道归巢的 LAP⁺ Treg 细胞，以 TGF-β 依赖的方式抑制食物过敏原介导的肥大细胞活化与过敏反应。因此，避开经过消化道的非口服方式的免疫疗法替代途径可能是产生 Treg 细胞和诱导免疫耐受的有效策略。

二、T细胞分化是诱导免疫耐受评价的重要指标之一

虽然免疫耐受性需要 Treg 细胞，但是在食物过敏免疫治疗的成功案例中并未全部表现为 Treg 细胞数上升，某些表现为免疫治疗后观察到过敏原特异性 T_H2 细胞因子的产生减少，这可能主要归因于 T 细胞失能。Ryan 和同事使用四聚体鉴定抗原特异性 CD4⁺ T 细胞和单细胞测序，结果表明，在口服耐受后表现出持续耐受性的花生过敏个体中，其记忆 T 细胞数量有所上升（CD28、Ki-67、CD69 和 CD45RA）以及抗原特异性 CD4⁺ T 细胞数量的减少，但没有诱导抗原特异性 Treg 细胞的增加。然而其他研究者使用基于增殖的方法检查 Foxp3⁺ Treg 细胞，结果发现在口服耐受诱导的花生过敏患者中，Foxp3 的甲基化不足导致 Foxp3 表达增强，Foxp3⁺ T 细胞比率增加，而进一步的研究发现 Treg 细胞数量在不同口服耐受诱导之间的差异可能与使用不同方法检测抗原特异性 T 细胞有关。例如，四聚体可以鉴定出具有高亲和力 TCR 相互作用的细胞，而基于增殖的测定方法可以允许更宽范围的 TCR 亲和力，以及鉴定激活的 T 细胞。人体研究的局限性在于无法接近胃肠道黏膜等组织部位，而血液研究可能无法完全反映免疫疗法引起的免疫变化。

三、抗体在诱导免疫耐受评估中的作用

抗体在免疫耐受中的作用尚不清楚，小鼠口服耐受模型中表现为免疫诱导抗体降低和 T 细胞反应的抑制作用。诱导耐受后可以通过检测特异性抗体水平与 T 细胞反应评估治疗效果；抗原喂养可诱导产生 IgA 抗体，通过免疫排斥在黏膜部位促进耐受，也可作为治疗的一项指标；婴儿早期接触花生可防止花生过敏，与花生特异性 IgG4 显著增加有关，这表明 IgG4 可能在口服耐受的发展中起重要作用，因此也可以作为免疫耐受治疗的评估指征之一。对于过敏原免疫治疗，过敏原特异性 IgA 和 IgG 反应也会升高。接受花生口服耐受的患者具有多克隆扩增和 IgG4 抗体体细胞突变的增加，表明 IgG 抗体亲和力的增加可以有效阻断 IgE 的结合。除了阻断机制外，免疫耐受期诱导的 IgG 抗体还可以通过作用于 FcγR II 来积极抑制肥大细胞和嗜碱性粒细胞的激活。因此，不同抗体

水平的检测可从不同方面反映体内过敏原特异性免疫水平，结合T细胞分化检测可以更准确地评估诱导免疫耐受的效果。

小结

目前已知的免疫耐受机制包括外周诱导的各种表型的抗原特异性Treg细胞、T细胞失能或消除、IgA和IgG抗体的产生，以上各种因素联合作用有助于形成免疫耐受的免疫无反应状态。越来越多的证据表明，这些相同免疫途径可以通过过敏原免疫疗法诱导，而且诱导耐受作为预防可能比作为治疗更有效。目前免疫耐受研究除了在机制方面的深入探索外，在临床治疗策略方面主要关注最大限度地提高诱导耐受的体内环境免疫调节，从而提高免疫治疗疗效。调节微生物群以促进与胃肠道树突状细胞相关的菌株、产生短链脂肪酸和增加屏障完整性可能会使免疫治疗期间容易产生耐受反应的环境。消化道暴露的替代途径，如皮肤等，也可能有效地绕过肠道免疫环境，诱导过敏患者的免疫耐受调节反应。

参 考 文 献

Du Toit G，Roberts G，Sayre PH，et al，2015. Randomized trial of peanut consumption in infants at risk for peanut allergy［J］. N Engl J Med，372（9）：803-813.

Gorelik M，Narisety SD，Guerrerio AL，et al，2015. Suppression of the immunologic response to peanut during immunotherapy is often transient［J］. J Allergy Clin Immunol，135（5）：1283-1292.

Mondoulet L，Dioszeghy V，Puteaux E，et al，2015. Specific epicutaneous immunotherapy prevents sensitization to new allergens in a murine model［J］. J Allergy Clin Immunol，135（6）：1546-1557，e4.

Perezábad L，Reche M，Valbuena T，et al，2017. Oral food desensitization in children with IgE-mediated cow's milk allergy：Immunological changes underlying desensitization［J］. Allergy Asthma Immunol Res，9（1）：35-42.

Ryan JF，Hovde R，Glanville J，et al，2016. Successful immunotherapy induces previously unidentified allergen-specific CD4$^+$ T-cell subsets［J］. Proc Natl Acad Sci U S A，113（9）：e1286-e1295.

Tordesillas L，Mondoulet L，Blazquez AB，et al，2017. Epicutaneous immunotherapy induces gastrointestinal LAP（＋）regulatory T cells and prevents food-induced anaphylaxis［J］. J Allergy Clin Immunol，139（1）：189-201，e4.

第15章	脱 敏 治 疗

过敏原特异性免疫治疗（ASIT）俗称脱敏治疗，是目前唯一从根源或病因上治疗过敏性疾病的方法。脱敏治疗对过敏性鼻炎、特应性皮炎、荨麻疹、过敏性哮喘和食物过敏等均有良好效果。当明确机体对某一过敏原过敏时，可以用含这种过敏原的脱敏制剂进行脱敏治疗。所谓脱敏治疗就是：通过特定途径，如皮下注射、舌下含服等方式，由低剂量到高剂量、少量多次地对过敏患者给药，使过敏患者逐渐对过敏原形成耐受，从而在后续接触到该过敏原时，患者的过敏症状明显减轻甚至消失。脱敏治疗诱导耐受后，即使停药也能长时间维持疗效，持续减轻过敏症状。脱敏治疗能够改变疾病的自然进程，防止出现新的过敏，并从根本上治疗过敏性疾病。自1911年，英国医师Noon和Freeman在伦敦用皮下注射花粉浸出液的方法治疗季节性过敏性鼻炎，开创了过敏性鼻炎特异性免疫治疗的新纪元以来，脱敏治疗已经发展了100多年。1961年第一个皮下注射脱敏治疗（SCIT）的临床试验开展，证明了皮下注射脱敏治疗安全有效。1986年第一个舌下含服脱敏治疗（SLIT）的随机对照临床研究发表，标志着舌下含服特异性免疫治疗的开始。1998年世界卫生组织（WHO）在综合分析脱敏治疗临床有效性证据的基础上指出：免疫治疗是唯一可影响过敏性疾病自然进程的治疗方式，可以预防过敏性鼻炎发展为哮喘，推荐舌下脱敏，可替代传统皮下注射脱敏治疗。此外，口服免疫治疗、淋巴结内注射、表皮敷贴、局部鼻黏膜给药等脱敏治疗方式的提出，也为脱敏治疗提供了更多的尝试和选择。除了蛋白质过敏原的脱敏以外，其他小分子药物或金属过敏也有脱敏治疗的运用。

第一节　常见脱敏治疗方法

一、皮下注射脱敏治疗

皮下注射脱敏治疗（SCIT）是将过敏原注入皮肤真皮层以诱导免疫应答。SCIT的临床疗效在过敏性鼻炎和哮喘中得到了很好的验证。然而这个疗效是剂量依赖性的，低剂量的皮下注射脱敏治疗是无效的。然而高剂量的过敏原又会增加全身不良反应的发生。多项研究表明，SCIT可以显著提升过敏患者的生活质量。为了获得较可靠的长期治疗效果，一般建议脱敏治疗的时间要保证在3年及以上。SCIT的安全性需要注意，全身不良反应及过敏反应也时有发生，尤其是在增加剂量时。不管是何种过敏原制剂（比如过敏原粗提取物或重组过敏原或标准过敏原）均可发生。其中哮喘患者的风险更大。SCIT前给予口服抗组胺药可以明显减少全身不良反应的发生风险。多数情况下，5岁以上儿童及成人均可以接受皮下注射脱敏治疗。

二、舌下含服脱敏治疗

舌下含服脱敏治疗（SLIT）常用于治疗草花粉、豚草花粉和屋尘螨引起的过敏性鼻炎，它能预防过敏性鼻炎进一步发展为哮喘，同时预防患者对新物质过敏。Cochrane系统评价研究显示SLIT和SCIT同样对季节性过敏性鼻炎患者有不错的治疗效果。不管是用滴剂还是片剂，SLIT在儿童及成人中均具有良好的耐受性。SLIT也会出现一些局部不良反应，如口唇水肿、局部黏膜不适等，但这些局部症状往往持续时间不会太长。SLIT因为安全性佳，患者在家里就可以自行用药，这对于患者来说非常方便。

三、口服免疫治疗

口服免疫治疗（OIT）是通过常规小剂量口服过敏原且逐渐增加过敏原剂量以达到维持剂量，从而诱导对特定食物过敏原耐受的方法，常见的食物过敏原有牛奶、鸡蛋、花生和小麦等。OIT较容易诱发轻度不良反应，如口舌瘙痒和腹痛等。目前除了花生过敏原外，其他食物过敏原仍未有标准化的OIT治疗方法。这类方法操作相对简单、有效且不需要建立脱敏治疗的起始阶段。

四、表皮敷贴脱敏治疗

表皮免疫治疗（EPIT）是通过将过敏原敷贴在皮肤上，经表皮朗格汉斯细胞识别摄取，能有效降低局部或全身上皮细胞对过敏原的敏感性。目前EPIT的临床研究主要涉及花粉、尘螨、牛奶和花生等过敏原。Campana团队研究发现EPIT治疗桦树花粉过敏患者能成功诱导机体产生大量过敏原特异性调节性T细胞，但对Bet v1特异性IgE和IgG水平则没有明显影响。EPIT治疗花生过敏的研究发现患者血清的花生特异性IgG4水平和IgG4/IgE比例均升高，同时嗜碱性粒细胞活化和T_H2型细胞因子产生减少，证实EPIT能调控过敏性炎症的发生发展，诱导机体产生免疫耐受。

五、淋巴结内注射脱敏治疗

淋巴结内注射治疗（ILIT）是目前ASIT研究中热门的新型给药途径之一，它将过敏原直接注射到淋巴结内，能有效提高治疗效果，减少用药剂量，缩短治疗周期，快速改善症状，安全性尚可。与传统SCIT相似，ILIT也有利于诱导机体产生过敏原特异性IgG4抗体，增强过敏原特异性IL-10分泌型调节性T细胞的免疫应答。最近有不少临床研究证据支持ILIT能有效治疗花粉和猫毛过敏。尽管ILIT有利于诱导快速的免疫耐受，但它也存在引发严重系统性或局部不良反应的风险，而且目前应用的例数并不是太多，其安全性和疗效均需要进一步观察。

六、局部鼻腔免疫治疗

局部鼻腔免疫治疗（INIT）目前主要用于过敏性鼻炎的症状控制。通过在鼻腔内应用含有过敏原的膜条，过敏原经鼻黏膜吸收，并诱导免疫耐受。研究表明，鼻腔免疫治疗安全性较好，没有明显的不良反应，除了在早期部分患者中会有鼻部的局部反应。鼻腔免疫治疗4个月后，患者的鼻炎症状及鼻腔分泌液中的组胺和嗜酸性趋化蛋白均明显下降。

第二节　治疗机制

一、调节T_H1/T_H2免疫平衡

T_H1/T_H2免疫失衡被认为是过敏性疾病的发生机制之一，T_H1/T_H2型免疫反应是相互拮抗的。过敏性疾病患者因过敏原介导的T_H2型免疫反应明显增高，IL-4、IL-5、IL-13、IgE、嗜酸性粒细胞明显增加，并发挥重要作用。T_H2细胞产生的IL-4是T_H2细胞免疫分化的重要细胞因子。IL-4、IL-13又诱导B细胞产生更多的IgE。IL-5介导嗜酸性粒细胞分化，诱导骨髓产生和释放更多的嗜酸性粒细胞，并通过抑制嗜酸性粒细胞凋亡延长嗜酸性粒细胞的寿命。T_H2型免疫反应会随着过敏性疾病的进展而进一步加重。过敏性疾病患者T_H1型免疫反应是被显著抑制的，表现为T_H1细胞减少，IL-12、IFN-γ释放减少。脱敏治疗能减少T_H2细胞的数量，例如花粉脱敏治疗患者，T_H2细胞（$CRTH2^+CCR4^+CD27^-CD4^+$）及局部鼻黏膜的IL-4 mRNA阳性T细胞显著减少，T_H2型细胞因子IL-4、IL-5及IL-13的产生明显减少，嗜酸性粒细胞趋化与浸润也减少，脱敏治疗能够抑制T_H2型免疫反应，打破T_H2型免疫反应的优势地位，从而恢复被抑制的T_H1型免疫反应。

二、产生阻断抗体，拮抗IgE介导的过敏效应

特异性免疫治疗会诱导机体产生过敏原特异性IgG，尤其是IgG4。这些抗体会阻断过敏原与IgE的结合，进而抑制IgE介导的肥大细胞或嗜碱性粒细胞活化。阻断抗体还可以通过抑制受体介导的抗原提呈细胞对过敏原-IgE复合体的摄取，减少过敏原特异性T细胞活化。与过敏原特异性IgG4的水平相比，接受脱敏治疗的患者血清中的IgE抑制活性与临床疗效之间的相关性更好。阻断抗体的IgE抑制活性可以用CD23依赖的IgE促进的过敏原结合（IgE-facilitated antigen-binding，FAB）试验及嗜碱性粒细胞活化试验来检测。

三、诱导调节性细胞的产生

脱敏治疗诱导的免疫耐受与过敏原特异性调节性T细胞的产生有关，Treg可以分为两大种：表达FOXP3的天然调节性T细胞（nTreg），诱导性调节性T细胞（iTreg）。诱导性Treg细胞主要产生调节性细胞因子如IL-10、IL-35及TGF-β等。调节性T细胞通过细胞间的相互作用，以及调节性细胞因子如IL-10、TGF-β等抑制效应细胞介导的炎症

及免疫反应。研究表明，脱敏治疗后，这两种调节性T细胞均有显著增加，尤其是诱导性调节性T细胞的增高。调节性B细胞是一类产生IL-10的B细胞，这类细胞也具备抑制T细胞及DC细胞介导炎症反应的作用，从而共同参与维持免疫耐受的状态。脱敏治疗同样可以诱导调节性B细胞的增多。

第三节　疗效判断

脱敏治疗的周期一般较长，患者比较关心的是脱敏到什么时候可以显效，如何知道有没有效果，有没有客观指标来评判，虽然WHO推荐脱敏治疗坚持3～5年能有很好的长期效果，然而有没有什么标准，可以作为患者接受了3年以上的脱敏治疗后，能够停止脱敏的依据，这些问题是变态反应学家共同面临的难题。虽然目前尚缺乏统一的标准，但是判断患者脱敏治疗是否有效，从以下几个方面评估还是有帮助的。

一、症状体征及发作频率的改善

过敏性疾病患者在接触过敏原之后会出现过敏的症状，对于过敏性鼻炎患者来说，主要是打喷嚏、鼻塞、鼻痒、流清涕，合并过敏性结膜炎患者有眼痒流泪、眼痛或肿胀等。过敏性哮喘患者有哮喘发作、呼吸困难、肺功能降低等表现；特应性皮炎患者表现为瘙痒、皮疹；食物过敏患者表现为不小心摄入食物后出现皮肤过敏或全身过敏。当脱敏治疗有效后，过敏患者的这些症状及与之相适应的体征也会有所缓解，表现为症状减轻、指标改善，发作频率也会比脱敏治疗前要少。

二、治疗药物的使用减少

随着症状的减轻和过敏发作频率的减少，过敏患者抗过敏或平喘药物的使用也会相应减少，患者对药物的依赖也会降低，或者之前多种药物联合应用均控制不好，而在脱敏治疗一段时间后，单独或1～2种药物就可以很好地控制症状。当然药物使用也有个人选择的问题，有些人因为担心药物长期使用的不良反应而坚持不用药，除非症状较重，难以忍受；很多过敏患者药物使用也不规范，有些随意。这些都会给脱敏治疗的疗效评判增加一定的难度。

三、患者生活质量的提升

过敏性疾病除了哮喘及速发型全身过敏反应比较凶险外，其他症状不那么致命，然而过敏性疾病的症状着实令人难以忍受，甚至是不堪其扰。以常年过敏性鼻炎为例，经常反复打喷嚏、鼻塞、鼻痒、流清涕的患者，生活质量明显下降。患者在家里或工作中的日常活动，以及娱乐与社交活动都有可能受到影响。很多事情比如打扫卫生、整理衣物都不能胜任。在公众场合经常打喷嚏、流涕，还会担心别人是否误会或介意。随时随地都得携带纸巾，生怕突然流清涕而产生尴尬。较重的过敏性鼻炎患者还会出现入睡困难、醒来次数多、睡眠质量不佳的情况。患者容易疲乏，感到烦躁、抑郁甚至易激怒。总之，过敏性鼻炎患者的生活质量都会受到影响。当患者接受脱敏治疗后，症状减轻或缓解，发作频率减少，其生活质量会有极大提升。通过借助针对不同过敏性疾病而设计的生活质量调查问卷，就可以很好地评估患者脱敏治疗的疗效。

四、体内激发试验的改善情况

除了症状、体征及生活质量改善外，评判患者是否对过敏原建立耐受，可以模拟疾病自然暴露途径的形式给予过敏原，观测是否会引起相应的症状与体征，如鼻黏膜激发试验、支气管激发试验、结膜激发试验及口服食物激发试验。通过激发试验可以测试出患者能够耐受的最高过敏原浓度，比较脱敏治疗前后的耐受程度即可以评判脱敏治疗的疗效。

五、实验室指标

正如前文所述，脱敏治疗尚缺乏客观有效的实验室指标，目前较为认可的是，检测过敏原特异性IgG4的水平。脱敏治疗1年以上的患者，sIgG4的水平会有明显升高。但也不是所有患者的sIgG4都会增高。IgE促进的过敏原结合试验（FAB）也可以作为一个指标，比较脱敏治疗前后患者血清中阻断抗体对IgE的抑制活性，有助于脱敏治疗疗效的判断。嗜碱性粒细胞活化试验也有一定的价值，用过敏原刺激人外周血，通过流式细胞技术或ELISA检测组胺释放的方法检测嗜碱性粒细胞的活化。比较脱敏治疗前后，患者嗜碱性粒细胞活化的差异、过敏原-嗜碱性粒细胞浓度效应曲线、EC_{50}等指标就可以从外周血细胞水平来反映患者的耐受程度。实验室检测指标只是脱敏治疗的一个佐证，脱敏治疗的有效性必须建立在对症状的缓解、耐受程度升高、发作频率及生活质量有明显改善的基础之上，否则即使实验室指标再好，症状没有改善，也是徒劳无益的。

第四节　影　响　因　素

影响脱敏治疗疗效的因素主要有5个方面。

1. 准确地诊断过敏，明晰引起过敏的物质，寻找致病的"罪魁祸首"　随着新型诊断方法的开展，过敏原的精准诊断和成分诊断也已逐步实现，在此基础上，准确地诊断过敏，才能使脱敏治疗有的放矢，对症下药。即在减少不良反应的同时，起到良好的脱敏效果。

2. 脱敏制剂中过敏原的成分及效能　脱敏制剂依据来源可以分为天然提取并加以纯化的过敏原，以及通过蛋白质工程技术表达的过敏原。天然提取的过敏原成分复杂，成分比例差异大，难以进行标准化。通过蛋白质工程技术表达的过敏原组分清晰，易于标准化，将来可以应用于组分脱敏。如果配合人工修饰及过敏原改造等技术，还可以获取低过敏原性的过敏原蛋白。这种低过敏原性的过敏原蛋白不仅可以降低脱敏治疗不良反应的发生而且能够显著提高脱敏制剂的疗效。

3. 脱敏制剂中除过敏原外影响疗效的佐剂或过敏原载体　佐剂也是影响脱敏疗效的重要因素，现有的氢氧化铝佐剂在脱敏制剂或疫苗制剂中被广泛应用，佐剂的使用可以提高脱敏治疗的疗效。佐剂或过敏原载体可以起到缓释过敏原的效果，增强局部抗原提呈细胞处理过敏原的能力，进而诱导免疫耐受的形成。然而因为佐剂存在生物相容性差的问题，在局部沉积后会引起不良反应，比如在注射部位形成硬结等。因此，开发出生物相容性更好、不良反应更低且行之有效的佐剂或载体迫在眉睫。其他免疫佐剂如 TLR4 激动剂单磷酰脂质 A（monophosphoryl lipid A）和 TLR9 激动剂 CpG 寡脱氧核苷酸，也被应用于提高脱敏治疗的疗效。

4. 适合制剂特点的最佳的给药途径　不同的脱敏治疗方法决定了要选择与之相适应的制剂才能发挥最大的效果，反之亦然。通过最佳的给药途径，才能使最好的脱敏制剂发挥其最佳疗效。

5. 脱敏治疗患者良好的依从性　再好的治疗方法也离不开患者的配合，良好的依从性是脱敏治疗疗效的重要影响因素。纠正过敏患者错误的观念，辅之以正确的治疗理念；通过实际疗效提高患者的治疗信心；减少不良反应的发生及脱敏治疗过程中引起的不适，让患者舒心；通过开发新的制剂和脱敏治疗方法尽可能地缩短治疗疗程是提高患者依从性的有效途径和努力方向。

第五节　以脱敏治疗为核心的综合治疗

尽管脱敏治疗是过敏性疾病唯一针对病因的治疗方法，也是首选推荐治疗，然而因为脱敏治疗时间长，费用高，且不能够保证百分之百成功，所以愿意接受这种治疗方法的患者比例仍然不高，有些患者接受了脱敏治疗，但依从性仍然不佳，例如舌下含服脱敏治疗，虽然相对比较方便，但脱落率也较高。较低的接受率，以及较高的脱落率限制了脱敏治疗的开展与应用。

过敏性疾病的有效控制需要综合治疗的理念，包括患者教育、环境改善、药物控制和脱敏治疗，其中脱敏治疗是核心。患者教育、环境改善、药物控制是为了患者能够更好地配合医师进行脱敏治疗，从而增强患者对治疗的信心。除此之外，健康的生活方式对包括过敏性疾病在内的所有疾病均有帮助，比如乐观豁达的心态、均衡营养的膳食、不熬夜不过劳、加强体育锻炼等，也可以归入过敏性疾病综合治疗的范畴。

小结

特异性免疫治疗是目前针对过敏性疾病病因唯一的治疗方法，能够改变疾病的自然进程，显著改善患者的症状及提升生活质量，预防过敏性疾病的加重与恶化。脱敏治疗方式多样，包括最经典的皮下注射脱敏治疗及后来发展出的舌下免疫治疗、淋巴结内注射、表皮敷贴、局部鼻黏膜给药等。影响脱敏治疗疗效的因素较多，其中准确诊断过敏原，并对主要过敏原进行脱敏是疗效发挥的前提。脱敏治疗的周期相对较长，以皮下注射和舌下含服为例，一般要经过 3 年以上的规范治疗才能发挥较为持久的疗效。因此，提高患者对脱敏治疗的信心，增加患者依从性尤为关键。此外，基于创新的脱敏治疗新型制剂及脱敏治疗新方法的出现，将会有助于提升脱敏治疗的疗效，缩短脱敏治疗的疗程，让更多的过敏患者接受脱敏治疗，早日免受过敏病痛的困扰。

参 考 文 献

Bacher P，Scheffold A，2018. The effect of regulatory T cells on tolerance to airborne allergens and allergen immunotherapy［J］. J Allergy Clin Immunol，142（6）：1697-1709.

Cook QS，Kim EH，2019．Update on peanut allergy：Prevention and immunotherapy［J］．Allergy Asthma Proc，40（1）：14-20．

Eberlein B，2020．Basophil activation as marker of clinically relevant allergy and therapy outcome ［J］．Front Immunol，11：1815．

Jones SM，Sicherer SH，Burks AW，et al，2017．Epicutaneous immunotherapy for the treatment of peanut allergy in children and young adults［J］．J Allergy Clin Immunol，139（4）：1242-1252，e9．

Komlósi ZI，Kovács N，Sokolowska M，et al，2020．Highlights of novel vaccination strategies in allergen immunotherapy［J］．Immunol Allergy Clin North Am，40（1）：15-24．

Lei DK，Saltoun C，2019．Allergen immunotherapy：definition，indications，and reactions［J］．Allergy Asthma Proc，40（6）：369-371．

Meng Y，Wang C，and Zhang L．2019．Recent developments and highlights in allergic rhinitis［J］．Allergy，74（12）：2320-2328．

Senti G，Freiburghaus AU，Larenas-Linnemann D，et al，2019．Intralymphatic immunotherapy：update and unmet needs［J］．Int Arch Allergy Immunol，178（2）：141-149．

第 16 章　　抗原平衡刺激假说

　　新生命在孕育和发展过程中都会不断地接触环境中的抗原，抗原与上皮细胞和免疫细胞等相互作用，进而构建警报素、细胞因子等分子组成的信号网络，巧妙地通过正反馈机制和负反馈机制的有机结合来调节免疫系统的发育和成熟，免疫系统的发展进程最终由不同抗原或免疫刺激物共同作用的合力来决定。根据过敏性鼻炎、哮喘和湿疹等过敏性疾病致病因素的研究报道，除了遗传因素外，环境中的抗原也是这些疾病的重要诱因。最新遗传学研究结果表明，父母过敏其子女未必过敏。在过敏性疾病患儿中，父母双方过敏的比例并不比父母一方过敏或父母均没有过敏的比例高。由此可见，环境因素对过敏性疾病的影响更大。早期统计表明，在发达国家，人们的生活条件改善，接触环境抗原的机会大大减少，但哮喘、过敏性鼻炎、特应性皮炎和过敏性肠炎等遗传性过敏性疾病的发病率却在不断攀升；相反，生活在欠发达国家或卫生条件相对恶劣地区的人群却对过敏原并不敏感。对环境过敏原干预研究结果显示，即使对住所中的过敏原进行严格控制，也不能减轻 9～24 个月婴儿过敏性呼吸疾病的症状。因此，有学者认为，发达国家现代生活的诸多方面大大减少了婴幼儿接触诸如内毒素等感染性物质或其他环境抗原的机会，当这部分婴幼儿在成年后接触到环境抗原时，更易于发生 T_H2 型免疫反应及特应性疾病。因此，确定环境抗原有效刺激水平和人类免疫耐受自然形成的关键时期，对于过敏性疾病及其他类型的免疫性疾病的预防和诊治具有深远的理论意义和现实意义。

　　在过去的 10 年中，基于基础免疫学和临床免疫学的分子和细胞基础研究，学界对过敏反应和免疫耐受形成的细胞生物学和分子生物学机制有了更加深入的理解，进而提出"抗原平衡刺激"（balanced stimulation by whole antigens）假说：即在免疫系统建成的关键时期甚至是胎儿期，摄取或接触来自母体或外界各种类型的过敏原，对于建立完善的免疫系统非常关键。如果在这个时期缺乏某一类或几类抗原的刺激，则在成长过程中会对这些抗原发生过敏。在生命早期（1 岁之前甚至是胎儿期或胚胎期），不同类型的抗原刺激不仅能诱发 T_H1 反应，刺激初始 T 细胞向不同类型的成熟 T 细胞分化，还能产生不同偏向性的细胞因子及不同表位的 IgG，通过抑制细胞免疫及体液免疫，终止抗原提呈，从而使机体呈现不过敏状态。在这一过程中，依赖于抗原的多靶向性刺激，多种类型的免疫细胞（如肥大细胞、树突状细胞等）及其产生的细胞因子（IFN-γ、IL-4、IL-5、IL-13、IL-17 等）的水平影响着初始 T 细胞的发展方向，使得机体对外源性过敏原产生应答平衡；针对生命早期免疫系统中主要指标的精确定量监控，从而建立准确的早期预测系统和诊治系统，继而指导过敏性疾病及其他免疫性疾病的临床诊断与治疗。

本章阐述抗原平衡刺激假说，为过敏性疾病及其他类型的免疫性疾病的预防和诊治提供全新的视角。

第一节 细胞反应机制与免疫平衡

一、肥大细胞成熟的调控

肥大细胞在诸多免疫性疾病的病理生理过程中起着核心作用。国内外的研究表明，来自成人肺、包皮、肠黏膜及黏膜下层等组织的肥大细胞绝大多数表现为成熟状态；而刚出生婴儿的包皮组织中的肥大细胞则仍处于未成熟状态，5～7个月前胎儿组织中的肥大细胞尚未完全成熟。上述现象说明肥大细胞在人体生长发育过程中是一个逐渐成熟的过程，这为各种抗原的有效刺激并最终促进免疫系统的建成提供了良好契机。在分子水平，肥大细胞的成熟过程中会表达一些特异性细胞表面标志分子及功能性胞内蛋白［如类胰蛋白酶（tryptase）］。在肥大细胞的几个表面特异性标志中，FcεRI的成熟表达较晚，但它却在介导免疫性疾病中起着重要作用；FcεRI的完全表达意味着肥大细胞能够对外界抗原刺激产生直接或间接的免疫应答。动物体外及活体实验表明，IgE能显著上调小鼠肥大细胞表面受体FcεRI的表达，从而刺激肥大细胞的成熟。对新生儿而言，母体不同的IgE水平会对婴儿体内肥大细胞的成熟度产生影响，因此，肥大细胞成熟度的差异在一定程度上可以反映婴儿免疫系统的健全程度。另一方面，在肥大细胞分化及成熟过程中，许多细胞因子也能够起到负向调节作用。例如，IL-5和IFN-γ能够下调肥大细胞的数量并抑制其功能，IL-4会促进肥大细胞的分裂与脱颗粒，并最终影响机体免疫系统的建立和完善。

二、$CD4^+$ T细胞分化

初始$CD4^+$ T细胞受刺激后可以向两个方向发展：T_H1和T_H2。其中，T_H1主要产生IL-2、IFN-γ和肿瘤坏死因子TNF-α等，而T_H2主要产生IL-4、IL-5、IL-6和IL-13等。机体接受抗原刺激时，体内微环境中细胞因子的类型决定着初始T细胞的发展方向：如果IFN-γ占优势，则促进T细胞发育成T_H1细胞；IL-4占优势，则促进T细胞发育成T_H2细胞。众所周知，新生儿在刚出生时接触抗原就会发生T_H2反应，并且瞬时产生IgE抗体。但在大多数新生儿中，产生IgE抗体的倾向在出生后不久就消失了，这可能是因为有IFN-γ产生的缘故。在那些先天过敏性体质的婴儿体内，IFN-γ分泌较少，这样的儿童在接触一些常见物质如食物和环境抗原时，就会产生更多的IgE抗体从而引发过敏。有研究团队以102名出生不满1个月的婴儿为实验对象，在周岁前分不同时期对骨髓血中IgE水平与喘息或哮喘症状的相关性进行了研究，结果表明，有喘息或哮喘症状的婴儿，其血中总IgE水平及特异性IgE水平明显高于其他对照组婴儿，而且该现象与家庭过敏史无关，表明这些婴儿早就已经被致敏了。

调查发现，在饲养宠物或牲畜的家庭中长大的儿童较少发生过敏反应；同样，与猫多有生活接触并暴露于大量猫毛主要过敏原Fel d 1的儿童则会被诱导耐受，这种耐受被称为改良的T$_H$2反应。这种状态下，机体对Fel d 1的反应表现为IgE和IgG 双阳性的特征，Fel d 1特异性IgG以及IL-10在体内均维持着较高水平。另有实验证实，在自然状态下受大量猫过敏原刺激并产生IgG（包括IgG4）的儿童，再接触猫过敏原时，仅观察到微弱的反应。

第二节　调节性细胞因子在过敏性疾病中的平衡作用

一、IL-33可导致严重的超敏反应

IL-33在引发Ⅱ型免疫反应中起着关键作用，这种反应会加剧过敏性疾病，例如过敏性鼻炎、哮喘、过敏性皮炎和食物过敏。在粉尘暴露的小鼠模型中，IL-33水平的升高驱动了一个自我延续的扩增循环，使肺部处于持续的炎症状态，并且能够促进气道重塑，阻断IL-33的作用可以抑制持续的肺部炎症和气道重塑，从而减轻过敏性哮喘症状。

IL-33抑制剂在哮喘等过敏性疾病中的临床研究表明，抗IL-33抗体治疗花生过敏的成人安全有效，受试者耐受过敏原的临界值大幅提高，但是安慰剂组的临界值无明显变化；自我报告的过敏相关病症（如哮喘、湿疹、食物过敏和过敏性鼻炎）在安慰剂组中比抗体治疗组更常见（分别为60%和7%）；血液分析显示，在第15天抗IL-33抗体治疗组的花生特异性IgE显著性降低，CD4$^+$细胞的IL-4、IL-13、IL-9、IL-5和ST2表达水平下降。该研究结果证明，抗IL-33抗体单次使用就可以使花生过敏患者脱敏。

二、胸腺基质淋巴细胞生成素

胸腺基质淋巴细胞生成素（TSLP）是维持免疫稳态和调节各种变态反应性疾病黏膜屏障Ⅱ型炎症反应的关键因素。越来越多的证据表明，TSLP是免疫细胞［如树突状细胞（DC）、T细胞、嗜碱性粒细胞、固有淋巴样细胞2（ILC2）及肥大细胞等］中关键的上游细胞因子。TSLP介导的信号转导主要在DC和T淋巴细胞中进行，其信号转导主要通过JAK/STAT信号通路介导。TSLP和IL-33都与T$_H$2型免疫反应相关。TSLP受体TSLPR的表达不需要激活细胞，并且该受体可以在未成熟CD4$^+$ T细胞上检测到。而IL-33受体ST2在T$_H$2细胞上的表达需要细胞活化，这表明TSLP在T细胞活化中更早地发挥作用。TSLP还被证明是先天淋巴样细胞（ILC）功能的重要调节剂。一项临床研究表明，TSLP可以介导人外周血单个核细胞（PBMC）和支气管肺泡灌洗液（BALF）中的ILC2细胞对皮质类固醇的反应性减弱，而且哮喘患者BALF中的TSLP浓度与BALF中ILC2诱导的IL-5产生的抑制作用呈负相关。TSLP在激活嗜碱性粒细胞中的作用尚有争议，但嗜碱性粒细胞似乎在诱导TSLP介导的T$_H$2炎症中起重要作用。最近的一项研究表明，当皮肤屏障受损时，TSLP引起的嗜碱性粒细胞可以通过IL-4促进对食物过敏原和随后的IgE介导的食物过敏的表皮敏化。通过STAT5/Mcl-1和JNK/Bcl-xL双通路干扰细胞凋亡，发现TSLP是皮肤肥大细胞的调控因子，表面肥大细胞是TSLP的关键反应细胞。TSLP驱动的疾病，加深了我们对过敏性疾病潜在机制的理解，从而指导对患者的治疗。有趣的是，Kabata等发现TSLP在不同情况下激活了不同的免疫细胞级联反应：TSLP直接刺激ILC2，而不刺激木瓜蛋白酶诱导的先天性免疫介导的2型气道炎症

中的嗜碱性粒细胞，而TSLP主要作用于DC和CD4$^+$ T细胞。Lai等最近报道，TSLP可以驱动肺的T$_H$2细胞分化，而与淋巴结无关。

因此，TSLP通常被称为警报素（alarmin），可以促进过敏性炎症。TSLP和TSLP介导的信号传导的靶向治疗被认为是很有前景的治疗策略。

三、IL-4受体α

免疫学和遗传学研究表明，IL-4受体（IL-4R）途径在驱动过敏性疾病和病原体致敏的过敏性炎症途径中起着关键作用。该途径在过敏性炎症中的重要性源于IL-4及其异二聚体细胞因子结合受体链IL-4Rα在协调过敏反应中的关键作用。已经开发了针对IL-4/IL-4Rα信号的治疗靶标，作为治疗2型辅助性T细胞（T$_H$2）介导的阿尔勒病的一种有前途的策略。

最新研究发现，小鼠致敏后，诱导型IL-4Rα的缺失不会诱导T$_H$17，鼻内过敏原激发后在IL-4Rα缺陷型小鼠中观察到中性粒细胞介导的炎症反应，并且致敏后抑制IL-4Rα信号传导将对T$_H$2型过敏性哮喘产生显著的治疗益处。另一项研究表明，IL-4Rα阻滞剂可抑制致敏作用并改变鼠源性哮喘的过敏原特异性免疫疗法的短期和长期效应。使用IL-4和IL-13拮抗剂IL-4黏蛋白（IL-4M）处理2周后，T$_H$2细胞的数量进一步显著减少。杜匹鲁单抗（Dupilumab）是靶向IL-4Rα亚基的完全人源化IgG4单克隆抗体，通过与IL-4Rα结合抑制IL-4信号传导和（或）抑制γc募集至IL-4Rα链和（或）抑制IL-4Rα向IL-13Rα1的募集，从而下调过敏性疾病中的T$_H$2型炎症。Dupilumab对过敏性组织炎症的抑制作用（如在湿疹中可见）表明对IL-4R Ⅱ型受体信号传导的抑制。Dupilumab降低慢性鼻窦炎伴鼻息肉的局部2型促炎生物标志物。该药物已成为靶向治疗的最成功疗法之一，在治疗过敏性皮炎、哮喘和其他过敏性疾病时也是安全有效的。

四、黏膜相关淋巴组织淋巴瘤易位蛋白1

黏膜相关淋巴组织淋巴瘤易位蛋白1（MALT1）通过充当支架蛋白来控制NF-κB的信号传导，从而调节先天免疫和适应性免疫。NF-κB是一种控制DNA转录、细胞因子产生和细胞存活的蛋白质复合物；MALT1是一种半胱氨酸蛋白酶，可通过切割特定底物来完善促炎信号传导。由于许多底物都参与调节炎症反应，因此MALT1的蛋白酶活性已成为可能的治疗靶点。在小鼠和人类中，失活的MALT1与免疫缺陷、自身免疫病和癌症相关。表达失活的MALT1的基因工程小鼠，由于Treg细胞减少而表现出自发性自身免疫和增加的效应T细胞活化。相反，MALT1缺失并不会导致自身免疫，这是由于缺少MALT1介导的信号传导而导致的效应T细胞活化受损所致。但是，*MALT1*缺陷型小鼠在衰老时会发展成特应性皮炎，随后出现T$_H$2偏斜，血清IgE升高，Treg减少和Treg细胞功能性标志物CTLA-4的表达降低。单个蛋白酶缺乏的小鼠表现出B细胞对环境蛋白的过度反应，从而导致视神经疾病。这些发现提示了一种机制，可以解释携带MALT1突变患者的过敏反应。Frizinsky等报道了两例患者，他们患有一种新的*MALT1*突变，有免疫缺陷和功能失调的迹象，并被发现具有异常的T细胞受体库，进一步说明了*MALT1*缺陷与合并免疫缺陷之间的联系。实际上，*MALT1*在调节胸腺和周围T细胞的稳态与功能方面具有重要的作用。

在针对食用花生预防花生过敏的早期学习（LEAP）试验中，发现花生过敏与*MALT1*基因位之间明显关联。在两个具有*MALT1*突变的表亲中显示出免疫缺陷和失调的迹象，而且它们的T细胞受体库异常，从而强化了MALT1缺乏与免疫缺陷之间的联系。

五、丝蛋白和上皮屏障

丝蛋白凝集素介导的上皮屏障功能障碍使过敏原和微囊蛋白渗透，导致释放2型细胞因子，从而驱动过敏性炎症和过敏性疾病的发展。丝蛋白凝集素对上皮屏障结构至关重要。角质层（SC）提供了物理屏障，并已被证明是多种变应性疾病发病机制的关键参与者，还发现丝聚蛋白基因（*FLG*）突变是过敏性疾病［如过敏性皮炎（AD）、哮喘、过敏性鼻炎、食物过敏、接触性过敏和手湿疹］的重要危险因素。另外，丝蛋白基因功能丧失的变异体改变了母乳喂养对幼儿期湿疹风险的影响。尽管人们已广泛认为聚丝蛋白是AD的关键遗传危险因素，它可以影响AD疾病发生发展。最近的一项研究表明，丝聚蛋白缺乏、皮肤损伤和营养不良及角质形成细胞释放IL-1α都会导致慢性皮肤炎症。这一发现对AD的发病机制和潜在的治疗靶点都有影响。*FLG*无效突变增加了循环的胸腺来源的Treg细胞，并限制了记忆T细胞和效应T细胞的扩增，进一步促进了AD中发现的Treg异常。*FLG*无效突变还加剧了AD患者中T_H1、T_H2和T_H17及Treg细胞之间的免疫失衡。

六、IL-4和IL-13联合作用及其在脱敏治疗中的应用

Dupilumab（Dupixent®）是针对IL-4受体（IL-4Rα）α链的重组人IgG4单克隆抗体。IL-4和IL-13均与IL-4Rα结合，导致促进过敏性炎症的信号级联反应，而Dupilumab阻止了这种炎症级联反应的发生，并可能减轻导致食物过敏（FA）的上游病理生理事件。Dupilumab目前已获准用于治疗中度至重度特应性皮炎、哮喘和慢性鼻窦炎。首次报道将Dupilumab用于FA的案例是接受Dupilumab治疗的严重特应性皮炎患者。偶然发现该患者耐受以前过敏的食物，最初被诊断为玉米过敏（过敏性休克和阳性试验）和开心果变态反应（皮试阳性和口服食物激发试验阳性）。开始使用Dupilumab后，患者随后接受了玉米和开心果的两次口服激发。在具有活跃嗜酸性粒细胞性食管炎患者的Ⅱ期试验中，Dupilumab减轻了吞咽困难等症状和组织炎症（包括嗜酸性粒细胞浸润和2型标志物）。目前有4项正在进行的临床试验评估Dupilumab在食物过敏中的安全性和潜在疗效：①NCT03793608 Dupilumab单药治疗花生过敏；②NCT03682770 Dupilumab作为口服免疫疗法（OIT）的辅助疗法治疗花生过敏；③NCT03679676 Dupilumab作为OIT的辅助疗法用于多种食物过敏；④NCT04148352 Dupilumab作为OIT的辅助疗法用于牛奶过敏。

七、IL-5靶向疗法

作为食物过敏致病机制的一部分，IL-25、IL-33和TSLP的释放会诱导IL-5的产生。具体而言，ILC2细胞可以被IL-25激活，从而增加IL-5的水平，IL-5是一种促进嗜酸性粒细胞产生、成熟、增殖和迁移的白介素。目前，三种抗IL-5产品已获FDA批准用于

治疗嗜酸性粒细胞性哮喘：美泊利单抗（Nucala®）、瑞利珠单抗（Cinqair®）和贝那利珠单抗（Fasenra®）（表16-1）。美泊利单抗和瑞利珠单抗与IL-5结合，阻断受体相互作用，贝那利珠单抗结合在嗜酸性粒细胞和嗜碱性粒细胞上的IL-5受体的α链上。这种阻断作用耗尽了嗜酸性粒细胞的产生和活性。美泊利珠单抗和瑞利珠单抗已在嗜酸性粒细胞性食管炎（EOE）患者中发挥减少嗜酸细胞计数的功效，目前正在评估贝那利珠单抗治疗嗜酸细胞性胃肠疾病的安全性和有效性。

八、警报蛋白靶向治疗

包括IL-25、IL-33和TSLP在内的警报蛋白在食物过敏发生、发展及维持中起着关键作用。警报蛋白的释放可以对食物过敏原的暴露做出响应，并通过诱导2型固有淋巴样细胞（ILC2）的激活和扩增促进从T_H1致耐受性状态向T_H2主导的潜在过敏性状态的转变，以及细胞因子IL-4、IL-5和IL-13的产生。TSLP已显示可通过依赖IL-4和（或）IL-13的机制增强记忆B细胞IgE的产生。

目前已经评估了抗警报素生物制剂用于治疗多种特应性疾病的临床价值，如利用人源化IgG1/kappa单克隆抗体依托单抗对IL-33的抑制作用治疗食物过敏。如表16-1所示，一项Ⅱ期、双盲、安慰剂对照研究确定73%接受单剂量依托单抗治疗的患者能够耐受275mg花生蛋白的累积剂量，而接受安慰剂的患者为0。在临床试验中，其他抗警报素生物制剂也在接受类似的评估。Tezepelumab，是一种与TSLP结合的人单克隆抗体，已被评估可用于治疗哮喘和特应性皮炎，但尚未用于食物过敏。尽管尚未进行关于在人食物过

表16-1　目前批准用于过敏性疾病的生物靶向药物

药物	靶点	批准年份	疾病	作用
奥马珠单抗（Omalizumab）	Anti-IgE	2003	哮喘	6岁或6岁以上未经吸入皮质类固醇控制的中度至重度持续性过敏性哮喘患者。持续性哮喘；未经H_1抗组胺药治疗的12岁及以上患者的慢性特发性荨麻疹
奥马珠单抗（Omalizumab）	Anti-IgE	2014	慢性特发性荨麻疹	12岁及以上未接受H_1抗组胺药治疗的患者的慢性特发性荨麻疹
美泊利单抗（Mepolizumab）	Anti-IL-5	2015	哮喘	12岁及以上严重嗜酸性粒细胞性哮喘患者的附加维持治疗
瑞利珠单抗（Reslizumab）	Anti-IL-5	2016	哮喘	18岁及以上严重哮喘患者的附加维持治疗
贝那利珠单抗（Menralizumab）	Anti-IL-5R	2017	哮喘	12岁及以上严重嗜酸性粒细胞性哮喘患者的附加维持治疗
度普利尤单抗（Dupilumab）	Anti-IL-4Rα	2017	特应性皮炎	适用于治疗12岁及以上的中重度皮炎患者，这些患者的疾病不能通过局部处方疗法得到充分控制，或者这些疗法不可取
度普利尤单抗（Dupilumab）	Anti-IL-4Rα	2018	哮喘	12岁及以上的中度至重度皮炎的患者，其疾病不能通过局部处方疗法得到充分控制，或者这些疗法不可取

敏中阻断IL-25和TSLP的研究，但一项小鼠模型研究表明，注射针对IL-25、IL-33受体和（或）TSLP的单克隆抗体会强烈抑制食物过敏的发展。总体而言，抗警报蛋白的抗体有望作为特应性疾病的治疗方法。抗芳香蛋白药物治疗食物过敏患者的安全性和疗效尚未确定。

第三节　微生物群对过敏反应的影响

　　研究表明，肠道、肺或皮肤中的微生物群落的失调与过敏性疾病、炎症及癌症有关。最近的一项研究表明，上呼吸道微生物细菌群落的组成和功能可能影响年轻人和老年人的哮喘发病进程。此外，在IgE相关变应性疾病患儿中发现特定细菌属的差异性丰度变化，口腔微生物组成的早期变化对在生命的最初7年中免疫成熟和过敏发展有影响。尽管人们越来越意识到微生物群在过敏中的重要性，但微生物群对过敏性炎症发生机制的分子基础尚不明确。与常规饲养的小鼠相比，在无菌条件下饲养的小鼠表现出更加明显的2型炎症和变态反应致敏性，表明共生菌群可以防止过敏炎症的发展。实际上，野生小鼠具有天然微生物群，可以模拟人类免疫反应。同样，无菌小鼠中抗生素驱动的营养不良会导致Treg细胞的成熟受损，IL-4$^+$的T$_H$细胞及其他CD4$^+$ T细胞亚类的增加，共同调节记忆B细胞和浆细胞分化。促进了IgE升高，因此也增强了T$_H$2反应，进一步调控了iNKT细胞的活化并促进结肠炎。相反，特定的细菌菌株，其成分或代谢产物可以成功地在肠道和体内诱导多种抗炎反应。促进了Treg细胞介导的免疫耐受。Ohnmacht等鉴定了一部分抗原特异性的Foxp3$^+$ Treg细胞，这些细胞表达转录因子视黄酸相关的孤儿受体γt（RORγt），其依赖于肠道菌群并通过修饰肠道树突状细胞的表型有效抑制T$_H$2偏向的免疫反应。Treg细胞中MyD88或Rorc的缺失消除了微生物群对易感小鼠的保护作用。然而，由于Treg细胞特异性缺失了编码ROR-γt的Rorc等位基因，Treg细胞特异性保护功能缺失，导致异常应答。微生物与食物过敏保护之间的关系尚不清楚。据Macia等报道，产生丁酸能力降低的功能失调的微生物菌群是过敏性疾病的基础。丁酸是微生物群通过膳食纤维代谢产生的短链脂肪酸（SCFA）之一。最近显示出抑制ILC-2增殖及IL-5和IL-13产生。将外源SCFA喂给小鼠可以扩增ROR-γt$^+$ Treg细胞，并增加肺中Treg细胞的百分比，从而保护免受气道炎症的侵害。除SCFA以外，微生物群还可以产生大量产物，例如单羟基脂肪酸12,13-diHOME，在有哮喘风险的新生儿中增加，并通过作用于树突状细胞和T细胞而促使T$_H$2偏向。

第四节　抗原平衡刺激在过敏原特异性免疫诊治中的应用

　　抗原平衡刺激学说的提出，为过敏原特应性免疫治疗提供了新的理论依据。

一、基因疗法

　　使用基因疗法治疗过敏是未来过敏性疾病临床干预的主要方向之一。ARA-LAMP-Vax就是其中的一种。这种新化合物是一种单质粒多价（Ara h1/Ara h2/Ara h3）溶酶体相关膜（LAMP）DNA疫苗，旨在从根本上治疗花生过敏。将编码花生过敏原Ara h1、

Ara h2和Ara h3的DNA串联插入包含LAMP编码序列的单个质粒中。皮内或肌内给药后，抗原提呈细胞吸收质粒-LAMP融合蛋白的合成。LAMP成分将融合蛋白引导至细胞溶酶体，在此处处理过敏原并将其添加到主要组织相容性复合物（MHC）Ⅱ抗原中，然后刺激CD4$^+$辅助性T细胞反应。考虑到蛋白质过敏原没有从抗原提呈细胞中释放出来，因此可以预期这些免疫调节作用在对疫苗产生系统性过敏反应的风险很小或没有的情况下实现。另一种疫苗PVX108使用经过专门设计的变应原蛋白片段来避免肥大细胞和嗜碱性粒细胞使免疫系统脱敏。该疫苗已通过安全性测试，并且下一阶段的临床试验正在进行中。

二、单一疗法与生物制剂

过敏原特异性免疫疗法具有一定局限性，如费用高、治疗周期长、易复发及存在不良反应等。此外，食物过敏的过敏原特异性还限制了单一过敏原免疫疗法的有效性，对具有多种食物过敏的患者不提供交叉反应性脱敏。对于食物过敏，尤其是那些对多种食物过敏的人，需要非过敏原特异性治疗。生物制剂绕过了许多免疫疗法的局限性，它们可以迅速抑制许多食物过敏所固有的免疫途径，因此提高了引发过敏反应所需的过敏原阈值。美国食品药品监督管理局（FDA）和欧洲药品管理局（EMA）已批准了5种生物制剂用于治疗各种特应性疾病，但是尚未用于治疗食物过敏患者。目前正通过临床试验对几种生物制剂的疗效进行评估，包括单一疗法和与口服免疫疗法（OIT）结合的辅助疗法。

对于多种食物过敏的患者，单一食物免疫疗法也可以耐受其他食物过敏原。此外，有多种食物过敏的患者报告接受单种食物OIT后其生活质量改善较少，部分原因是他们需要避免其他食物。治疗这些患者的策略是使用多种食物过敏原OIT。Eapen等报道，在同时接受最多5种食物OIT的25例患者中，有22例患者每种食物初始反应阈值提高到原来的10倍。最近，Eapen等分析了1.5～18岁患者多种食物OIT的结果，包括花生、坚果、种子、豆类和鸡蛋。在45例患者中，有4例完成了OIT，并且每周能够吃3次过敏性食物。49%的患者在OIT增量阶段经历了口腔瘙痒、口周荨麻疹和腹部疼痛等不良反应。但这些症状是轻度的，而且有87%的患者成功地提高了其食物过敏原反应耐受阈值。另外，多种食品的OIT对于多种食物过敏患者同样具有治疗作用。

三、新的诊断方法

当前，过敏性疾病的经典诊断方法包括总IgE检测、特异性IgE（sIgE）检测、皮肤点刺测试（SPT）、皮内试验（IDT）、口服食物激发试验（OFC）等。过敏原组分诊断（allergen component-resolved diagnosis，CRD）是过敏性疾病精准诊断的风向标，它已逐渐被纳入常规诊断中。最近的系统评价表明，对Ara h2的sIgE可以提高诊断的准确性，并减少在病因不明确的病例中排除临床花生过敏所必需的OFC数量。榛子过敏研究表明，基于CRD的方法与临床病史和提取数据的结合优于仅依赖CRD。另一种基于CRD的变态反应诊断的先进技术是多重分子变应原测定法，例如EUROIMMUN Multiplex免疫测定法，使临床医师能够在一次检测中同时检测多种过敏原，仅需少量检测细胞测试，如嗜碱性粒细胞激活测试（BAT）、组胺释放分析（HRA）及最近的肥大细胞激活测试（MAT）。据报道MAT可为基于IgE的SPT方法增加重要的诊断价值，并减少对OFC的需求。将BAT与组胺释放（HR）和被动性HR进行了比较，并没有显示出明显的优势，但是与HR相比，可以诊断出具有较低嗜碱性粒细胞的受试者。肥大细胞系或肥大细胞前体的被动致敏方法可以诊断区分花生过敏，但敏感性过低。但是，MAT具有使用血清代替新鲜血液的优势，克服了BAT需要新鲜血液的限制。此外，MAT也可为嗜碱性粒细胞对BAT无反应的患者提供结果。尽管许多新颖的诊断技术正在提高食物过敏诊断的准确性，但OFC仍然是唯一的金标准。OFC耗时、昂贵且存在危及生命的过敏反应风险。因此，亟须寻找可预测OFC期间过敏反应严重程度的可靠性预后指标。Chinthrajah等提出了一种结合实验室检测的综合评估手段（豌豆坚果刺激的嗜碱性粒细胞与抗IgE刺激的嗜碱性粒细胞的比率）以及临床指标［运动诱发的哮喘和双盲安慰剂对照食物激发试验（DBPCFC）时的FEV_1/FVC比值］相结合的一种新算法，通过严重程度评分（CSS）来预测花生OFC期间的过敏反应严重程度，此策略正在临床试验中进行研究。

小结

抗原平衡刺激假说认为：在免疫系统建成的关键时期甚至是胎儿期，摄取或接触来自母体或外界各种类型的过敏原，对于建立完善的免疫系统非常关键。如果在这个时期缺乏某一类或几类抗原的刺激，则在成长过程中会对这些抗原发生过敏。在过去的10年中，人们在阐明免疫调节细胞和分子调控机制方面取得了长足的进展。如今，过敏和临床免疫学已迈向精准医学阶段，新方法和新药物不断涌现，特别是新的靶向治疗药物显示了较好的症状快速控制能力，但均不能从根本上解决疾病的起始源头，有效控制也就成为医患的最高境界。在过去的几十年中，哮喘等重大过敏性疾病的治疗没有重大突破，原因即在于此。

虽然本书在过敏性疾病流行病学及抗原的多靶向性等章节中均没有详细阐述食物过敏及其所引发的肠道疾病的特征，但是，皮肤、气道、肠道具有相类似的炎症反应机制，因此，用药也非常类似。就炎性肠病而言，不论是溃疡性结肠炎（ulcerative colitis，UC）还是克罗恩病（Crohn's disease，CD），经典的药物方案是5-氨基水杨酸（5-AS）、糖皮质激素和免疫抑制剂，与哮喘、COPD等疾病的药物类似。因此，抗原平衡刺激假说适用于全身各种变态反应疾病。

参 考 文 献

Abdel-Gadir A，Stephen-Victor E，Gerber GK，et al，2019．Microbiota therapy acts via a regulatory T cell MyD88/RORγt pathway to suppress food allergy［J］．Nat Med，25（7）：1164-1174．

Allinne J，Scott G，Lim WK，et al，2019．IL-33 blockade affects mediators of persistence and exacerbation in a model of chronic airway inflammation［J］．J Allergy Clin Immunol，144（6）：1624-1637，e10．

Corren J，Ziegler SF，2019．TSLP：from allergy to cancer［J］．Nat Immunol，20（12）：1603-1609．

Jonstam K，Swanson BN，Mannent LP，et al，2019．Dupilumab reduces local type 2 pro-inflammatory biomarkers in chronic rhinosinusitis with nasal polyposis［J］．Allergy，74（4）：743-752．

Kabata H，Flamar AL，Mahlakõiv T，et al，2020．Targeted deletion of the TSLP receptor reveals cellular mechanisms that promote type 2 airway inflammation［J］. Mucosal Immunol, 13（4）: 626-636.

Lee JJ, Kim SH, Lee MJ, et al, 2019. Different upper airway microbiome and their functional genes associated with asthma in young adults and elderly individuals［J］. Allergy, 74（4）: 709-719.

Macia L, Mackay CR, 2019. Dysfunctional microbiota with reduced capacity to produce butyrate as a basis for allergic diseases［J］. J Allergy Clin Immunol, 144（6）: 1513-1515.

Roduit C, Frei R, Ferstl R, et al, 2019. High levels of butyrate and propionate in early life are associated with protection against atopy［J］. Allergy, 74（4）: 799-809.

Schairer R, Hall G, Zhang M, et al, 2020. Allosteric activation of MALT1 by its ubiquitin-binding Ig3 domain［J］. Proc Natl Acad Sci U S A, 117（6）: 3093-3102.

Toki S, Goleniewska K, Zhang J, et al, 2020. TSLP and IL-33 reciprocally promote each other's lung protein expression and ILC2 receptor expression to enhance innate type-2 airway inflammation［J］. Allergy, 75（7）: 1606-1617.

第17章　从母胎到成人：如何持续免疫续航

研究发现，生命早期的免疫系统的发展并不是孤立的，而是受到母体细胞、肠道微生物和病原体的强烈影响。越来越多的证据表明，早期免疫系统发育的不完善，可能会增加后期罹患过敏性疾病、自身免疫疾病、生殖系统和神经精神系统疾病的风险。因此，对胎儿和婴幼儿免疫成熟度的调控将对人类疾病防治具有至关重要的意义。

在胎儿早期，血液和免疫系统同时发育，造血细胞在解剖空间和时间上的发育分化，逐渐分化出循环系统与组织驻留的免疫细胞。前期的观察依赖于动物模型，而动物在发育时间和接触的微生物方面都与人类有所不同。大规模的单细胞基因组学、成像技术和人类细胞图谱计划共同完善了人类免疫系统的系统性解析。采用单细胞多组学的方法来解释人类免疫系统的组成，该方面技术越来越成熟，报道也越来越多。人们逐步意识到母胎微生物暴露对胎儿免疫发育及早期抗原接触对婴幼儿免疫系统发育的重要作用。特定免疫细胞在发育过程中的确切作用还需要进一步研究，但免疫细胞与整个免疫系统根据发育阶段和环境挑战表现出很强的可塑性和环境响应性，这给了我们对生命早期免疫力进行调控的机会。

本章分别详述了胎儿期血液和免疫系统的发育，以及微生物通过母胎、分娩与哺乳等途径对胚胎、新生儿免疫系统发育的影响。此外，还分析了现阶段针对新生儿的疫苗计划与最新推行的通过母体对胎儿进行免疫的疫苗计划的优势与限制。特别是在"生命全程免疫"的基础上，提出"持续免疫续航"的理念与实施举措，以真正解决健康老龄化和免疫衰老的问题。

第一节　从单细胞到免疫系统的发育

随着单细胞RNA测序等多组学技术的发展，胎儿期血液和免疫系统发育的难题不断被解开，人类免疫系统时间轴的发展也逐渐被解析。本小节将首先讨论最早出现在卵黄囊或胎肝中的细胞类型，其次详细讨论T细胞发育关键部位——胸腺，迄今为止以上组织内已经鉴定出40余种免疫细胞类型，将促进我们对人类胎儿免疫系统的理解。

一、卵黄囊和主动脉—性腺—中肾区在胚胎免疫系统发育中的作用

对人类胚胎卵黄囊的研究表明，在受孕4周后，除了巨核细胞和红细胞外，胚胎卵黄囊中还存在造血干细胞样祖细胞、巨噬细胞、肥大细胞、自然杀伤细胞祖细胞和先天

性淋巴细胞祖细胞。

巨噬细胞的起源研究相对清晰。在小鼠模型中，组织巨噬细胞可不依赖于骨髓造血祖细胞进行独立分化并在稳态条件下实现自我更新。肝、肺、脑和表皮中的组织驻留巨噬细胞起源于卵黄囊的造血红系-髓系祖细胞。此外，人类主动脉—性腺—中肾区分离出的单细胞中也发现一种独特的具备向巨噬细胞分化的血源性内皮细胞群。随着胚胎的发育，卵黄囊来源的巨噬细胞在肝、脑和表皮组织中驻留下来，而肠、肺和心脏内的巨噬细胞逐渐被骨髓造血干细胞-外周血单核细胞来源的巨噬细胞所取代。这个过程在一定程度上取决于不同器官对循环细胞的开放程度。在小鼠胚胎发展的研究中，卵黄囊造血细胞在分化中的确切作用及巨噬细胞是否来自单核细胞中间类型细胞的问题仍然没有解决。而在人类胎儿发育过程中，最早可取样的时间点所取的样品中便可观察到这群具有组织特异性的巨噬细胞。人类胚胎发育到6周龄时，胚胎胰腺中可观察到驻留于组织内部的巨噬细胞，小胶质细胞则伴随着大脑的发育驻留在大脑中，霍夫鲍尔细胞则特异性分布于胎盘上。组织驻留的巨噬细胞因为所处环境的差异，启动了不同环境相关的基因特异表达，这一基因表达的空间选择性为巨噬细胞多样性特征奠定了基础。例如，胎肝中驻留的巨噬细胞可发育成具有显著清除功能的库普弗细胞。

胚胎细胞的分化与免疫系统的发育研究表明，肥大细胞分化与巨噬细胞相似，小鼠卵黄囊中的组织驻留肥大细胞也具有组织特异性。在人类发育过程中，卵黄囊和胎儿肝脏都存在明显的肥大细胞发育起源迹象。借助单细胞基因表达谱分析发现胎儿皮肤和肾脏结缔组织中的肥大细胞与胎儿肝脏的肥大细胞存在较亲近的关系。然而胚胎早期肥大细胞的起源及分化尚未清楚。肥大细胞在人体中最显著的功能是通过表达高亲和力IgE受体参与IgE介导的过敏反应，但是胚肝和卵黄囊中肥大细胞的功能尚未发育成熟，两者均不表达IgE受体α亚单位基因。除了参与过敏反应外，肥大细胞在胚胎早期即可参与血管的形成。在小鼠模型中，研究发现早期胚胎皮肤的肥大细胞就能够表达与血管和神经有关的基因，而在成年哺乳动物中，肥大细胞参与生理性和炎症性血管生成。因此，肥大细胞在胚胎血管发育中的作用值得进一步研究。

胚胎早期，借助单细胞转录组测序从卵黄囊和胎肝中鉴定出自然杀伤（NK）细胞、固有淋巴样细胞（ILC）祖细胞和它们共同的淋巴祖细胞。在后期，这些细胞在胎儿的不同器官分化成更具有多样性的免疫细胞。以NK细胞为例，虽然一般认为胎儿的NK细胞是不成熟的，与成人NK细胞相比反应低下，但其数量多且已经具有杀伤活性。此外，胎儿或婴儿NK细胞在多个水平上与成年NK细胞相似，这表明当出现刺激（如病毒感染）时，它们同样会做出防御反应。而且婴儿肠道内NK细胞数量丰富，且具有相当数量的溶细胞颗粒，这是CTL溶解靶细胞的基础。与成人肠道NK细胞相比，具有更高的脱颗粒活性。除了NK细胞外，ILC在胎儿中的占比也比婴儿时期高。其中，淋巴组织诱导细胞（lymphoid tissue inducer cell，LTi细胞）属于第二类固有免疫细胞，在次级淋巴器官的形成中起着关键作用。LTi细胞主要存在于肠道的淋巴组织，特征表达转录因子RORγt，与T_H17相似，也能分泌大量IL-22。LTi细胞通过与基质细胞相互作用，诱导正反馈以招募外源的LTi细胞及其他免疫细胞，从而形成淋巴免疫环境。因此，先天性淋巴细胞在人类胚胎早期发育中参与了组织保护和重塑。

总之，卵黄囊中最早的造血细胞不仅从组织结构和生理功能上来看对免疫细胞的分化具有重要贡献，还为胚胎配备了一套基本的先天免疫效应器。但是，从卵黄囊分化的这些免疫细胞在组织发育中的确切作用，以及它们如何保持子宫内免疫稳态及保持稳态的关键时间节点等问题有待更进一步的研究。

二、肝脏与骨髓在胚胎免疫系统发育中的作用

目前已经明确，骨髓造血干细胞作为胚胎早期除卵黄囊之外的重要免疫细胞来源，可以在胎肝中产生红系、巨核细胞、髓系和淋巴系等一系列免疫细胞。但中性粒细胞在骨髓造血建立之前仍然未出现。其中，单核细胞和树突状细胞被认为是造血干细胞依赖的细胞群。在小鼠中，两者都可追溯到骨髓中克隆形成的前体，被命名为巨噬细胞-树突状细胞祖细胞。在人类发育过程中，约受孕后6周开始，在胎儿肝脏中可观察到树突状细胞产生的最初迹象。常规树突状细胞和浆细胞样树突状细胞存在于受孕12周后的胎儿诸组织中，如肺、脾、皮肤和胸腺。与成人组织相比，该树突状细胞数量相对丰富。胎儿树突状细胞和成年树突状细胞一样能够迁移，对Toll样受体连接做出反应，并刺激T细胞增殖和活化。胎儿树突状细胞具有诱导调节性T细胞分化、促进T细胞分泌IL-4和通过精氨酸酶抑制T细胞TNF-α产生的特殊能力。因此，树突状细胞在维持胎儿期的耐受性方面起着重要作用。

B细胞系约在受孕7周后可在胎肝中观察到，最初以B细胞前体的形式存在，成熟的B细胞仅在受孕9周后才出现。这部分归因于造血干细胞生成B细胞的内在潜能的改变及肝脏微环境对B细胞分化的支持。在妊娠中期，骨髓成为B细胞的主要来源，成熟的B细胞在脾脏中大量富集。尽管胎儿B细胞从早期便获得了多种多样的基因表达，但生发中心在出生后抗原暴露之前都是功能较弱的，在抗原暴露后通过超突变的方式获得特异的B细胞基因表达。用单细胞分选与B细胞受体谱分析相结合的方法比较孕中期胎儿和婴儿的肠道B细胞，证明了胎儿肠道B细胞主要是滤泡和过渡B细胞，而血浆B细胞则在婴儿体内富集。

三、胸腺与外周淋巴器官在胚胎中发育与成熟

胸腺为T细胞发育提供了必要的环境，起源于胎肝的早期淋巴祖细胞在8周龄时迁移到胸腺，并在此发育成幼稚的T细胞。小鼠模型证实，胸腺间质细胞和免疫室之间的相互作用介导了胸腺的发育和成熟。人胸腺细胞成分发育的全面单细胞转录组分析结果显示，胸腺上皮细胞、间充质细胞、早期胸腺祖细胞、发育中和成熟的T细胞及其他免疫细胞之间存在广泛的通信，每个细胞群的比例也显示出在整个发育过程中的协调变化，进一步证明了多种细胞类型之间的协调对于器官成熟的重要性。

近年来，胎儿肝脏和胸腺的单细胞测序与分型研究揭示了从早期胸腺祖细胞向幼稚T细胞转变的详细分子特征，也描绘出了从早期胸腺祖细胞发展为多种成熟T细胞类型的连续轨迹。幼稚的T细胞从胸腺排出，迁移到其他组织中，在胸腺功能发育后10～11周可以观察到循环T细胞。胎儿肠道中可鉴定出记忆T细胞，这突出了胎儿T细胞对外来抗原做出反应的潜力。通过单细胞技术结合全套测序对肠道CD4[+]T细胞进行的研究确定了记忆T细胞群和具有克隆扩增特征的调节性T细胞的存在，突出了胎儿适应性免疫反应激活和抑制之间的平衡，同时揭示胎儿的适应性免疫比先前预期的要成熟

得多。胎儿免疫系统未来研究的活跃领域包括胎儿T细胞活化的抗原线索及其在胎儿发育和保护中的作用。

第二节 微生物对免疫系统发育的影响

早在新生儿获得自己的微生物群之前，母体微生物分子即能够穿透胎盘屏障，渗透到胎儿的几乎每一个器官系统，标志着子宫内微生物-宿主共生关系的开始，并贯穿随后的出生、哺乳等阶段，为年轻的个体获得适应性免疫奠定基础。早期胚胎免疫系统的薄弱性通过母体防御机制、母乳的保护作用和新生儿受体系统的调节而获得保护，随后在特定发育期的微生物暴露使其免疫系统的适应对于确保器官发育、生长和免疫功能有极其重要的作用。

一、母胎界面

在产前，胎儿通过胎盘界面暴露于循环微生物代谢物和外源性物质环境中，当胎儿脐动脉侵入母体蜕膜时（人类在妊娠早期），血管迷路开始形成，逐渐形成母胎血管系统之间的有效接口，用于气体交换、营养素转移、排泄和一些解毒。胎盘有一系列的转运蛋白，这些蛋白有助于协调母胎营养、排泄物和外源物质的交换。多药耐药蛋白1（multidrug resistance protein 1，MDR1）是一种存在于滋养层细胞、肝细胞、肠上皮细胞和肾小管细胞上的5'-三磷酸腺苷依赖性转运蛋白。这种转运体有助于保护胎儿免受外源性物质的侵害，这一点可以从MDR1缺陷小鼠胎儿的腭裂畸形中看出。在胎盘、肝脏和肠道中表达的另外两种转运蛋白三磷酸腺苷结合转运蛋白G超家族成员5（ATP binding cassette subfamily G member 5，ABCG5）和三磷酸腺苷结合转运蛋白G超家族成员8（ATP binding cassette subfamily G member 8，ABCG8）被认为是参与了限制植物源性甾醇的吸收，而植物甾醇本身也受微生物群代谢的影响。这些转运体在胎盘中的选择性表达在多大程度上有助于调节胎儿对母体微生物代谢产物的暴露，目前该机制尚不清楚。

环境毒素，如二噁英和二噁英类化合物，通过细胞色素P450超家族酶（如Cyp1a1）和芳香烃受体(aryl hydrocarbon receptor，AHR)诱导代谢。AHR在胎盘、肝脏和黏膜中高表达。母体食物摄入或微生物群代谢产生的少量AHR配体有利于胎儿发育和产后免疫功能重塑。而外源性暴露引入的环境毒素则会被母体肠道、肝脏和胎盘组织三层结构中Cyp1a1-AHR通路所识别并限制其激活后续免疫通路，从而保护胎儿或新生儿免受母体微生物代谢物以及其他摄入的化学物质的影响，避免儿童发育过程中代谢性和免疫性疾病的发生。

二、微生物群可能以多种方式影响胎儿和新生儿的生化环境

微生物群对人体的影响来自微生物内源性物质及其代谢产物的作用，该影响贯穿于胎儿与出生后的肠道、代谢和免疫系统发育中。许多内源性微生物及其代谢产物可以被先天模式识别受体识别，Toll样受体配体［如脂多糖（lipopolysaccharide，LPS）或鞭毛蛋白］和核苷酸结合寡聚结构域（nucleotide-binding oligomerization domain，NOD）的

配体稳定地渗透宿主组织，它们与宿主免疫系统的成熟过程密切相关。虽然我们认为发育中的胎儿和胎盘是无菌的，但稳定核素标记研究表明，大多数种类的内源性微生物化合物都相当杂乱，可渗透到成年宿主体内，特别是来自回肠的细菌，并且这些化合物很可能到达胎盘。

在啮齿动物模型中，由产前 LPS 暴露引起的中枢神经系统改变，并具有长期影响。然而，模拟宫内感染的剂量实验留下了一个问题：LPS 在健康孕妇体内的稳态渗透是否也有影响？在成年无菌小鼠中，小胶质细胞存在广泛分支的突触，且树突较长，而与胎儿期相比，出生后接受 LPS 治疗的小胶质细胞免疫活性更大。因此，肠和胎盘的屏障，加上早期生命对 LPS 信号的不敏感性，可为稳定的产前暴露提供保护。肠道屏障的损伤（通过饮酒或寄生虫感染）会增加母胎界面的脂多糖暴露。脂多糖和谷氨酰胺二氨基聚乳酸［分别结合 Toll 样受体 4（Toll-like receptor 4，TLR4）和 NOD1］在母胎界面可诱发炎症，可能是早产的危险因素。

饮食中由共生微生物群代谢得到外源物质的次级代谢产物也可经过母体影响胎儿的健康与免疫系统发展。母体饮食中的维 A 酸，其在肠道中的可用性直接受微生物类群（如梭状芽孢杆菌）的调节，影响胎儿淋巴组织诱导细胞的数量，从而影响后代的次级淋巴器官的发育。研究发现，在大肠中的微生物，如拟杆菌属，可将膳食纤维发酵成短链脂肪酸（short chain fatty acid，SCFA）。它们通过激活免疫细胞表面的 G 蛋白偶联受体（G protein-coupled receptor，GPCR）或通过抑制赖氨酸脱乙酰基酶来促进宿主免疫系统的成熟。在哮喘小鼠模型中，用富含纤维的饮食喂养雌性怀孕小鼠，可通过产生 SCFA，限制炎症性气道反应和降低其后代哮喘发生的可能性。同样，妊娠期和哺乳期母体膳食纤维发酵可诱导后代调节性 T 细胞的分化。

三、产后微生物定植与泌乳

新生儿的体表在出生时暴露于微生物中，这些微生物可定植于新生儿体表。除此之外，母体微生物代谢产物等还可以通过乳汁到达新生儿体内，其中母乳通过分泌抗体、乳低聚糖或乳蛋白（包括乳清蛋白和乳铁蛋白）参与不稳定的早期肠道微生物环境的形成。母乳中的抗体库是由母亲自身的微生物群和她以前接触过的病原体形成的，母乳喂养是将黏膜和系统免疫记忆从母亲传递给后代的一种有效方法。一旦后代开始食用固体食物，母乳的这些保护作用便消失了。

先天免疫系统在出生后，由于微生物的定植而产生了保护作用，胎儿和新生儿的基质细胞和免疫细胞表达一系列先天免疫受体和抗菌效应分子，使它们在感染时产生强有力的保护性免疫反应。然而，新生儿在遇到来自共生菌的微生物刺激时也可发生炎症反应。先天免疫系统通过自身调节来协助胎儿度过出生后的免疫防御薄弱过渡期。例如：出生前人类肠道上皮细胞 TLR4 表达减少或新生鼠上皮细胞 TLR4 信号转导受到抑制，可能有助于防止出生后早期定植诱导的炎症；而小鼠新生上皮细胞鞭毛蛋白受体 TLR5 的增强表达有助于选择有益的肠道微生物群定植。类似地，人类外周血中单核细胞通过内源性 TLR4 配体 S100A8 和 S100A9 刺激进行出生后重编程，以避免过度炎症和促进免疫稳态。最后，羊水和母乳中的母体来源因子通过调节先天免疫识别和微生物刺激物的黏膜转位，以限制它们在出生后即刻的促炎活性。例如，母乳衍生的分泌型免疫球蛋白

A与肠道细菌具有亲和力，可增加细菌多样性，防止早产儿发生自身免疫性炎症。

由此可见，新生儿先天免疫并不是简单的发育不良或不成熟。相反，它是高度适应和微调，以促进胎儿出生后适应过渡迅速增加的微生物生物量和发展长期宿主微生物共生的形成。

适应性免疫系统的完全成熟主要发生在断奶后，当年轻的宿主通过较高的肠道微生物和食物抗原负荷接触到新的抗原时，肠黏膜在微生物群依赖的过程中聚集了获得性T细胞和活化的浆细胞。胎儿肝脏的B细胞和T细胞的发育分别转移到骨髓和胸腺，幼稚的B细胞和T细胞迁移到次级淋巴组织中。

第三节 提高新生儿免疫力的疫苗接种策略

新生儿特别容易感染，感染发病率和死亡率在出生后的前几周最高，接种疫苗并诱导病原体特异性保护性免疫仍然是预防感染较具成本效益的方法之一。预防脊髓灰质炎、乙型肝炎、结核病、破伤风、百日咳、白喉、B型流感嗜血杆菌、轮状病毒和麻疹的疫苗已在数百万婴儿中得到应用，预计每年可防止250万人死亡。世界卫生组织建议在出生后尽快接种结核病、乙型肝炎和小儿脊髓灰质炎疫苗，以加速保护性免疫成分的启动。同样，母亲接种疫苗可通过垂直转移免疫的方式来防止某些病原体的感染。

一、新生儿接种疫苗后的病原体特异性免疫与广泛性免疫

新生儿通常被不恰当地视为"不成熟"，因此被认为对疫苗接种没有反应。然而越来越多的证据表明，活疫苗可以增强宿主抵御超出其特定病原体感染的能力。最近一项包含6000余名低出生体重儿的荟萃分析将新生儿死亡率的降低归因于出生时接种卡介苗，称这超出了预防结核病的范围。另一项包括超过7000名新生儿的研究表明，在出生后前2天内接种卡介苗可降低40%的死亡率。这些与病原体无关的保护作用似乎是快速有效的，因为与获得病原体特异性免疫所需的数周相比，出生后前3天内接种卡介苗可显著降低新生儿死亡率。出生时接种卡介苗的新生儿对其他疫苗的血清学反应性增强，进一步突出了卡介苗疫苗的广泛免疫刺激作用。

活疫苗赋予病原体不可知的保护作用的机制尚未完全清楚，可能包括交叉反应性T细胞（如异源免疫）或先天免疫成分的激活。另一个悬而未决的问题是，活疫苗对病原体的保护作用是否局限于新生儿期尚不可知。对几内亚比绍农村地区超过15 000名儿童的研究表明，与卡介苗瘢痕相关的死亡率降低仅限于在出生后4周内接种疫苗的儿童，在出生后第1周内接种的儿童中观察到的效果最为显著。尽管从这些数据中可以推断出新生儿期的一个独特的机会窗口，这种广泛的病原体保护也被证明适用于接种其他活疫苗的较大婴儿，研究发现出生4个月后接种麻疹减毒活疫苗相关的儿童死亡率也有类似降低，因此目前认为广泛的病原体保护方法有可能为新生儿提供广泛和快速的保护。

二、母亲接种疫苗后的病原体特异性免疫

近期的研究发现可以通过母体接种疫苗经母乳垂直转移母体抗体至出生后新生儿从而起到保护后代的目的。母亲接种疫苗和新生儿免疫之间的一个重要区别是，非自我更

新抗体所提供的保护作用具有短暂性，这种抗体在婴儿体内只持续几个月，从而推迟感染，直到后果不那么严重。

妊娠期间接种疫苗已被证明对几种重要病原体有效。例如，孕妇接种破伤风疫苗可使新生儿破伤风死亡率降低90%以上。此外，当母亲在妊娠期间接种疫苗后，婴儿对呼吸道疾病和确诊流感感染的保护率为30%～60%，对百日咳的保护效果约为90%。鉴于这些可观的好处，应优先为孕妇开发针对其他新生儿病原体的疫苗。

通过胎盘转移的母体抗体绝大部分是免疫球蛋白G（IgG），在妊娠的最后几周，IgG水平在胎儿组织中呈指数级增加。转移是通过与滋养细胞、巨噬细胞和内皮细胞表达的Fc受体结合来协调的。母亲的IgA和IgG抗体也通过母乳喂养传递，妊娠期接种疫苗后，母乳中可检测到这两种同型抗体水平的增加。此外，病原体或抗原刺激也可以通过母体转移到胎儿，在母体感染乙肝病毒的新生儿的脐带血细胞在受到各种细菌病原体的刺激后会产生更多的抗菌细胞因子，这些更加活化的免疫细胞表型反映了子宫内抗原刺激的转移。

虽然目前疫苗注射免疫已经广泛普及，然而不幸的是，目前近一半的5岁以下儿童死亡发生在新生儿，其中很大一部分死亡是由于感染。因此，积极寻求孕妇疫苗注射对新生儿的免疫保护将对疫苗开发和应用有更深远的意义，在未来通过母体主动免疫病原体或抗原，而增加新生儿与婴幼儿早期获得性免疫的研究将有广阔的探索空间。

第四节　持续免疫续航

现代科技与医学的发展促进了人类寿命的延长，伴随着出生率的下降，当前世界人口老龄化问题日益凸显。因此，老龄化人口的健康问题也逐渐成为当前社会公共卫生的关注重点。随着新病毒的出现（如寨卡病毒）和旧病毒在成人体内反复感染发作（如麻疹和百日咳），医疗保健系统负担日益加重，现代医疗保健系统需要照护的人群逐渐由婴幼儿转移到老年人群，有必要在成人疾病的预防方面投入更多。近年来，"生命全程免疫"正逐渐成为应对健康老龄化和新的致病微生物的重要倡议，这实际上是一种被动选择，只是在出现了致病微生物之后才制作相应的疫苗。为了应对生命进程中免疫力持续降低和免疫衰老，避免"打地鼠"式的疫苗制作和应用，我们提出"持续免疫续航"的概念，基于重点微生物的突变监测，系统分析获取主要代表性抗原并制作疫苗，有步骤地日常接种，并将保护范围从儿童扩大到成人和老年人群，从而延迟免疫衰老，缓解人口老龄化的健康压力，通过预防来达到"治未病"的效果。

一、生命全程免疫计划

前面提到免疫系统教育从出生前在子宫内，到出生后通过分娩方式、母乳喂养、接触宠物和牲畜、抗原、毒素及过继微生物群，以上这些过程都参与免疫系统发育的调控。儿童疫苗接种计划作为主动免疫的方式调控免疫系统发育并影响其后续接触抗原后的反应。当生命进展到后期，正常生理衰老过程伴随免疫衰老，表现为如骨髓和胸腺体积逐渐缩小，初始免疫细胞的输出随着年龄的增长而显著减少，T细胞和B细胞免疫反应减弱，以上免疫衰老会进慢性炎症、自身免疫病和癌症的发展。然而研究表明，生理年龄与免疫衰老并不同步，成年期免疫系统受饮食、运动、慢性感染及暴露于常见污染物（如吸烟）等因素的影响，健康饮食与适量运动已经被证实对适应性和先天免疫系统产生积极影响。近年来，人们在健康生活方式金字塔的讨论中增加了生命全程免疫计划，因为免疫系统在老年时仍然保持高度可塑性。因此，老年人群疫苗接种有助于逆转和预防免疫衰老，预防病毒感染、炎症性疾病甚至并发症。

生命全程免疫计划将疫苗接种视为一种终身、持续的活动，通过刺激免疫适应性建立和维持免疫系统的弹性，预防目标疾病以及由感染引发的相关发病率和死亡来维持免疫稳态，建立和保持更好的整体健康。越来越多的研究表明，疫苗接种的疾病预防往往对健康有长期影响。疫苗直接和间接影响免疫系统，不仅通过诱导抗原特异性免疫反应预防目标疾病，还可以对其他疾病产生间接影响，具有一系列下游效应，被定义为疫苗接种的"积极副作用"（positive side-effects）。早在19世纪就有大量实证研究报告表明，接种天花疫苗可改善皮疹和慢性感染，并使个体不易感染麻疹、猩红热、百日咳和梅毒，其中的可能机制是先天免疫细胞（如单核细胞、巨噬细胞、自然杀伤细胞等）被疫苗的免疫刺激重新编程，导致它们对后续其他抗原的暴露做出类似反应。对疫苗的积极副作用研究最为广泛的是卡介苗疫苗接种对整体健康的影响。近100年来的多项临床研究表明卡介苗疫苗接种对儿童认知发育、病毒感染后的死亡率甚至肺癌等肿瘤的预防均有显著作用。从机制分析认为卡介苗疫苗接种增加了机体单核细胞上特定模式识别受体（PRR）的表达，从而增强了疫苗免疫后个体对病原细菌、真菌和病毒的免疫反应，甚至癌细胞的免疫杀伤。因此，卡介苗也是第一个获批的通过免疫调节作用成功治疗膀胱癌的生物疗法。近年来，针对老年人免疫衰老设计的减毒活带状疱疹疫苗，不仅针对性地预防带状疱疹，还被证明可以扩大老年人的T细胞库，增加机体免疫反应的广度，改善免疫衰老。由此可见，疫苗接种使免疫系统在应对外部挑战时保持一定程度的可塑性和多样性，对免疫健康具有直接和间接贡献。

在实际生活中，老年人群感染后经常会出现并发症，特别是呼吸、心脑血管，以及随之而来的发病率、死亡率和相关的医疗保健和经济成本负担。这些并发症往往是由于感染引起的免疫改变所致。因此，老年人的疫苗接种价值除了体现在传统特异性病原体预防作用之外，还应对重塑免疫适应性及其下游效应有积极贡献。正因如此，生命全程免疫的疫苗接种计划还要不断发展，开发针对不同年龄段人群免疫系统的高效和高覆盖率的疫苗，使所有人一生都能从疫苗的病原体特异性和下游效应中受益，减缓免疫衰退，维持免疫健康，真正实现健康老龄化。

二、中老年人的持续免疫续航

由于儿童疫苗接种计划的普及，以及中老年人群中的年龄相关的渐进性免疫衰老和免疫系统功能障碍，当前许多传染病（如季节性流感、肺炎球菌疾病和带状疱疹）在老年人中的发病率和严重程度最高，特别在欧洲等儿童疫苗覆盖率较高的地区，破伤风和白喉目前主要见于未接种疫苗的老年人。此外，由于老年人常伴有合并症，感染病毒后常因为合并症恶化从而加速器官功能的衰竭，甚至死亡。

针对该现状，一些国家卫生防疫政策启动了健康老龄化计划，通过老年人免疫接种来预防病毒性感染甚至免疫相关的慢性病，从而预防老年人的发病率和死亡率。WHO

率先建议65岁以上人群每年接种季节性灭活流感疫苗。为了遏制疾病复发并扭转疫苗接种率降低的趋势，意大利近年来在国家疫苗接种计划中实施了终身免疫方法，将儿童、青少年、成人和老年人的疫苗接种列为优先事项。在美国，卫生防疫组织建议老年人接种流感、破伤风－白喉或破伤风－白喉－百日咳、带状疱疹和肺炎球菌疫苗。在澳大利亚和英国，老年人可以免费接种流感、带状疱疹和肺炎球菌疫苗。欧盟和欧洲经济区所有国家均建议对年龄≥65岁的老年人进行季节性流感疫苗接种。2022年世界免疫周的主题是"人人长寿"，旨在呼吁人们提高对中老年人疫苗和免疫接种重要性的认识，真正实现健康老龄化。

　　然而老年人群除了增加了对病毒的易感性之外，自然年龄增长带来的免疫系统逐渐恶化，称为免疫衰老，也会降低某些疫苗的有效性。例如，带状疱疹减毒活疫苗的效力会随着年龄的增长而降低。因此，需要专门设计针对克服老年人的免疫衰老的疫苗，例如近年来专门为老年人开发了一种新的佐剂亚单位疫苗，可以有效预防带状疱疹的感染及其并发症，并且其预防带状疱疹的功效不会受老年人免疫衰老的影响。这些措施虽然在一定程度上可以缓解免疫衰老所带来的一系列问题，然而疫苗开发成本的增高和打地鼠式的冗繁接种大大降低了生命全程免疫计划在中老年人群中的推行。

　　笔者通过系统分析微生物世界的抗原代表性，发现病毒在变异进化上不仅具有物种的突变，还具备物种保守性。提出中老年人"持续免疫续航"的概念，利用代表性抗原开发具有"双覆盖"和"广谱性"的疫苗，简化免疫次数与免疫时间，增加"病毒毒株的覆盖性"和"疾病严重症状人群的覆盖性"，解决老年人免疫力持续降低的问题，从而真正做到持续免疫续航。

三、持续免疫续航计划方案

　　随着现代医学与精准诊断与治疗的发展，疫苗免疫计划也逐步向精准高效的需求方向发展。使用单一病毒或抗原提取物作为免疫方案在免疫时间和免疫成本上都不经济，不能满足当前婴幼儿、成人甚至老年人的免疫需求。得益于生物信息学和分子生物学技术的发展，组分抗原与精准肽段正越来越多地应用到疫苗制备中。笔者进一步依据序列相似性从数量庞大的过敏原中筛选出具有代表性的主要过敏原，将公共数据库中筛查到的数百份过敏原收缩至21种过敏原，称为"主要代表性过敏原"（major representative allergens）进行集中研究，并已经转化为简敏®系列产品用于过敏性疾病的预防与治疗。在病毒感染预防性疫苗开发方面，采用与"主要代表性过敏原"概念相类似的方案，在过敏性疾病的预防与特异性免疫治疗方面均具有突破性意义，满足了精准医疗的需求。

　　持续免疫续航计划的核心是强化免疫，通过整个生命过程的疫苗接种维持免疫活性和持续免疫续航，从而预防感染、自身免疫病、慢性炎症性疾病甚至癌症的发生，为"健康生活和健康老龄化"的实施保驾护航。因此，持续免疫续航的疫苗计划应涵盖日常接触可以增强免疫反应的细菌抗原、病毒抗原、空气抗原、食物抗原及接触抗原。将如此海量的抗原收缩为主要代表性抗原用于实施免疫计划，将大幅减少疫苗制作的巨量工作，避免重复劳动，将在落实"健康2030计划"目标上具有里程碑式的意义。因此，主要代表性抗原的理论在生命全程免疫计划中具有重要意义。实际上主要代表性抗原理论应用于免疫与健康的研究已有数十年的历史，混合抗原疫苗作为主要代表性抗原的原型已经应用40多年，免疫与抗感染效果好，同时还可减少感冒的发生。近年来生物制剂的开发多向免疫疗法发展，多种食物疗法（multifood therapy）即通过代表性食物过敏原引起机体免疫耐受从而预防和治疗过敏性疾病。在现代生物技术和分子免疫学理论支持下，新的制剂在低过敏原性、广谱性、疗效等方面有了突破性提升。

这些主要代表性抗原免疫制剂新发展和临床应用大大缩减了临床研制的工作量，把无穷无尽的抗原研究缩到有限范围内，特别是在目前IgE诊断效率准确性差的条件下，不用准确诊断具体的过敏原，就可针对不同过敏原引起的不同过敏性疾病，采用能代表100%的吸入过敏原和90%以上的食物或微生物过敏原，规避了诊断技术的不足。同时，集中力量攻关主要抗原，不仅加速了疫苗制剂的开发，也提高了对免疫性疾病与免疫衰老机制的理解，从而增强中老年人持续免疫续航和促进护理方式的改善。

小结

在本章我们主要讨论了人体免疫系统从胚胎到新生儿、成人甚至老年的发展动态以及可能的影响因素。日新月异的分子生物学研究技术为免疫系统的解剖学和重建发育学研究提供了理想的平台，通过关注免疫细胞与免疫器官的来源与分化节点，可以系统地完成人类免疫系统动态图谱的绘制，进一步了解人类免疫系统是如何进化、建立和维持的。胚胎与新生儿的免疫建成与母体的免疫系统以及微生物接触密切相关，婴幼儿时期的免疫系统发育受表观遗传和环境的多重调控，主动免疫是婴幼儿获得性免疫的主要途径。随着全球范围内的人口老龄化，在当前应对老龄化人口健康策略中，生命全程免疫的疫苗接种概念逐渐走入人们的生活。它被认为是十大最有效的公共卫生成就之一。除了婴儿和儿童的疫苗接种计划之外，迫切需要扩展疫苗的范围，使得婴儿和儿童、健康的青少年、成人及老年人等全年龄段人群的免疫力得到持续提高，以便预防传染病，使得免疫健康能维护持续一生。为了减轻医疗保健系统日益增加的负担，除了倡导慢性病筛查、健康饮食、体育锻炼等健康生活方式外，持续免疫续航成为增强免疫、提高疾病抵抗能力的最切实措施。为了实现这种范式的转变，需要加强科普宣传教育，使持续免疫续航概念家喻户晓并广泛坚持。此外，确认持续免疫续航的下游效应将有力地支持更广泛意义上的疫苗接种在促进健康方面的作用，从而有利于"健康中国2030"计划的顺利实施。

参 考 文 献

Al Nabhani Z, Dulauroy S, Marques R, et al, 2019. A weaning reaction to microbiota is required for resistance to immunopathologies in the adult［J］. Immunity, 50（5）: 1276-1288, e1275.

de Goffau MC, Lager S, Sovio U, et al, 2019. Human placenta has no microbiome but can contain potential pathogens［J］. Nature, 572（7769）: 329-334.

Fulde M, Sommer F, Chassaing B, et al, 2018. Neonatal selection by Toll-like receptor 5 influences long-term gut microbiota composition［J］. Nature, 560（7719）: 489-493.

McGovern N, Shin A, Low G, et al, 2017. Human fetal dendritic cells promote prenatal T-cell immune suppression through arginase-2［J］. Nature, 546（7660）: 662-666.

Popescu DM, Botting RA, Stephenson E, et al, 2019. Decoding human fetal liver haematopoiesis［J］. Nature, 574（7778）: 365-371.

Sagebiel AF，Steinert F，Lunemann S，et al，2019. Tissue-resident Eomes（＋）NK cells are the major innate lymphoid cell population in human infant intestine［J］. Nat Commun，10（1）：975.

Schreurs R，Baumdick ME，Sagebiel AF，et al，2019. Human fetal TNF-α-cytokine-producing CD4（＋）effector memory T Cells promote intestinal development and mediate inflammation early in life［J］. Immunity，50（2）：462-476，e8.

Vento-Tormo R，Efremova M，Botting RA，et al，2018. Single-cell reconstruction of the early maternal-fetal interface in humans［J］. Nature，563（7731）：347-353.

第 18 章	人工免疫和免疫超人

人类在与病菌和病毒的抗争中，逐渐掌握了与它们斗争的法宝，就是免疫预防（immunoprophylaxis）。免疫预防是指机体通过自然或人工的方式获得对某些疾病的抵抗力，从而预防疾病的发生。其中，人工免疫（artificial immunization）是指用人为方式将抗原或抗体制成各种制剂接种于人体，使其获得特异性免疫并预防某些特定疾病的方法。人工免疫大大提高了免疫效率，是现代免疫预防的主要手段。预防接种已被证明是目前应对传染性疾病疫情最有效、最经济的手段，在几乎没有其他医疗选择的情况下，疫苗（vaccine）接种在预防各种感染性疾病方面发挥着关键作用。因此，各个国家都制订了国家免疫计划，以最大程度防御重大传染病。我国也在1950年开始实行计划免疫，并取得巨大成就。

计划免疫是指根据疫情监测和人群免疫状况分析，按照科学的免疫程序，有计划地将疫苗对人群进行预防接种，使人群获得对特定疾病的免疫力，达到控制乃至最终消灭传染源的目的。计划免疫的优点是安全、可靠，一旦获得疫苗，可以迅速建立群体免疫，缺点是新发传染病的疫苗研发和验证需要较长时间。计划免疫自实施以来取得了重大成果，如在1979年，天花成为人类历史上第一次在全世界范围内完全成功被击败的一种传染病。目前，脊髓灰质炎也几乎在世界范围内消失，多种重要的传染病，如麻风、百日咳、乙型肝炎等都得到了很好的控制。

人工免疫的核心问题是发展疫苗。在过去10年新出现的传染病，特别是人畜共患病毒病的升级，导致了新型疫苗的快速推出。除了预防性疫苗，治疗性疫苗也取得了非常大的进展。目前，人工免疫的工作内容已经扩大到了传染病预防以外的其他领域，比如在炎症性疾病、过敏、肿瘤、先天性缺陷病的防治等方面。理论上，只要能找到合适的靶标，就可以进行疾病的防治，因此，人工免疫可以发挥作用的领域将越来越广泛。预防性疫苗根据是否属于国家规划使用性质，又分为免疫规划疫苗和非免疫规划疫苗，免疫规划疫苗是指按照国家防疫总方案规定要接种的疫苗，而非免疫规划疫苗是指国家不强制，居民自愿接种的疫苗。

对于疫苗接种，过敏反应是禁忌。由疫苗本身或疫苗成分引起的过敏反应一般很少见，但在某些情况下可能会很严重甚至致命。正因为如此，反疫苗接种游说把疫苗接种的过敏问题放大，号召民众抵制疫苗接种，这有可能增加以前由疫苗控制的传染病严重暴发的风险，破坏全球循证公共卫生计划的工作，使群体免疫力下降，从而危及疫苗计划的可持续性。疫苗接种是如何导致过敏的，如何避免过敏反应，成为安全使用疫苗的一项重要课题。形态建成（morphogenesis）是多细胞生物从细胞发育为具有表型特征个体的过程，即不同细胞逐渐向不同功能方向分化，进而形成具有各种结构和功能的细胞、组织和器官的过程。对于人体而言，免疫系统在维持个体生命过程中扮演重要角色，因此，我们将人体形态建成过程中，免疫系统不断成熟进而发育成能实现免疫防御、免疫稳定、免疫监视等完整功能的过程，称为免疫建成（immunogenesis）。

本章系统介绍了不同人工免疫方法的特点和接种疫苗后可能发生的过敏反应。以"抗原平衡刺激假说"和免疫建成为支点，深入探讨了早期接触过敏原对于免疫系统正确建成的贡献及回避过敏原的严格适用范围。基于众多超抗原的低过敏原性疫苗的创建，在生命早期应用这些抗原，在生命全过程进行持续免疫续航，则可培育"免疫超人"。

第一节 人工免疫

人工免疫是一种通过有意接触少量抗原而使身体对相关疾病产生免疫力的方法，人工免疫包括人工主动免疫和人工被动免疫两种方式。

一、人工主动免疫

最常见的人工免疫形式被归类为主动免疫，以疫苗接种的形式出现，通常用于儿童和年轻人。人工主动免疫（artificial active immunity）是指以预防感染或治疗为目的，将抗原物质（如疫苗、类毒素或菌等）接种人体，以产生针对该病原体的特异性免疫力。这种主动接种产生的免疫力一般在接种2～4周后产生，保护期限可维持半年到数年。通过在人群中接种免疫制剂能有效建立群体免疫，预防疾病的发生，控制传染病的流行以及相关疾病的治疗。

疫苗是目前最常使用的人工主动免疫制剂。它是将病原微生物、其表达产物全长或片段、核酸或代谢产物经灭活、减毒，通过基因表达、直接合成等方法制备的生物制品。疫苗的产生是人类与病原微生物斗争的结果，体现了人类的智慧，表18-1列举了疫苗学和疫苗设计发展历史上的重要里程碑事件。现代生物医学的高速发展，使得新型疫苗的研发层出不穷，目前已研发并投入使用的疫苗类别见表18-2，目前正在努力开发或亟待研发的疫苗见表18-3。

表18-1　疫苗学和疫苗设计发展历史上的重要里程碑

时间	疫苗发展里程碑事件
公元1000年或更早	最初的天花接种发源地：印度和中国
1796年	第一次真正的天花疫苗接种实践
1885年	第一个减毒活疫苗（狂犬病疫苗）
1886年	灭活疫苗出现：霍乱、鼠疫、伤寒疫苗
1890年	免疫血清疗法创立，代表典型：破伤风与白喉类毒素
1921年	卡介苗：第一种结核病疫苗
1926年	发现明矾佐剂

时间	疫苗发展里程碑事件
1937年	黄热病疫苗研制成功
1939年	首个有效的百日咳疫苗
1949年	第一个联合疫苗（百日咳全细胞灭活疫苗和白喉、破伤风类毒三联DTP疫苗）
1949年	发展脊髓灰质炎病毒体外培养技术
1955年	小儿麻痹症疫苗导致瘫痪症几乎消失
1979年	首个HBV重组DNA疫苗
1980年	糖结合物疫苗诞生，如b型流感嗜血杆菌（HIB）疫苗
1991年	第一种预防HPV相关癌症的疫苗出现
2000年	反向疫苗学诞生，至2013年脑膜炎球菌B疫苗获批
2004年	首个疟疾疫苗开发成功
2006年	DC癌症疫苗诞生，至2010年，首个治疗晚期前列腺癌DC疫苗获批
2008年	系统疫苗学的开端
2013年	合成生物学开启了疫苗加速时代
2017年	针对患者肿瘤中突变蛋白开展个体化新抗原疫苗的开发

表18-2　目前获得许可的疫苗分类（Delany et al，2014）

按生产方法分类	已获得许可的疫苗
Ⅰ.减毒疫苗	天花、狂犬病、肺结核（BCG）、黄热病、脊髓灰质炎（OPV）、麻疹、腮腺炎、风疹、伤寒、水痘、轮状病毒、流感（冷适应）、带状疱疹
Ⅱ.灭活疫苗	伤寒、霍乱、鼠疫、百日咳、流感、斑疹伤寒、脊髓灰质炎（IPV）、狂犬病、日本脑炎、蜱传脑炎、甲型肝炎
Ⅲ.类毒素疫苗/蛋白质疫苗	白喉、破伤风、无细胞百日咳、炭疽、流感亚单位
Ⅳ.多糖疫苗	肺炎球菌、脑膜炎球菌、乙型流感嗜血杆菌、伤寒（Vi）
Ⅴ.糖结合疫苗	乙型流感嗜血杆菌；肺炎球菌（7、10和13价）、脑膜炎球菌C、脑膜炎球菌ACWY
Ⅵ.重组疫苗	乙型肝炎、乙型霍乱毒素、人乳头瘤病毒；B型脑膜炎球菌；戊型肝炎
Ⅶ.血细胞输注疫苗	前列腺癌

表18-3　亟待研发或改进的预防性疫苗和治疗性疫苗（示病原体和疾病类别）
（大部分根据Delany et al，2014）

细菌	病毒	寄生虫	治疗性疫苗
结核分枝杆菌（TB）	艾滋病病毒（HIV）	疟原虫	慢性感染性疾病
甲组链球菌（GAS）	丙型肝炎病毒（HCV）	利什曼虫	癌症
乙组链球菌（GBS）	呼吸道合胞病毒（RSV）	裂体吸虫属	自身免疫性疾病
志贺氏菌、致病性大肠埃希菌	登革病毒	锥虫属	炎症性疾病
沙门菌	巨细胞病毒（CMV）	布鲁氏菌	过敏症

续表

细菌	病毒	寄生虫	治疗性疫苗
衣原体	Epstein-Barr病毒（EBV）	隐孢子虫	
铜绿假单胞菌	埃博拉病毒	内阿米巴属	
流感嗜血杆菌	肠道病毒		
肺炎克雷伯菌	单纯性疱疹病毒		
艰难梭状杆菌	带状疱疹病毒		
	马尔堡病毒		
	细小病毒		
	诺瓦克病毒		
	流感病毒#		

#根据变种的出现，需要不断更新。

（一）疫苗的发展概况

疫苗发展至今已有三代产品，各有其优缺点，目前三代产品的代表类型并存并各有其发展。图 18-1 显示了各种疫苗研发途径在 PubMed 上发表论文的热度（以年平均篇数来统计，2021 年数据按 7 个月计算）显示了近 10 年各类疫苗的均衡化发展。

第一代疫苗包括减毒活疫苗和灭活疫苗，是使用最广泛的传统疫苗，目前仍然是疫苗生产的主流手段之一。随着分子生物学和基因工程学的发展，出现了第二代亚单位疫苗。这类疫苗是利用分子生物学技术在疫苗中有选择地加入特定的病毒蛋白或蛋白片段，而不是整个病毒，这样可以避免完整的病毒注射所带来的风险。除了蛋白质片段，人们发现多糖片段也具有免疫原性，因此相应的多糖疫苗、糖结合疫苗、糖脂疫苗也被开发出来。核酸疫苗的出现标志着第三代疫苗的诞生，核酸疫苗可以诱导比传统疫苗更强的免疫保护力从而受到越来越多的关注。以下将分别对各种常见的和新型的疫苗类型进行介绍。

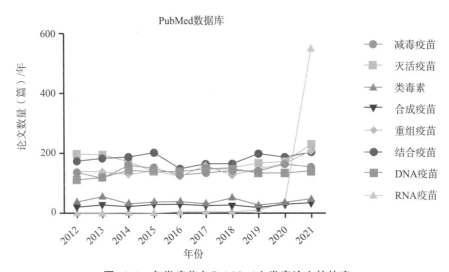

图 18-1　各类疫苗在 PubMed 上发表论文的热度

（二）第一代疫苗

第一代传统疫苗包括减毒活疫苗和灭活疫苗，制作工艺简单有效，但风险较难控制，随着生物医药技术的发展，第一代疫苗将淡出历史舞台。

1. 减毒活疫苗（attenuated vaccine） 是通过人工变异减毒或筛选出毒力高度减弱或基本无毒的同类别活病原微生物制备所得的疫苗，第一个减毒疫苗是1885年开发的狂犬病疫苗，该技术目前仍在疫苗研发中被广泛使用，2013～2022年近10年间，PubMed记录的文献量（包括新疫苗的研发和评论）平均每年维持在150篇左右。减毒活疫苗可在机体内生长繁殖，可通过内源性抗原提呈途径长期刺激CTL细胞活化，因此其免疫效果要显著强于灭活疫苗，其优点是只需接种一次、用量较小、免疫力持久，因无须佐剂，接种后不良反应也小。不足之处是活疫苗稳定性较差、不易保存、存在毒力回复突变的危险，故须严格制备、鉴定和接种后监测，免疫缺陷者和孕妇一般不宜接种减毒活疫苗。常用减毒活疫苗有卡介苗、脊髓灰质炎疫苗、麻疹疫苗、鼠疫菌苗等。

2. 灭活疫苗（inactivated vaccine） 是通过物理或化学方法将病原微生物杀死而制成的疫苗，早在1886年，人们已经研发出了霍乱、鼠疫、伤寒灭活疫苗。由于灭活疫苗抗原不能进行体内扩增刺激内源性抗原提呈途径活化CTL细胞增殖反应，因此单次注射对人体的免疫作用有限，需大量多次注射才能产生所需的免疫反应，有时会导致接种局部或全身的反应较重。但灭活疫苗具有安全、稳定、获得毒株后易于制备、易保存和运输、有效期长、研发和规模化生产工艺成熟、方便制成多联、无毒力回复突变危险等优点，因此在临床上仍广泛应用，2013～2022年近10年间，PubMed记录的文献量（包括新疫苗的研发和评论）每年维持在120余篇。常用的灭活疫苗有百日咳疫苗、伤寒疫苗、流脑疫苗、霍乱疫苗、甲型H1N1流感疫苗等。

（三）第二代疫苗——亚单位疫苗

随着分子生物学及基因工程学的发展，亚单位疫苗应运而生。亚单位疫苗包括类毒素疫苗和基因工程疫苗等。

利用微生物的某种表面结构成分制成不含有核酸、能诱发机体产生抗体的疫苗，称为亚单位疫苗（subunit vaccine）。亚单位疫苗的抗原是经过特殊化学分解、蛋白质水解法处理然后筛选出具有免疫活性的片段制备的，或通过现代生物工程技术除去无效抗原组分所致的不良反应，毒性显著低于全菌疫苗，并且不含核酸，降低了致癌的可能性。亚单位疫苗具有免疫效果好、不良反应小的优点，不足之处是免疫原性较低，需与佐剂合用才能产生好的免疫效果。常用的有百日咳杆菌的丝状血凝素制成的无细胞百日咳疫苗，细菌多糖成分制成的脑膜炎球菌、肺炎链球菌、b型流感杆菌的多糖疫苗等。近10年，亚单位疫苗新发论文每年维持在210篇左右，且近年论文数量快速增长。

1. 类毒素疫苗 用丧失毒性而保留免疫原性的毒素（纯化出来的抗原部分）所制成的疫苗即类毒素疫苗（toxoid），在预防外毒素引起的传染病中起重要作用，一般用0.3%～0.4%甲醛处理使免疫原失去毒性。若在类毒素中加入适量氢氧化铝或明矾等吸附剂，则制成精制吸附类毒素（purified toxoid）。类毒素接种后在体内吸收缓慢，能较长时间刺激机体产生高滴度的抗体，增强免疫效果。常用类毒素有白喉类毒素、破伤风类毒素等。类毒素常与灭活疫苗混合使用，制成联合疫苗，如百白破三联疫苗，是由百日咳死菌苗、白喉类毒素和破伤风类毒素混合制成。类毒素还可通过免疫动物获得抗毒素血清，通过人工被动免疫方式注入人体获得相应的特异性免疫力。近10年来，类毒素新发论文平均每年超过330篇。

2.合成肽疫苗（synthetic vaccine）　是将仅含免疫决定簇组分的小肽（大多需要接入一个载体骨架分子），再加入佐剂所制成的疫苗。合成肽疫苗的研制首先需要获得目标病原微生物中具有免疫活性的抗原决定簇的氨基酸序列，这个序列由多个B细胞抗原表位和T细胞抗原表位共同组成，然后将其与一个载体骨架分子相偶联制成。合成肽疫苗因选择较少的抗原表位，其抗原性和免疫原性较弱，如何利用有限的抗原表位诱导强有力的免疫保护作用等方面仍需要做进一步深入的研究。已经研制成功的合成肽疫苗有犬细小病毒合成肽疫苗、乙型肝炎病毒多肽疫苗等。

3.基因工程疫苗　又称重组疫苗（recombinant vaccine），是利用DNA重组技术将病原体特征性抗原组分（一般通过克隆技术导入相应载体）在工程菌、病毒和细胞中表达出来并分离纯化，加上佐剂而制备成的疫苗。重组疫苗不含活的病原体和病毒核酸，因此较安全。应用基因工程技术能制出不含感染性物质的亚单位疫苗、稳定的减毒疫苗及能预防多种疾病的多价疫苗。世界上第一种重组疫苗是乙肝疫苗。近10年，基因重组疫苗平均每年新发论文维持在146篇左右。

4.多糖疫苗和多糖结合疫苗　多糖是重要的天然抗原，具有免疫原性，因此可以作为制备疫苗的抗原。在自然界，许多微生物有富含多糖的荚膜或胞壁，细菌内毒素是脂多糖。提取病原体的荚膜多糖成分作为抗原制备的疫苗就是多糖疫苗（polysaccharidevaccine），如肺炎多糖疫苗、流脑多糖疫苗和流感多糖疫苗。但是，由于多糖属于弱抗原，虽然可以产生抗体，但是不能产生免疫记忆，提供的保护力有限。而结合疫苗（conjugate vaccine）就是在此基础上发展起来的，将多糖与大分子的载体蛋白连接，使免疫系统更容易产生抗体且有助于产生免疫记忆。结合疫苗另外的优点是可以增强多糖的免疫应答，比如能增强老年人、免疫力低下、有缺陷患者对细菌多糖的免疫反应，也可用于制备二价疫苗，如载体蛋白选用类毒素如ACYW135群脑膜炎-破伤风类毒素结合疫苗，或者载体选择同一来源的致病菌，如b型嗜血杆菌多糖偶联疫苗等。目前，结合疫苗中所使用的载体蛋白主要有白喉毒素、霍乱毒素、重组蛋白D、膜蛋白质、外膜蛋白质、链球菌C外膜蛋白以及与多糖抗原同源的细菌外源蛋白等。多糖成分有脱氧乙酰基C多糖、C多糖、聚核糖磷酸核糖醇、A多糖、Vi多糖等。总之，多糖结合疫苗是一种创新疫苗的生产方式，具有非常广阔的应用前景。近10年，结合疫苗新发论文平均每年有181篇左右。

（四）第三代疫苗——核酸疫苗

核酸疫苗的问世被誉为疫苗发展史上的第三次革命。核酸疫苗（nucleic acid vaccine）又称基因疫苗（genetic vaccine），是直接将含有病原微生物有效抗原成分编码基因的质粒经肌内注射或微弹轰击的方式导入机体宿主细胞，使其表达相应抗原，诱导机体产生特异性免疫应答的疫苗。核酸疫苗分为DNA疫苗和RNA疫苗两种，目前以DNA疫苗为常见。

1. DNA疫苗 核酸DNA疫苗具有如下优点：①免疫保护力比传统疫苗强，接种后在宿主细胞内表达，直接通过MHCⅠ或MHCⅡ结合，同时引起细胞与体液免疫应答；②制备简单，构建好的质粒保存在工程菌中，即用即提，可以多种重组质粒联合应用，可制备多价核酸疫苗；③同种异株交叉保护，这是基因疫苗的最大优点之一；④应用较安全，无因毒力返祖或残留毒力病毒颗粒而引发疫病的危险，不会引起对机体不良反应；⑤免疫应答持久，一次接种可获得长期免疫力；⑥核酸DNA疫苗稳定性好，便于贮存和运输，无须冷藏；⑦可诱发机体产生CTL免疫应答，因此具有更广泛的应用，如肿瘤防治等。

核酸DNA疫苗的潜在危险：①尽管出现风险的可能性较小，但是质粒DNA注射仍有诱导自身免疫反应的潜力。②持续表达外源抗原可能导致机体对该抗原免疫耐受。另外，持续低水平表达的抗原可能会被血液中的中和抗体清除，不足以引起足够的免疫应答，从而使疫苗的预防作用打折扣。③肌内注射后肌肉细胞对质粒的吸收很少，生物利用度不高。④影响使核酸疫苗诱发机体免疫应答的效果受制的因素很多，比如载体设计、导入方法、佐剂及辅助因子等；另外，年龄、性别、肌内注射剂量和体积、预先注射蔗糖溶液等都会对肌内注射质粒DNA表达有影响。⑤外源DNA注入体内会有一定的可能整合到宿主基因组上，从而导致宿主细胞基因表达改变，甚至发生癌变。近10年，DNA疫苗新发论文平均每年维持在156篇左右。

2. mRNA疫苗 mRNA疫苗通过特定的递送系统将抗原编码mRNA，传递到细胞质内表达编码的抗原，从而引起体液和细胞介导免疫反应。mRNA疫苗有两种：一种是可扩增型，含有完整的复制机制，较少的量即可诱导较强的免疫反应；另一种是非复制型，不含有复制单元，经过各种修饰后稳定性高。利用纳米脂质体将mRNA递送进入细胞内，翻译出抗原蛋白，引发免疫反应。

mRNA疫苗与传统疫苗相比具有很多优势：①抗原选择范围更广；②具备自我佐剂特征，免疫原性表现更强；③只在细胞质内表达抗原，不存在整合人体基因上的风险，因此安全性更好；④RNA修饰技术、纳米脂质体递送技术已成熟，有多种优化模式可供选择，能够使mRNA更加稳定、翻译效率更高、递送效率更佳，结合现代免疫学技术，免疫效果更好；⑤不依赖传统细胞培养技术，构建疫苗更快；⑥生物化学合成，生产过程无须担心病毒感染风险。mRNA疫苗最大的缺点是RNA不稳定，容易降解，因此解决接种前的递送技术包括冷链技术和脂质纳米颗粒材料等技术都迫在眉睫。在2013～2019年近7年间，mRNA疫苗新发论文共计76篇，且近年有大幅增加趋势。

对核酸疫苗的确切作用机制、特殊人群接种、保存运输条件改善、与其他疫苗的联合接种及接种人体后的安全性等问题仍需继续深入研究。

二、人工被动免疫

人工被动免疫（artificial passive immunity）是指给机体注射含特异性抗体的免疫血清或细胞因子等制剂，使机体立即获得特异性免疫，以紧急预防或治疗感染的免疫方式。人工被动免疫的优点是产生作用快，缺点是免疫活性物质缺乏，不能主动补充，维持时间短暂（一般2～3周），因此常用于紧急预防和治疗。常用的人工被动免疫生物制剂如下。

（一）免疫血清

免疫血清（immune serum）是抗菌、抗毒素和抗病毒血清的总称，又称抗血清（antiserum）。免疫血清的制备常用细菌外毒素、类毒素或其他毒物（如蛇毒等）免疫健康动物（如马、牛等）后，待动物产生高效价抗体后采集动物的血清，经浓缩提纯制成。

免疫血清可起到紧急防治作用的原理是利用大量抗体中和体内相应毒素，如破伤风抗毒素、白喉抗毒素等抗毒素（antitoxin），在发病初期症状尚不明显前使用，疗效非常显著。但免疫血清的来源是动物，含大量异种抗原，使用前须做过敏检测，阴性者方可应用。

（二）人免疫球蛋白

人免疫球蛋白（immunoglobulin，Ig）自人血浆中分离浓缩制成，包括正常人Ig、胎盘Ig及人特异性Ig（处于恢复期患者及含高效价特异性抗体供血者的血浆）。人特异性Ig含高效价针对某种病原微生物的特异性抗体，可用于特定病原微生物感染的预防，如乙肝免疫球蛋白可预防感染乙肝。人特异性Ig在体内保留时间长，超敏反应发生率低，常用于过敏性体质及免疫Ig治疗不佳的病例。

（三）精制免疫球蛋白

免疫球蛋白Ig结构中易使动物发生过敏反应的是Fc段，将免疫血清中的抗体用胃蛋白酶水解处理，可切除Fc段，而保留完整的F（ab'）2段，此为精制免疫球蛋白（prepared Ig）。精制免疫球蛋白几乎不发生超敏反应，临床应用效果很好，缺点是制备成本较高。

（四）细胞因子制剂

细胞因子是多种细胞分泌的具有生物学活性的蛋白或糖蛋白的统称，分子量低（15～30kDa），包括白介素（IL）、干扰素（IFN）、胸腺肽、转移生长因子（TGF）、肿瘤坏死因子（TNF）、集落刺激因子（CSF）等。细胞因子在免疫应答的发生、调节及效应中发挥重要作用。

（五）单克隆抗体制剂

用基因工程技术和单克隆抗体技术生产的人源化单克隆抗体，为免疫治疗开辟了新的前景，单抗治疗已广泛进入临床应用阶段。在第16章中有部分单克隆抗体应用于过敏性疾病治疗的介绍。

总之，人工主动免疫借助微生物体或来自微生物的蛋白、核酸（DNA和RNA）、糖类等大分子来免疫人体，使人体产生抗体及其他免疫反应，即对该病原体具有了特异性免疫力。而人工被动免疫是从已经免疫的个体获得针对病原物的血清免疫球蛋白、细胞因子，或者经过细胞组织工程技术生产的单克隆抗体等来免疫待接种个体，使后者过继获得对病原体的特定免疫力。一般情况下，两种技术均能获得良好的免疫效果，除非接种疫苗后产生了过敏反应。

第二节　接种疫苗的过敏反应

一、疫苗接种常见过敏症状

广泛的疫苗接种是控制重要传染病的必要手段，随着接种增多，发生过敏反应的数量也增加。过敏反应是疫苗预防接种不良反应（adverse events following immunization，AEFI）中较常见的异常反应之一，临床类型复杂，严格意义上的分型比较困难，特别是当超敏反应在疫苗接种若干天之后才发生，要判断单纯是哪个类型的超敏反应就比较困难。

（一）预防接种中的速发型超敏反应

预防接种中最多见的是速发型超敏反应。其特点是：①通常在接种后数分钟至数小时内发生，反应迅速，消失也快；②通常导致身体生理功能紊乱，不破坏组织细胞；③主要病理改变是平滑肌收缩、腺体分泌增加，毛细血管扩张；④有典型的遗传倾向，反应程度个体差异明显。

各种免疫预防制剂都可能引起速发型超敏反应，致敏原以蛋白类物质及可溶性抗原为主，如类毒素、动物血清、明胶、鸡蛋蛋白等。主要临床表现如下。

1.过敏性休克　一般在疫苗接种后即刻至半小时内出现，临床症状发生的快慢与抗原进入途径有关，由快至慢依次为静脉注射、肌内注射、皮下注射、皮内注射和口服。重症救治不当会迅速死亡，轻重症均会出现如肺水肿、支气管哮喘、各类皮疹、荨麻疹、恶心呕吐、腹痛腹泻、血尿等各种症状，程度因人而异。

2.呼吸道过敏症　在预防接种中不多见，曾经有报道称使用流行性感冒疫苗可致上呼吸道高反应性、支气管哮喘等症状。

3.消化道过敏症　可以是抗原直接所致，表现为消化道痉挛、腹痛腹泻、恶心呕吐，这些症状更多是出现在其他型的过敏症中。

4.过敏性肾炎（急性弥漫性肾小球肾炎）　预防接种可以作为一种非特异性刺激而诱发过敏性肾炎，起病缓急不一，临床症状轻重悬殊，轻症可无自觉症状，重者可出现少尿、血尿、腰痛等甚至伴有头痛、恶心、呕吐、气急、尿闭等全身症状，长期不愈或反复发作可转为慢性肾炎。

5.血管性水肿及荨麻疹　血管性水肿（angioedema）或荨麻疹在预防接种的过敏反应中较常见，有时单独出现，有时两者并行。所有预防接种均可引起，多以蛋白质抗原诱发。反应发生部位可以是疫苗注射的局部，也可出现在远端，如扩展至颜面部、上肢、整个注射侧肢体、眼睑或结膜、眼底视神经周围、尿路、喉头或支气管、肠壁、肠系膜等处。发生在喉头或支气管可致窒息。血管性水肿和荨麻疹反应发生急、消退快，消退后不留痕迹。

6.神经系统过敏症　神经系统过敏症一般不单独发生，而是与其他过敏症状同时出现，如支气管哮喘、胃肠道过敏、荨麻疹等。有报道称"胸腺淋巴体质"的儿童在接种百白破三联疫苗后易发生神经系统过敏症，症状发生突然，轻者头痛、恶心、呕吐、嗜睡、痉挛，重者血压下降、脉搏微弱、呼吸困难、四肢冰冷、迅速进入休克状态，有的患者有高热，极似败血性或毒血性休克的"类中毒反应"症状，病死率非常高。其他神经系统过敏症如神经根炎、癫痫等也偶有报道。

（二）抗体依赖性超敏反应

抗体IgG或IgM与靶细胞表面抗原结合，通过募集和激活炎症细胞及补体系统而引起靶细胞损伤，所以Ⅱ型超敏反应属于抗体依赖性的细胞毒型（cytotoxic type）超敏反应也称溶细胞型超敏反应，能引起抗体特异性反应的抗原包括自身抗原和与自身抗原有交叉反应的外来抗原，Ⅱ型反应中的靶细胞主要是血液细胞，白细胞、红细胞和血小板均成为反应的攻击目标。免疫接种引起的Ⅱ型超敏反应主要表现为紫癜、紫癜性肾炎。

1.紫癜　预防接种引起的Ⅱ型超敏反应主要表现为紫癜，多见于麻疹、风疹疫苗接种者，其他疫苗少见。临床表现为皮肤出现斑丘疹，继续发展皮疹融合形成瘀斑，伴有下肢（踝膝关节）疼痛，重症者可见眼结膜、口腔黏膜、胃肠道出血，有腹痛、呕吐，甚至出现肠套叠、梗阻等症状。中枢神经系统症状偶然发生，如惊厥、昏迷、高血压等。

预防接种时发生的紫癜有两种类型：一种是血小板破坏或减少不明显、单纯由血管通透性增加造成的出血，另一种是血小板大幅减少造成凝血机制障碍而引起的出血。这两种紫癜的临床症状和体征并无差别，前一种类型更为常见。

2.紫癜性肾炎　过敏性紫癜后的继发表现常引起紫癜性肾炎。通常是由于疫苗接种后发生紫癜但未进行积极抗过敏治疗或治疗延误造成的。通常在紫癜出现后1～6周、在紫癜消退后或在紫癜复发时发生。临床症状轻重表现不一，轻症无自觉症状，临床化验可见蛋白尿和血尿。极重型表现为肾功能短期内恶化，易于死亡。肾病综合征者可迁延1～2年发展到肾衰竭。

对过敏性紫癜和紫癜性肾炎者，一经发现应及时并积极治疗。免疫抑制剂和抗变应性炎症药物如糖皮质激素联合应用可收到良好的疗效。

（三）Ⅲ型超敏反应

Ⅲ型超敏反应又称免疫复合物型（immune complex mediated type）超敏反应。机体有一整套机制利用特异性抗体结合抗原形成免疫复合物并吞噬清除，但Ⅲ型超敏反应发生时大量无法及时清除的免疫复合物可在局部或全身毛细血管基底膜沉积，激活补体并吸引中性粒细胞、嗜碱性粒细胞、血小板等效应细胞集聚从而引起一系列组织损伤、充血水肿和局部坏死。在预防接种中免疫复合物型超敏反应的典型代表主要有全身反应的血清病、局部反应的阿瑟（Arthus）反应。

1.急性全身性免疫复合物病（血清病）　血清病，应用异种动物（一般为马血清）的抗血清时常见。发病机制是在首次注入含抗毒素的马血清7～14天后，机体产生抗马血清抗体，抗马血清抗体与马血清形成免疫复合物，不易清除而较长时间存在于循环中或沉积在全身血流湍急、具有分叉的血管壁处，此后在一些介质如组胺、补体等的影响下，大量炎症细胞如中性粒细胞、肥大细胞等汇集此处，加重炎症过程，造成血管炎、血管通透性改变、斑块脱落造成栓塞等。典型症状有发热、皮疹、淋巴结肿大、关节疼痛、眼睑等的黏膜水肿、哮喘等，偶尔也会出现蛋白尿、血尿、外周血白细胞减少等症状。如再次使用同一种抗血清会出现"加速反应"，即在血流中短期内出现大量的抗原抗体复合物，致使大量肥大细胞和嗜碱性粒细胞遭到破坏，释放组胺等效应介质，引起过敏性休克。

2. 阿瑟（Arthus）反应　又称实验性局部过敏反应，是发生在注射局部的Ⅲ型超敏反应，1903年由Arthus首先报道。它是前几次注射抗原诱导产生的血清抗体与再次注射向血管分散的抗原结合生成的抗原抗体复合物在血管壁周围沉积，引起了局部粒细胞浸润，因而产生水肿、出血和坏死等剧烈炎症反应，可导致坏死性血管炎甚至组织溃疡。阿瑟反应在抗血清治疗、菌体疫苗接种中多见，伤寒、霍乱疫苗接种也偶有发生。

（四）Ⅳ型超敏反应

Ⅳ型超敏反应，又称迟发型超敏反应（delayed hypersensitivity）。临床上已习惯将此型称为变态反应（allergy），它的特点是由于T淋巴细胞浸润介导组织损伤，故反应出现较迟，需要48小时才达到峰值。与预防接种有关的Ⅳ型超敏反应分为下列几种类型。

1. 传染性超敏反应　一些病原微生物在传染过程中引起的Ⅳ型超敏反应，称为传染性超敏反应，如人类的结核病、布鲁菌病、麻风病等。临床上通过旧结核菌素（old tuberculin，OT）或纯化结核蛋白衍生物（purified protein derivative，PPD）皮内接种试验可以判断机体是否受结核菌的感染或接种过卡介苗（BCG）。典型的阳性反应为接种局部出现红肿浸润、水疱、出血坏死以至淋巴结肿大，在接种后10～20小时出现，48～72小时达到峰值。在OT或PPD试验中如出现阳性反应，即可判断皮内存在已致敏的淋巴细胞，激发后因释放了促血管通透性增加的淋巴因子如皮肤反应因子（SRF）等使细胞及组织液大量渗出所致。如OT或PPD接种剂量过大可致全身性反应，症状表现为头痛、发热、全身不适等。在BCG疫苗接种的局部强烈反应的原因主要是接种活菌数过多或皮内注射不够熟练。

2. 变态反应性脑炎和脑脊髓膜炎　与疫苗接种有关的变态反应性脑炎和脑脊髓膜炎最早在1887年就有报道，主要出现在含有脑组织的生物制品中。例如，狂犬病疫苗是用动物（兔、羊、鼠）脑组织的髓磷脂、髓鞘碱性蛋白等物质作为致敏原来制备的，也偶见于非脑组织材料制备的痘苗、百日咳菌苗等。变态反应性脑炎和脑脊髓膜炎的发生率为（1.0～100）/10万，病死率高达20%～40%（1972年法国里昂国际会议资料），常见类型分为脑脊髓膜炎型、脑膜脑炎型、脊髓炎型和周围神经炎型4种，以脑脊髓膜炎型和脊髓炎型多见。现代疫苗生产已经不再使用动物脑作为原材料，而过渡到采用接种异常反应少的人二倍体细胞（1962年开始）来制备狂犬病疫苗，因此因接种引起的变态反应性脑炎和脑脊髓膜炎已几乎不再发生。

3. 接触性皮炎和剥脱性皮炎　皮疹是预防接种过敏最常见表现，Ⅳ型主要有接触性皮炎和剥脱性皮炎。接触性皮炎以边界清楚的湿疹样改变的皮损为主要临床表现，早期为红斑、瘙痒、烧灼感或痛感，少数出现发热、恶心、面色苍白等全身症状，一般会很快痊愈，无不良预后；而剥脱性皮炎是一种慢性红斑鳞屑性皮肤病，累及全身或几乎全身，其发生与既往接触性皮炎有关，在疫苗接种中较为罕见。判断两者不同的依据是接触性皮炎释放的皮肤因子量比较大而溶酶体酶少，而剥脱性皮炎两者释放量都很大。

二、常用疫苗所致的超敏反应

各类疫苗所致过敏反应均与生产过程中所携带的致敏的异种抗原或疫苗本身的抗原有关，分列如下。

（一）病毒类疫苗

病毒的体外扩增需用到培养的动物细胞，而细胞培养液中含有牛血清，因此病毒类疫苗可能含有的致敏原包括牛血清和病毒抗原等。灭活病毒类疫苗要求接种病毒抗原量较大且接种次数多，而减毒病毒类活疫苗则抗原量也小，接种次数少，因此未经纯化的灭活疫苗发生过敏反应的概率要大于减毒活疫苗。

1. 麻疹减毒活疫苗　麻疹减毒活疫苗接种后过敏性紫癜的发生率在国内外偶有报道，发生过敏性休克反应的概率极低。通常在接种后24小时发生，接种处常见皮疹和肿胀、瘙痒、出血点融合成瘀斑等局部症状，少量接种者出现发热、呕吐、便血、胃炎等全身症状。发病后数小时至数天后恢复正常。

2. 乙型脑炎灭活疫苗　乙型脑炎灭活疫苗是乙脑病毒经金黄色地鼠肾组织细胞培养、收获、灭活而成的，成品含有少量的牛血清、人血白蛋白等成分。乙型脑炎灭活疫苗所致超敏反应类型主要属Ⅰ型超敏反应，临床表现最多见的是各种类型的皮疹，其次是过敏性休克及血管性水肿，过敏性肾小球肾炎和过敏性紫癜偶见。

3. 口服脊髓灰质炎减毒活疫苗　我国脊髓灰质炎减毒活疫苗为糖丸剂型，疫苗所致超敏反应的发生率极低，但偶尔也有口服疫苗后出现过敏性皮疹的报道。

4. 乙型肝炎疫苗　目前在我国广为使用的乙型肝炎疫苗是基因工程疫苗，有两种，一种为重组酵母乙肝疫苗，另一种为重组哺乳动物细胞（CHO）乙肝疫苗。此类疫苗过敏发生率极低，但偶尔也可见酵母或硫柳汞引发的超敏反应。

（二）细菌性疫苗

1. 百日咳疫苗　现今国内外广为使用的剂型是百日咳菌、白喉、破伤风类毒素制成的三联（DPT）制剂，DPT接种后所致过敏反应，很难确切地判断是哪一种抗原成分所致。

2. 流行性脑脊髓膜炎（流脑）疫苗　自20世纪70年代初，流脑疫苗是A群脑膜炎球菌在液体培养基中培育后，经化学方法提取具有群特异性的多糖抗原制成的疫苗。所致超敏反应以过敏性皮疹为多见，偶见过敏性紫癜及剥脱性皮炎。

3. 卡介苗　卡介苗接种后所致过敏者极少见，偶尔有过敏性皮疹者，亦多有过敏史。

（三）类毒素类疫苗

类毒素中的过敏原来自液体培养基中的大分子物质和菌体蛋白成分。过敏症发生率与接种针次数及接受免疫者的年龄有密切关系，一般接种次数越多、接受免疫者的年龄越大，发生过敏反应的概率越高。

1. 白喉类毒素　白喉类毒素接种后所产生的过敏反应最常见的是血管性水肿和各种类型的皮疹，对白喉类毒素本身过敏。

2.破伤风类毒素　破伤风类毒素所发生的过敏反应比较复杂，多次接种后多见。Ⅰ、Ⅱ、Ⅲ型超敏反应均可见到，偶有迟发反应。

（1）过敏型皮疹：多见于初次接种，以局部或全身荨麻疹为主，会引发皮肤瘙痒及皮肤发热的情况。

（2）血管性水肿：水肿好发于注射的局部，亦可在机体其他器官产生。

（3）过敏性休克：国内外均有报道，少数患者出现。

（4）阿瑟反应：多见于多次接种后，局部红肿较多见，严重者扩展到整个注射侧上臂，极重者可造成局部坏死、溃烂，可伴有发热和全身性皮疹。

（5）血清病（血清病样综合征）：少数患者会出现呼吸急促甚至呼吸困难，需及时处置。

（6）神经系统过敏症：常发生在多次接种之后，发生率极低，主要临床表现为单一性或多发性周围神经炎。神经系统过敏症的发病潜伏期为数小时到14天内，平均为5～6天发病，单发性神经炎比多发性神经炎潜伏期短。多发生在春夏季，一般在几天内症状消退，经类固醇药物治疗可获良好疗效。

三、疫苗成分与过敏的关系

疫苗过敏问题并不常见，但轻微的过敏仍然会导致严重的并发症，因此需要重视。发生过敏时也很难确定是疫苗本身还是其他因素引起的，近年有许多疫苗过敏的报道指向疫苗的个别成分，因此有必要对疫苗成分进行了解，这有助于我们甄别疫苗过敏现象发生的根本原因。

疫苗成分包括用于制备疫苗的活性免疫抗原、结合剂、防腐剂、稳定剂、抗生素、佐剂和培养基，以及在疫苗处理过程中无意引入的污染物。一般的疫苗成分类型如表18-4所示。

表18-4　常规疫苗成分

成分		类型
免疫活性抗原成分、共轭剂（载体及连接成分）		类病毒、减毒活疫苗病毒、灭活病毒或病毒片段、载体蛋白和相关抗原
培养基/液（蛋白/多肽）和细胞成分		鸡蛋、马血清、小鼠和猿猴细胞、犬肾细胞、酵母
添加剂	抗生素	新霉素、金霉素、庆大霉素、链霉素、红霉素、卡那霉素、多黏菌素、两性霉素B
	防腐剂	硫柳汞、2-苯氧乙醇、苯酚、苄索氯铵
	稳定剂	明胶、人血清白蛋白、氨基酸混合物、谷氨酸、甘氨酸、谷氨酸钠、蔗糖、乳糖、山梨糖醇、抗坏血酸、磷酸盐、聚山梨醇80/20、多聚明胶
	佐剂	铝盐、MF-59、ASO₄（去乙酰化单磷酸基脂A＋氢氧化铝）
	灭活残余	甲醛、beta-丙内酯、戊二醛
污染物		乳胶

（一）稳定剂

为了保护疫苗在生产和使用前运输、贮藏条件下的稳定，疫苗中加入了糖（蔗糖、乳糖）、氨基酸（谷氨酸钠、甘氨酸钠）和蛋白质成分（明胶、人血清白蛋白）。其中，明胶引起过敏反应较多，而使用不含明胶的疫苗，过敏反应发生率急剧下降。因此，对明胶过敏的患者在接种含明胶成分的疫苗前应考虑增加血清特异性明胶IgE测试。

（二）防腐剂

对于硫柳汞过敏的例子早期偶有报道，这是一种具有神经毒性的有机汞化合物，1999年，美国已经禁止儿童疫苗中使用硫柳汞。尽管如此，大多数对硫柳汞过敏的患者不会对含有硫柳汞的疫苗产生任何不良反应。

（三）抗菌剂

为了避免制造过程中的污染，一些疫苗含有痕量的新霉素、链霉素和（或）多黏菌素B。一些患者可能会在接种疫苗后48～96小时出现Ⅳ型迟发型超敏反应，例如注射部位出现丘疹。对特定种类的抗生素发生过敏反应患者的建议是避免接种含有该特定抗生素的疫苗。

（四）鸡蛋蛋白

许多疫苗都用到鸡胚作为培养基，因而人群中有对鸡蛋蛋白成分过敏者担心疫苗接种会引起严重过敏问题。事实上，接种疫苗内所含卵清蛋白含量微乎其微，即使是最严重的鸡蛋过敏患者也可以耐受全剂量疫苗而不发生过敏反应。对鸡蛋过敏者进行流感疫苗接种的主要预防措施包括：在有临床应急处置的医院接种疫苗，并留观30分钟。经皮试或血清特异性IgE检测结果为阳性，则应在观察下分次注射疫苗；如果为阴性，注射应正常进行，并在接种疫苗后再密切观察30分钟。

（五）酵母蛋白

某些疫苗如乙型肝炎疫苗和人乳头瘤病毒疫苗的抗原是使用重组酿酒酵母（面包酵母）培养获得的，疫苗中含有少量的酵母蛋白（高达5%），尽管由酵母蛋白引起的过敏反应非常少，但是人群中仍有万分之一的人可能会对酵母蛋白过敏。建议注射疫苗前进行酵母IgE的检测以排除过敏反应者。

（六）佐剂

疫苗中常使用铝盐（如磷酸铝、氢氧化铝或硫酸铝钾）作为佐剂，以增强抗体生成的体液免疫应答。但含铝疫苗可能会在注射部位形成持久的可触及结节，这很可能是迟发型超敏反应的结果。

（七）乳胶

乳胶是天然橡胶的原材料，含有一些天然杂质，尽管很少，但这些杂质通常是导致疫苗接种者出现过敏反应的原因。合成乳胶中不含这些杂质，因此，可以用合成乳胶替代天然乳胶。注射相关的乳胶过敏已有报道，但是这种过敏很少在接种疫苗后发生。在文献中仅有一例报道提到接种乙肝疫苗时由于针头穿刺疫苗瓶的乳胶瓶塞而导致严重过敏反应。

（八）聚乙二醇

在2020年底推出的mRNA疫苗，在英国上市后有两名英国人在使用BNT162b2疫苗后出现严重过敏反应。人们发现引起过敏反应的物质是用于mRNA包装的脂质体的修饰物——聚乙二醇。聚乙二醇引起的过敏反应在多种药物和化妆品使用中均有报道。因此对于有聚乙二醇过敏史的人应在接种疫苗前进行聚乙二醇-IgE的检测，呈阴性反应者方可接受疫苗注射。

综上，疫苗的发展已有上千年的历史，1796年，英国医生詹纳发明了牛痘疫苗，帮助人类最终消灭了天花，同时开启了现代免疫学的新纪元。狂犬病疫苗、乙肝疫苗、HPV疫苗、百日咳疫苗、白喉疫苗、流感疫苗等依然在全世界各地广泛使用，守护着无数人的健康。如今疫苗研发因充分吸收各学科发展精髓而高速发展。相信随着未来疫苗技术的不断发展和完善，克服过敏带来的困扰，未来一定会有越来越多的疫苗出现在人们的生活中，在肿瘤治疗、传染病防控等方面使人类更多获益，为最终解决人类的各种疑难杂症提供更多帮助。

第三节　早期接触过敏原有利于免疫系统正确建立

过敏性疾病迅猛增长，已经成为一种流行病，其疾病谱涵盖各年龄段的人群，发病率超过30%，位居众多疾病之首，单纯依靠对症治疗显然不能解决发病率持续升高的问题，提前有效预防成为解决过敏性疾病的最有效方案。早期接触过敏原是一个根本方案，早期适度接触关键的过敏原有利于免疫系统的正确建成。而"回避过敏原"在现实中不仅不可能完全实现而且对免疫建成不利，这是专业人士和普通大众都需要重新认识的话题。对于已经出现过敏症状的患者，除药物控制之外，回避相应的过敏原是一种减轻症状的处理方案，此时的回避是为了脱敏治疗赢得时机，但是，回避过敏原不是终极处理方案。而且，目前临床诊断水平也限制了过敏原精准诊断及为减轻症状需要的过敏原回避的准确实现。低过敏原性过敏原是增强免疫抵御感染的重要手段。

一、早期适度接触过敏原有利于免疫系统正确建成

过敏反应被认为是各种慢性病的主要原因，过敏发生率高且持续增长，特别是近二三十年间增长尤为突出。一般认为，这种增长通常是感染减少导致的。也就是说，避免早期感染可能会使儿童更容易过敏，而暴露在诸如内毒素之类的微生物产物中可以降低儿童早期过敏的风险。然而，与此相反，成年人和老年人的过敏程度随着内毒素水平的增加而增加。同样的现象在食物过敏中也可以观察到。婴儿早期食用花生与花生过敏的低发病率有关。母亲在妊娠早期摄入较多的花生、牛奶和小麦可使儿童中期的过敏和哮喘的发生率降低。因此，现在人们越来越清晰地认为，除了形态建成及维持能量需要

外，饮食的另一重要作用是影响、维持免疫稳态，早期饮食不平衡容易促进过敏性疾病的发生发展。为了防止食物过敏而推迟对牛奶、鸡蛋、花生或鱼等任何可能引起过敏食物的摄入，都对健康不利。关于吸入过敏原上的认识也得到类似结论，唯独螨虫除外。研究表明，与暴露于低水平（≤0.05μg/g 粉尘）的尘螨过敏原相比，早期暴露于高水平（≥10μg/g 粉尘）的尘螨过敏原可增加 7 岁之后罹患哮喘的风险。此外，1 岁时接触宠物及兄弟姐妹数量的增加，均可降低学龄儿童过敏性鼻炎和哮喘的发病率。

一些专家认为，适度的、定向的过敏性超敏反应能逐渐演化成有益的免疫反应，以此应对并避免不良环境可能造成的伤害，即促进免疫建成。这种演化的条件是：适量的过敏原，在免疫记忆形成的关键时期即给予刺激，使机体产生相应的有益的免疫反应，形成免疫记忆。之后如果再碰到类似的抗原，就不至于产生过激的炎症反应。因此，早期接触过敏原对于免疫系统的正确建成非常重要。

二、回避过敏原在现实中既不可能也有害

现实生活中，如果已经发生过敏性疾病，一般会采取回避过敏原的方法来减轻症状。专科医师在准确诊断患者的过敏原病因后，也会要求患者回避具体的过敏原，同时服用控制症状的药物。这些措施多数是控制症状，并不是改变疾病进程的对因处理措施。患者和专科医师多数情况下因为症状得到良好控制而停止进一步的行动。下面，从四个方面来说明回避过敏原的不足。①回避过敏原对于免疫系统的建成是不利的。试想，如果避免过敏原真的对免疫系统有益，也就意味着免疫系统无须抗原的刺激也能产生免疫记忆，这样，免疫记忆就变成了无源之水，这显然是荒谬的。②现实中，完全回避过敏原是不可能的。原因是：众多过敏原在进化上可以分成不同簇群，而同一簇群中的多种过敏原具有"亲戚关系"，它们在进化上相对保守或相似相近，氨基酸序列相似性高，同一簇群内不同过敏原之间序列的同一性（identities）大多超过了 35%，按照 WHO 的经验规则，同一簇群内的过敏原之间发生交叉反应的可能性大。因此，要回避单一过敏原就意味着要回避同一簇群内的所有过敏原。显然，在实际生活中这是不可能完成的事。③完全回避过敏原会导致营养不良、智力低下，并失去对生活的享受。糟糕的是，持久避免食用含有过敏原的某些物质可能会引发免疫系统缺陷。事实上，我们总结了包含 4132 例的 14 个随机对照试验的结果，通过 Meta 分析得出的结论是：婴幼儿避免过敏原并不能减少后续过敏症状的发生，避免接触过敏原能减少有遗传倾向的高危儿哮喘和喘息的发生，但是，减少过敏原的接触并不能改善已经致敏人群的肺功能。④回避，对于没有增殖能力的抗原而言，单纯从数量上能够实现机体减少接触抗原的目标，但是，对于有较强增殖能力的抗原如病毒、细菌等微生物，回避不一定能马上减少抗原在人体的数量。此时，需要疫苗来建立免疫耐受，促进并加强免疫建成。

三、临床诊断水平限制了精准的过敏原回避

对于已经有严重过敏症状的患者，首先需要患者回避相应的过敏原控制症状，再进行相应的脱敏治疗。但是，目前的实验室诊断水平限制了过敏原的准确性，而单纯从症状来判断过敏性疾病的病因非常困难，因此，回避过敏原在临床上异常困难。深层的原因如下：①同一症状可以由不同原因引起。一项关于成人过敏患病率的研究表

明，肺结核感染可导致明显的过敏反应，特别是过敏性鼻炎症状，与其他原因引起的过敏性鼻炎症状难以区别。②单一症状可以由不同病原或病原体同时感染引起。这就要求诊断试剂要有合适的覆盖面，以便对不同类型的病原体都能进行准确诊断。如果诊断试剂对某些类型的病原或病原体没有覆盖到，就无法得出准确的结论。譬如，蛔虫（Ascaris lumbricoides）抗原与屋尘螨（house dust mite，HDM）过敏原之间存在交叉反应。HDM过敏原在过敏人群中的致敏率可达70%。而一项大样本量的实验证实，在过敏受试者中，蛔虫抗原可以抑制高达92%的HDM特异性IgE反应。而在蛔虫病受试者中，只有54%的蛔虫特异性IgE反应被HDM过敏原抑制，提示：蛔虫抗原比HDM过敏原具有更广泛和更高的致敏性。因此，从外观上看，蛔虫等寄生虫感染能减少过敏性疾病的发生；随着蛔虫等寄生虫在人群中的消灭，过敏性疾病的发生也处于快速增长状态。③不同剂量的病原体引起的结局或症状可能并不相同。仍以蛔虫感染为例，与城市无寄生虫感染组相比，蛔虫轻度感染组（0～5000虫卵/克粪便）患者的外周血中的IL-13、IL-6、IL-10及IFN-γ的水平显著升高，但是IgE或IgG并没有升高；而在中度感染组（5001～50 000虫卵/克粪便）患者血清中，IL-13和IL-10均显著升高，而IgE、IgG、IFN-γ和IL-6均未见升高。这一结果表明，蛔虫对过敏的保护作用依赖于IL-10，而不依赖于IFN-γ、IgE或IgG的产生。④不同寄生虫同时感染，也存在拮抗问题。当十二指肠贾第鞭毛虫（Giardia duodenalis）和蛔虫合并感染时，上述结果就会变得异常复杂。一项研究以251名农村蛔虫感染的儿童和70名城市无蛔虫感染的儿童为样本，评估了蛔虫对这类鞭毛虫感染的影响效果及T_H1/T_H2型免疫机制对这类感染的影响。结果表明，蛔虫可以通过影响T_H1型和T_H2型的免疫来调节免疫应答。因此，在过敏诊断前，需要获得蛔虫感染的严重程度及是否发生与其他寄生虫合并感染等数据，方能得出真实结论。而在这方面真的还有不少反面教材，譬如，一项包括中国农村2164名儿童的横断面研究认为蛔虫感染是儿童罹患哮喘的独立危险因素。如果没有前一研究所得结果的启示，我们可能就会简单地认同了这项研究——显然，这项研究中缺乏其他寄生虫的合并感染信息，直接影响了复杂条件下研究结果的准确性。这也难怪，此前的城市或城镇环境的出生队列研究却得出了不一致的关联结果。特别值得注意的是：如今很难在人群中找到蛔虫病例，也很难在儿童排泄物中收集到蛔虫或蛔虫虫卵，而过敏性疾病却随着蛔虫的消失在不断快速增长，这是不争的事实，也从另一侧面进一步印证了上述研究结果的冲突和Hagel等研究的正确性。

四、低过敏原性过敏原既能回避感染又能增强免疫

除了环境污染等因素引起的过敏性疾病增长外，缺乏了蛔虫等寄生虫对人体免疫系统的保护效应，从而引起过敏性疾病的增长，值得引起全社会的关注。

当然，我们不可能让时光倒流回到从前，哪怕是让蛔虫轻度感染人体以获得免疫，这是大家难以接受的方案。因此，如何有效利用蛔虫等寄生虫的免疫特性来保护、提高人体免疫力是科学家们一直在思考的话题。其中的一个解决方案是：基于分子免疫学理论，采用现代分子生物学技术对蛔虫主要过敏原的过敏原性进行弱化，构建弱过敏原或者说是低过敏原性过敏原（hypoallergen）并让儿童提早接触，这可能是一个最优策略。该方面的萌芽研究于多年前已经见诸报道。

总之，人类寄生虫诱导的保护性免疫反应依赖于特定的寄生虫。因此，在没有获知抗体和细胞因子检测（IgG、IgE、IL-13、IL-6、IL-10、IFN-γ 和 IL-6）或合并感染的情况下，单独研讨某一寄生虫的免疫保护性效应或者危害性，所得结果不一定可靠。当然，我们很容易设计出具有高免疫原性和低过敏原性的蛔虫过敏原，在合适时机刺激人体免疫系统，这种抗原可以显著促进人体免疫系统的成熟，即免疫建成。

五、提早接触/摄入过敏原和含有过敏原的食物

另有几个问题值得引起全社会的高度重视。很多即将备孕的青年夫妇总是极力避免接触宠物，以免引起过敏，最终结局都可能事与愿违，发生过敏的机会大增。另外，很多青年夫妇即将升级为父母前找来某些"育儿指南"的书，按照书中指导，在小宝贝出生至1岁内都不接触有过敏原的食物。可是，随着时间的推移，逐渐长大的小宝贝陆续出现各种过敏症状。大量研究证实，为了防止食物过敏而推迟摄入任何含有过敏原的食物——譬如，超过6个月仍未开始摄入牛奶、鸡蛋、花生或鱼等，这种做法将会使小宝贝发生过敏性疾病的概率成倍增加。

相反，应该强调的是，为了防止过敏的发生发展，婴幼儿的4～6个月或更早期就要逐渐增量接触过敏原、益生菌和不具有增殖传播能力的微生物，同时，不要接触生物污染物（如生物质烟）。因为与暴露在液化石油气烟雾相比，生物质烟等生物污染物能明显降低年轻人的肺功能。

六、不同抗原对免疫系统的建成贡献不同

1岁时多接触宠物、兄弟姐妹数量多，学龄儿童过敏性鼻炎和哮喘的发病率则会低一些。此外，过敏现象在长子长女或独生子女中比例过高，而在大家庭儿童和日托所儿童中比例较低，这表明频繁的各种抗原的交换能促进儿童免疫系统健全，也有利于保护儿童免受变态反应的伤害。然而，抗原类型对于免疫系统的建成也是一个关键的选择要素。一项关于肠道共生菌的研究表明，梭状芽孢杆菌与乳酸杆菌的微生物定植率和感染率在健康儿童与过敏儿童间存在显著不同，前者会使儿童更容易过敏，而后者会使儿童产生免疫耐受。这与儿童寄生虫感染的情况类似。感染的保护作用严格取决于微生物/寄生虫的特定类型和载量。因此，我们很容易坚信，对于免疫系统的发展和内稳态而言，微生物和寄生虫显然是人类的朋友，而不是人类的敌人。因此，为了更好地描述抗原的特性，了解抗原对免疫系统的有害性即过敏原性和益处即免疫原性非常关键。

七、早期接触的免疫学机制与危险性理论

在免疫学机制上，前人研究结果显示，早期暴露于土壤、室内灰尘和腐烂的植物会增加肠道微生物多样性，降低血清IgE水平，从而增强先天免疫力。暴露在不卫生的环境中不会引起明显的气道中性粒细胞增多，但它改变了肺部免疫活性细胞的数量，并减少了随后的过敏性炎症。进一步的研究表明，早期暴露于不卫生条件或者存在感染的情况，Toll样受体有不同的表达，TLR7和TLR9在有过敏倾向的儿童中显著升高，而TLR2却显著降低。遗传易感性和环境影响在哮喘等过敏性疾病的发生发展中起着重要作用，表观遗传机制也会促进过敏性疾病的基因与环境的相互作用。早期暴露于农场环

境似乎影响了不同基因的甲基化模式，脐带血中，与非农场出生儿童相比，农场出生儿童的ORMDL1和STAT6一些区域的DNA甲基化程度低。随着时间的推移，与哮喘（ORMDL家族）和IgE调节（RAD50，IL-13和IL-4）高度相关的15个基因的甲基化发生了变化，而Treg相关基因的甲基化却并未发生变化。

危险性理论（danger model）认为：免疫系统如果识别外来物不是危险物质，则不会产生共刺激分子，不进行抗原提呈，不启动下游的炎症反应。相反，如果免疫系统认为外来物是危险物质，则会产生共刺激分子，抗原提呈并启动下游的炎症反应。因此，当婴幼儿的免疫系统还未完全建成时，即开始应用目标抗原，使得机体提前识别这些抗原，则以后不会对这些抗原及其所代表的抗原家庭产生过敏反应和炎症反应。其实这个识别过程是一个物理过程，是蛋白与细胞表面各种受体的识别。

第四节 免疫超人的培育

依据抗原平衡刺激假说，各类抗原的平衡刺激，将使相应的个体免受超敏反应的困扰。如果抗原替换成各类超抗原，那么，免疫后将会使人体获得对相应微生物的全面免疫。与受困扰个体和旧时代相比，这种新建立的免疫状况带有"超人"的特质。下面就免疫超人的培育原理与过程进行阐述。

一、抗原平衡刺激为免疫超人培育奠定了理论和技术基础

人体免疫在从母胎到成人及老年人这一自然发展过程中逐步降低，与主客观上回避过敏原的加剧密切相关，特别是人们饮食习惯的固化和家居环境的固定而使得接触到的抗原物质逐渐单调，免疫系统的训练弱化。因此，过敏性疾病具有流行病的特征，一级预防是提早接触各类过敏原。基于前面章节中提到的早期接触、卫生学假说以及抗原平衡刺激假说的推演，我们预知：全抗原的平衡刺激对健康的免疫系统发育是必要的。抗原平衡刺激假说包含三方面基本内容：①在生命早期给予所有类型的过敏原有助于免疫系统的健康成熟，并保护儿童，避免过敏；那些在免疫系统发育的关键时期没有接触到一种或某种过敏原的婴儿，长大后可能会对这类物质产生过敏反应。在诊断为过敏后，患者将使用这些过敏原进行免疫治疗。②就机制而言，母体的免疫状态是决定胎儿是否会发生T_H1、T_H2或T_H17反应的关键因素。母体T细胞提供的平衡水平的T_H1细胞因子（IFN-γ、IL-10）驱动胎儿最初的T_H0细胞的稳态发展方向，然后在婴儿期进一步接受耐受的教化；即使其免疫状态是偏向T_H2的，也能通过所有类型的过敏原的平衡刺激而逐渐改善。相反，在1岁以内缺乏一种或多种过敏原的不平衡刺激会对免疫平衡的建立进程产生负面影响，增强T_H2或T_H17偏倚免疫状态，从而导致过敏性疾病的发展与迁延。此外，母乳喂养作为母亲和孩子之间的紧密联系，母乳中含有膳食和环境过敏原、IgM/IgG/IgA、耐受性因子（如IL-10、TGF-β、乳铁蛋白、抗氧化剂等）、肠道生长因子（如皮质醇、甲状腺素、表皮生长因子、TGF-β等）和微生物影响因素（如益生元、低聚糖、酪蛋白等），这些因素可以通过母乳喂养转移给婴儿。在儿童和青少年时期（图18-2），对膳食和吸入性过敏原产生耐受性，可加强免疫系统对这些抗原的记忆。③对于成人而言，重新激活长效记忆T细胞，以维持它们的"不朽"和免疫耐受能力非常必要。正是

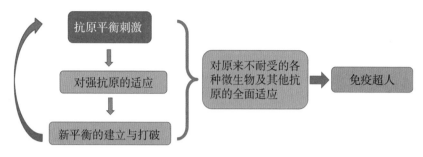

图 18-2　如何培育免疫超人

（引自：Ailin TAO，Eyal RAZ. Allergy Bioinformatics，2015，Springer）

在特定的时空中连续暴露抗原，刺激和加强了免疫系统的发展，才使得我们的免疫系统中的长效记忆T细胞得以"永生"。但永生的前提一定要有能量等物质的交换与支持，否则，关键环境因素的改变将使得"永生"记忆T细胞消亡，从而使得免疫系统失衡。诸多在国内不过敏的人们，移居国外的环境即使异常"干净"，在那里生活几年后便会过敏，其中的原因大抵如此。

二、超级抗原培育免疫超人

　　基于上述结论和上一节的人工免疫措施，我们可以推定一个特定情形——在机体发育的初始阶段，开始早期暴露于各种过敏原性弱化的超抗原，即可增强免疫系统对这些超抗原及其所代表的微生物的耐受性——这与过敏原特异性免疫治疗的过程类似（图18-2）。天花疫苗的发展就是一个很好的例子（图18-3）。天花疫苗最初是用活的天花病毒制成的（如痘衣法），然后经过几代的演化，变成用牛痘病毒制成完全没有过敏原性的疫苗。牛痘病毒与天花病毒在DNA水平差异甚殊，但在氨基酸序列水平上的关系非常近，只是过敏原性不同，这是过敏原性弱化的典型案例，使得天花疫苗可以安全地接种人类，保护人类免受天花病毒的感染（图18-3）。因此，很容易推定，其他传染病

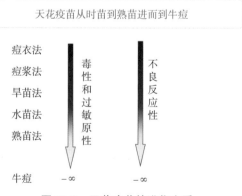

图 18-3　天花疫苗的进化实质

（引自：Ailin TAO，Eyal RAZ. Allergy Bioinformatics，2015，Springer）

（如SARS、艾滋病、埃博拉等）的最佳解决方案也需通过接种减敏疫苗来根除。而依据第3章提出的"过敏原多靶向性"假说，HIV、SARS-CoV/-2等都存在多种炎症机制，即使穷尽所有的机制研究，使用靶向药对症治疗，也不能控制疫情传播。有关HIV的研究已经开展了几十年，在机制方面的成果浩如烟海，但预防性疫苗却鲜有报道，其中的原因值得深思。

三、过敏进程呼唤重大疾病的早期预防

越来越多的过敏反应被描述为"过敏进程"（allergic march），这是过敏反应在个体中持续多年在不同器官组织的进展过程，其特征是一系列典型的临床症状不断演化，从婴儿时期的绞痛（胃痛、呕吐和腹泻；婴儿的脸、嘴唇和臀部瘙痒等），到儿童2～3岁之前的湿疹（皮肤瘙痒及对某些食物和吸入过敏原的反应），然后发展成鼻炎，最后逐步发展成肠炎、哮喘或慢性阻塞性肺疾病。由此看来，婴幼儿期的预防异常重要。尽管如此，我们还是可以利用过敏原性弱化的疫苗，通过针对病因的免疫治疗策略来安全治愈这类疾病。

四、免疫超人培育的序贯流程

通过接种疫苗，可以加强人体的免疫系统（表18-1），以保护我们免受各种传染病的侵袭。可以想象的是，我们也可以通过早期接触由环境抗原基因改造而成的过敏原性弱化的疫苗来预防过敏。更进一步，我们还能创造出免疫超人（Immune Giants）——通过训练我们的免疫系统，使得机体能够应对各种类型的环境抗原，无论它们是通常意义上过敏原，还是烈性传染性微生物（图18-4）。无论如何，有计划地控制对环境抗原和不良共生微生物的接触始终是人类健康的一个重要且具有挑战性的工作。但只要沿着

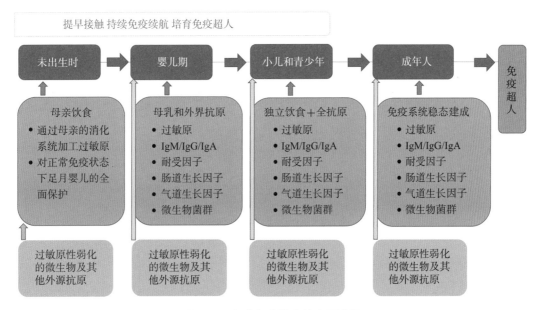

图18-4　免疫超人培育的序贯流程

（引自：Ailin TAO，Eyal RAZ.Allergy Bioinformatics，2015，Springer）

这个思路前行，针对主要流行病原不断开发多种低过敏原性抗原，提早开始应用于婴幼儿，并逐步持续免疫续航，人的整个生命进程就一定能实现可以轻松免疫诸多病原物的侵害，免疫超人的培育就一定能成功。

小结

人工免疫通过接种微生物体或者微生物的蛋白、核酸（DNA和RNA）、糖类等大分子，或者应用已经免疫个体的血清免疫球蛋白、细胞因子甚至是工程技术制作的单克隆抗体，来使人体产生对该病原体的特异性免疫力。虽然传统疫苗存在过敏反应的可能，但借助生物技术等手段，可以弱化或消除抗原的过敏原性，从而提高疫苗的安全性，并扩展疫苗所用材料的范围。汲取牛痘对天花的成功经验，当低过敏原性技术在超抗原上应用时，则可以制作针对任何烈性微生物的安全疫苗，系统性地应用于母体到婴幼儿乃至后续各个生长发育时期的人体，免疫后将会使人体获得对相应微生物的全面超强免疫力。与受感染困扰个体和旧时代相比，这种新建立的免疫状况即有"免疫超人"的特质。

参 考 文 献

Chu DK，Abdurrahman Z，2019．Vaccine allergy［J］．CMAJ，191（14）：e395．

Davenport J，Gomez R，Smith D，2020．Latex content in adult vaccines［J］．Mil Med，185（3-4）：354-355．

Delany I，Rappuoli R，De Gregorio E．2014，Vaccines for the 21st century［J］．EMBO Mol Med，6（6）：708-720．

Du Toit G，Roberts G，Sayre PH，et al，2015．Randomized trial of peanut consumption in infants at risk for peanut allergy［J］．N Engl J Med，372（9）：803-813．

Hagel I，Cabrera M，Puccio F，et al，2011．Co-infection with Ascaris lumbricoides modulates protective immune responses against Giardia duodenalis in school Venezuelan rural children［J］．Acta Trop，117（3）：189-195．

Michel S，Busato F，Genuneit J，et al，2013．Farm exposure and time trends in early childhood may influence DNA methylation in genes related to asthma and allergy［J］．Allergy，68（3）：355-364．

Palm N，Rosenstein R，Medzhitov R，2012．Allergic host defences［J］．Nature，484（7395）：465-472．

Shan Wang，Bowen Liu，Jiahao Huang，et al，2023．Succinate and mitochondrial DNA trigger atopic march from atopic dermatitis to intestinal inflammation［J］．J Allergy Clin Immunol，151（4）：1050-1066，e7．

Wylon K，Dolle S，Worm M，2016．Polyethylene glycol as a cause of anaphylaxis［J］．Allergy Asthma Clin Immunol，12：67．

英文缩写对照表

英文缩写	英文全称	中文全称
5-HT	5-hydroxytryptamine	5-羟色胺
ABPM	Allergicbronchopulmonary mycosis	过敏性支气管肺真菌病
ACD	Allergic contact dermatitis	过敏性接触性皮炎
AD	Atopic dermatitis	特应性皮炎
AEFI	Adverse events following immunization	接种不良反应
AFS	Allergic fungal sinusitis	过敏性真菌性鼻窦炎
AhR	Aryl hydrocarbon receptor	芳香烃受体
AHR	Airway hyper reactivity	气道高反应性
AKC	Atopic keratoconjunctivitis	特应性角膜结膜炎
APC	Antigen presenting cell	抗原提呈细胞
AR	Allergic rhinitis	过敏性鼻炎
ASIT	Allergen specific immunotherapy	过敏原特异性免疫治疗
ATP	Adenosine triphosphate	三磷酸腺苷
BALF	Bronchoalveolar lavage fluid	支气管肺泡灌洗液
BAT	Basophil activation test	嗜碱性粒细胞活化试验
BPT	Bronchial provocation test	支气管激发试验
CAPB	Cocamidopropyl betaine	椰油酰胺丙基甜菜碱
CCDs	Cross-reactive carbohydrate determinants	交叉反应性糖类决定簇
CD	Crohn's disease	克罗恩病
CDCP	Centers for Disease Control and Prevention	美国疾病预防与控制中心
CF	Cystic fibrosis	囊性纤维化
CFPD	Computational fluid and particle dynamics	计算流体和粒子动力学
ChoIU	Cholinergic urticaria	胆碱能性荨麻疹
CLP	Common lymphoprogenitor cell	共同淋巴祖细胞
CLR	C-type lectin receptor	C型凝集素受体
COPD	Chronic obstructive pulmonary disease	慢性阻塞性肺疾病
CpG	Cytosine phosphate guanine	胞嘧啶磷酸盐鸟嘌呤基序
CPT	Conjunctival provocation test	结膜激发试验
CRD	Component-resolved diagnostics	组分诊断

续表

英文缩写	英文全称	中文全称
CSS	Severity Scoring system	严重程度评分系统
CTLA-4	Cytotoxic T-lymphocyte-associated protein 4	细胞毒性T淋巴细胞相关蛋白4
CX3CR1	Chemokine C-X3-C-Motif Receptor 1	趋化因子受体1
DC	Dendritic cell	树突状细胞
dDC	Dermal dendritic cell	真皮内树突状细胞
DEHP	Diethylhexyl phthalate	邻苯二甲酸二乙基己酯
DINP	Diisononyl phthalate	邻苯二甲酸二异壬酯
DNFB	Dinitrofluorobenzene	二硝基氟苯
dNTP	Deoxyribonucleoside triphosphate	脱氧核糖核苷酸
DTH	Delayed typehypersensitivity	迟发型超敏反应
ECP	EOS cationic protein	EOS阳离子蛋白
EDN	EOS Derived neurotoxin	EOS衍生神经毒素
EET	Eosinophilic extracellular capture net	嗜酸性粒细胞细胞外捕获网
ELISA	Enzyme-linked immunosorbent assay	酶联免疫吸附试验
ELISPOT	The enzyme-linked immunosorbent spot assay	固相酶联免疫斑点技术
EOS	Eosinophils	嗜酸性粒细胞
EPIT	Epicutaneous immunotherapy	表皮免疫治疗
EPO	EOS peroxidase	EOS过氧化物酶
epPCR	Error-prone polymerase chain reaction	容错PCR
FA	Food allergy	食物过敏
FDA	U.S. Food and Drug Administration	美国食品药品监督管理局
FDEIA	Food dependent exercise induced anaphylaxis	食物依赖性运动诱发过敏
FEV_1	Forced expiratory volume in one second	一秒钟用力呼气量
FVC	Forced vital capacity	用力呼气肺活量
GAP	Goblet cell associated antigen passages	杯状细胞相关抗原通道
GBD	Global Burden of Disease Study	全球疾病负担研究
GFP	Green fluorescent protein	绿色荧光蛋白
GPC	Giant papillary conjunctivitis	巨大乳头状结膜炎
GPCR	G Protein-Coupled Receptors	G蛋白偶联受体
GRP	Gastrin releasing peptide	胃泌素释放肽
GRPR	Gastrin releasing peptide receptor	胃泌素释放肽受体
HA	Head Airways	鼻腔咽喉
HDI	Hexamethylene diisocyanate	己二异氰酸酯
HDM	House dust mite	尘螨

英文缩写	英文全称	中文全称
HRA	Histamine releasing test	组胺释放试验
HSC	Hematopoietic stem cell	造血干细胞
HSP	Hypersensitivity pneumonitis	过敏性肺炎
IBD	Inflammatory bowel disease	炎性肠病
ICRP	International Commission on Radiological Protection	国际放射防护委员会
ICS	Inhaled corticosteroids	吸入激素
IDO	Indoleamine2,3-dioxygenase	吲哚胺 2,3- 双加氧酶
IFN	Interferon	干扰素
Ig	Immunoglobulin	免疫球蛋白
IL	Interleukin	白介素
ILC	Innate lymphoid cell	固有淋巴样细胞
ILIT	Intralymphatic immunotherapy	淋巴结免疫治疗
INIT	Intranasal immunotherapy	局部鼻腔免疫治疗
IPIT	Intradermal immunotherapy	皮内免疫治疗
LABA	Long acting β_2 agonist	长效 β_2 受体激动剂
LAMA	Long acting muscarinic antagonist	长效毒蕈碱拮抗剂
LAMP	Lysosome associated membrane protien	溶酶体相关膜蛋白
LC	Langerhans cell	朗格汉斯细胞
LNIT	Local nasal immunotherapy	局部鼻腔免疫治疗
LPS	Lipopolysaccharide	脂多糖
LTA	Lipoteichoic acid	脂磷壁酸
LTP	Lipid transfer protein	脂质转移蛋白
LTs	Leukotrienes	白三烯
MAIT	Mucosal-associated invariant T cell	黏膜相关肠道 T 细胞
MALT1	Mucosal-associated lymphoid tissue lymphoma translocation 1	黏膜相关淋巴组织淋巴瘤易位蛋白 1
MAT	Mast cell activation test	肥大细胞激活试验
MBP	Major basic protein	主要碱性蛋白
MCI	Methylchloroisothiazolinone	甲基氯异噻唑啉酮
MDI	Methylene diphenyl diisocyanate	二苯基甲烷二异氰酸酯
MDR1	Multidrug resistance protein 1	多药耐药蛋白 1
MERS	Middle East Respiratory Syndrome	中东呼吸综合征
MHC	Major histocompatibility complex	主要组织相容性复合体
MI	Methylisothiazolinone	甲基异噻唑啉酮

英文缩写	英文全称	中文全称
MLN	Mesenteric lymph node	肠系膜淋巴结
MMP	Matrix metalloproteinase	基质金属蛋白酶
MPO	Myeloperoxidase	髓过氧化物酶
MRSA	Methicillin-resistant *Staphylococcus aureus*	耐甲氧西林金黄色葡萄球菌
NACDG	North American Contact Dermatitis Group	北美接触性皮炎组
NE	Neutrophil elastase	中性粒细胞弹性蛋白酶
NK	Nature killer cell	自然杀伤细胞
NLRP3	NOD-like receptor protein 3	NOD 样受体蛋白 3
NLR	NOD-like receptor	NOD 样受体
NOD	Nucleotide-binding oligomerization domain	核苷酸结合寡聚结构域
NPT	Nasal provocation test	鼻激发试验
NRPB	UK National Radiological Protection Board	英国国家辐射防护委员会
OAS	Oral allergy syndrome	口腔过敏综合征
OCS	Oral corticosteroids	口服激素
OFC	Oral food challenge	口服食物激发试验
OIT	Oral immunotherapy	口服免疫治疗
OMIT	Oral mucosal immunotherapy	口腔黏膜免疫治疗
OT	Old tuberculin	旧结核菌素
PA	Pseudomonas aeruginosa Hemolysin	铜绿假单胞菌甘露糖敏感血凝素
PAC	Perennial allergic conjunctivitis	常年性过敏性结膜炎
PAE	Phthalic acid ester	邻苯二甲酸酯
PAF	Platelet activating factor	血小板活化因子
PAMP	Pathogen associated molecular pattern	病原体相关模式分子
PBMC	Peripheral blood mononuclear cell	外周血单个核细胞
PFAS	Pollen food allergy syndrome	花粉-食物过敏综合征
PG	Propylene glycol	丙二醇
PGD2	Prostaglandin D_2	前列腺素 D_2
PPD	Purified protein derivative	纯化结核蛋白衍生物
PRR	Pattern recognition receptor	模式识别受体
PRRSV	Porcine reproductive and respiratory syndrome virus	猪繁殖与呼吸综合征病毒
RALDH2	Retinaldehyde dehydrogenase 2	视黄醛脱氢酶 2
RAST	Radioallergosorbent test	放射变应原吸附试验
RCT	Randomized controlled trial	随机对照试验
RH	Relative humidity	相对湿度

续表

英文缩写	英文全称	中文全称
RLR	Rig-1-like receptor	RIG-1样受体
ROS	Reactive oxygen species	活性氧自由基
SAC	Seasonal allergic conjunctivitis	季节性过敏性结膜炎
SARS-CoV	Severe acute respiratory syndrome coronavirus	严重急性呼吸综合征冠状病毒
SCFA	Short chain fatty acid	短链脂肪酸
SCIT	Subcutaneous immunotherapy	皮下免疫治疗
SES	Socioeconomic status	社会经济地位
SLIT	Sublingual immunotherapy	舌下免疫治疗
SPT	Skin prick test	皮肤点刺试验
TB	Tracheobronchial region	气管支气管
TCR	T cell receptor	T细胞受体
TD-Ag	Thymus dependent antigen	胸腺依赖性抗原
TDI	Toluene diisocyanate	甲苯二异氰酸酯
Tem	Effector memory T cell	效应记忆T细胞
TGF	Transforming growth factor	转化生长因子
T_H	T helper cell	辅助性T细胞
TI-Ag	Thymus independent antigen	非胸腺依赖性抗原
TLR	Toll-like receptor	Toll样受体
TSLP	Thymic stromal lymphopoietin	胸腺基质淋巴细胞生成素
TSP	Total suspended particulate	总悬浮颗粒物
UC	Ulcerative colitis	溃疡性结肠炎
VKC	Vernal keratoconjunctivitis	春季卡他性结膜炎
WAO	World Allergy Organization	世界变态反应组织
WBC	White blood cell count	白细胞计数
WHO	World Health Organization	世界卫生组织